Taschenbücher Allgemeinmedizin

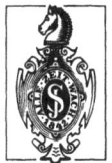

Gastroenterologie

Von P. H. Clodi, K. Ewe, F. H. Franken
M. Haltmayer, Ch. Herfarth, J. Horn, B. Schweitzer,
H. J. Steinmaurer, J. Walchshofer

Zweite völlig überarbeitete und erweiterte Auflage

Bandherausgeber: P. H. Clodi

Mit 9 Abbildungen und 107 Tabellen

Springer-Verlag
Berlin Heidelberg New York Tokyo
1985

Professor Dr. med. Peter H. Clodi
Krankenhaus der Barmherzigen Brüder,
Rudigierstraße 11, A-4010 Linz

ISBN-13:978-3-540-12376-7   e-ISBN-13:978-3-642-82039-7
DOI: 10.1007/978-3-642-82039-7

CIP-Kurztitelaufnahme der Deutschen Bibliothek.
Gastroenterologie / von P. H. Clodi ... Bd.-Hrsg. P. H. Clodi. – 2. Aufl. – Berlin ;
Heidelberg ; New York ; Tokyo : Springer 1985. (Taschenbücher Allgemeinmedizin)
ISBN-13:978-3-540-12376-7

NE: Clodi, Peter H. [Hrsg.]
Das Werk ist urheberrechtlich geschützt. Die dadurch begründeten Rechte,
insbesondere die der Übersetzung, des Nachdrucks, der Entnahme von
Abbildungen, der Funksendung, der Wiedergabe auf photomechanischem oder
ähnlichem Wege und der Speicherung in Datenverarbeitungsanlagen bleiben, auch
bei nur auszugsweiser Verwertung, vorbehalten. Die Vergütungsansprüche des § 54,
Abs. 2 UrhG werden durch die „Verwertungsgesellschaft Wort", München,
wahrgenommen.
© Springer-Verlag Berlin Heidelberg 1976 und 1985

Die Wiedergabe von Gebrauchsnamen, Handelsnamen, Warenbezeichnungen usw.
in diesem Werk berechtigt auch ohne besondere Kennzeichnung nicht zu der
Annahme, daß solche Namen im Sinne der Warenzeichen- und Markenschutz-
Gesetzgebung als frei zu betrachten wären und daher von jedermann benutzt
werden dürften.
Produkthaftung. Für Angaben über Dosierungsanweisungen und
Applikationsformen kann vom Verlag keine Gewähr übernommen werden.
Derartige Angaben müssen vom jeweiligen Anwender im Einzelfall anhand anderer
Literaturstellen auf ihre Richtigkeit überprüft werden.

2121/3140-543210

Vorwort

Nach einigen Jahren hat sich die Notwendigkeit ergeben, das Buch neu herauszubringen. Einige Autoren haben gewechselt, alle Kapitel wurden überarbeitet, die Tabellen ergänzt und auf den letzten Stand gebracht Ein kurzes Kapitel über Ultraschalluntersuchungen wurde eingefügt, weil die Ultraschalluntersuchung in wenigen Jahren zu einer nicht mehr wegzudenkenden Technik in der gastroenterologischen Diagnostik geworden ist.

Auf eingehende Darstellung ätiologischer und pathophysiologischer Zusammenhänge wurde verzichtet, soweit sie nicht unbedingt zum Verständnis von Diagnose und Therapie notwendig sind und auch da auf das Knappste gehalten. Daß Diagnostik und Therapie stets im Wandel begriffen sind und deswegen ständig neue Informationen eingeholt werden müssen, ergibt sich aus der raschen Entwicklung der Medizin.

Das Buch will zeitgemäße, systematische Praxisinformation bieten. In Zweifelsfällen auch bei eingreifenderen Therapien sollte man den Rat erfahrener Kollegen suchen.

Autoren und Herausgeber hoffen, daß auch die 2. Auflage des Buches dem praktisch tätigen Arzt bei seiner täglichen, schweren, verantwortungsvollen Arbeit Hilfe leistet.

Linz, im Herbst 1984   P. H. Clodi

Inhaltsverzeichnis

P. H. Clodi
Übersichtstabellen I–V zur Diagnose 1

Ch. Herfarth und J. Horn
1   Das akute Abdomen 7

1.1   **Definition** 7
1.2   **Allgemeine Symptomatologie** 7
1.3   **Allgemeine diagnostische Hinweise** 8
1.3.1   Anamnese 8
1.3.2   Klinische Untersuchung 8
1.3.3   Laboruntersuchungen 10
1.3.4   Röntgenuntersuchungen 11
1.3.5   Sonographie 11
1.4   **Ätiologie und Differentialdiagnose** 11

Weiterführende Literatur 21

F. H. Franken
2   Funktionelle Beschwerden des Magen-Darm-Traktes (chronischer Reizmagen, irritabler Darm, habituelle Obstipation, funktionelle Diarrhö) 22

2.1   **Definition** 22
2.2   **Symptomatik** 23

2.3	Diagnostisches Vorgehen	24
2.3.1	Körperliche Untersuchung	24
2.3.2	Laboruntersuchungen	24
2.3.3	Stuhluntersuchung	24
2.3.4	Harnuntersuchung	24
2.3.5	Abdominelle Sonographie	25
2.3.6	Endoskopie	25
2.3.7	Röntgenuntersuchungen	25
2.4	**Therapie**	26
2.4.1	Allgemeine Maßnahmen	26
2.4.2	Medikamentöse Therapie	27
2.4.3	Chronischer Reizmagen	27
2.4.4	Irritabler Darm	27
2.4.5	Habituelle Obstipation	28
2.4.6	Dyschezie	29
2.4.7	Proktalgia fugax	29
2.4.8	Funktionelle Diarrhö	29
Weiterführende Literatur		29

H. J. Walchshofer

3 Ösophaguserkrankungen ... 30

3.1	**Symptome**	30
3.2	**Untersuchungsverfahren**	30
3.3	**Hiatushernien**	30
3.4	**Refluxkrankheit**	32
3.5	**Andere Ösophagitiden**	37
3.6	**Ösophaguserkrankungen durch Störungen der Peristaltik**	37
3.6.1	Achalasie	37
3.6.2	Spastischer Ösophagus (diff. Ösophagusspasmus)	38
3.7	**Divertikel**	39
3.8	**Tumoren**	39
3.8.1	Benigne Tumoren des Ösophagus	39

3.8.2	Maligne Tumoren des Ösophagus	39
3.9	Neurologische, neuromuskuläre, muskuläre Erkrankungen mit Schluckstörungen und anderen Symptomen einer Ösophaguserkrankung	40
3.10	Plummer-Vinson-Syndrom, sideropenische Dysphagie	41
3.11	**Mallory-Weiss-Syndrom**	41
3.12	**Ösophagusvarizen und Ösophagusvarizenblutung**	41
3.13	**Verätzungen**	42
3.14	**Ösophagusruptur, Ösophagusperforation**	42

J. Walchshofer

4	**Magen und Zwölffingerdarm**	**43**
4.1	**Allgemeine Symptomatik und Anamnese**	43
4.1.1	Untersuchungsmethoden	44
4.1.2	Inspektion	44
4.1.3	Palpation	45
4.1.4	Laboruntersuchungen	45
4.1.5	Hämatemesis und Meläna	46
4.2	**Lageanomalien des Magens**	46
4.2.1	Lageanomalien durch Zwerchfellhernie	46
4.2.2	Volvolus des Magens	46
4.2.3	Kaskadenmagen	47
4.3	**Gastritis**	47
4.3.1	Akute Gastritis	48
4.3.2	Chronische Gastritis	48
4.3.3	Duodenitis	50
4.3.4	Granulomatöse Gastritis	50
4.3.5	Riesenfaltengastritis (M. Ménétrier)	50
4.4	**Erosionen**	51
4.5	**Das peptische Ulkus**	52
4.6	**Der operierte Magen**	60
4.6.1	Vagotomie	60

4.6.2	Magenresektion	60
4.7	**Tumoren**	63
4.7.1	Benigne Tumoren	63
4.7.2	Maligne Magentumoren	64
4.8	**Duodenalstenosen**	66
4.9	**Divertikel**	66

P. H. Clodi

5	**Dünndarm**	67
5.1	**Untersuchungsmöglichkeiten**	67
5.1.1	Anamnese	67
5.1.2	Inspektion	67
5.1.3	Palpation	68
5.1.4	Perkussion	68
5.1.5	Auskultation	68
5.1.6	Sonographie	68
5.1.7	Röntgenuntersuchung	69
5.1.8	Laboruntersuchungen	69
5.1.9	Dünndarmbiopsie	71
5.1.10	Exsudativer Enteropathienachweis	72
5.1.11	Enteroskopie	72
5.2	**Infektiöse Erkrankungen**	72
5.2.1	Salmonelleninfektionen	75
5.2.2	Cholera	78
5.2.3	Bakterielle Ruhr (Shigellose)	79
5.2.4	Yersinienenterokolitis	79
5.2.5	Kolienteritis	79
5.2.6	Postantibiotische Enteritis, Pseudomembranöse Enterocolitis	80
5.2.7	Virusinfektion des Darmes	80
5.2.8	Mykosen	80
5.2.9	Lebensmittelvergiftung	81
5.2.10	Andere Enteritiden	82
5.3	**Unspezifische Oberbauchsyndrome („non-ulcer dyspepsia"), unspezifische Enteritis, Dysbakterie**	82

5.4	Enteritis regionalis (M. Chrohn Ileitis terminalis)	85
5.5	**Malabsorption durch Dünndarmerkrankungen**	87
5.5.1	Einheimische Sprue, Glutenenteropathie, Zöliakie	89
5.5.2	Tropische Sprue	91
5.5.3	Morbus Whipple	91
5.5.4	Zustand nach Resektion	91
5.5.5	Dünndarmdivertikulose	92
5.5.6	Spezielle Malabsorptionssyndrome bzw. -störungen	93
5.6	**Dünndarmtumoren**	93
5.7	**Dünndarmdivertikel**	94
5.7.1	Duodenaldivertikel	94
5.7.2	Jejunal- und Ileumdivertikel	95
5.7.3	Meckel-Divertikel	96
5.8	**Gefäßerkrankungen**	96
5.8.1	Ischämie (Angina abdominalis intermittens Ortner)	96
5.8.2	Mesenterialgefäßverschlüsse	96
5.8.3	Arteriomesenteriale Duodenalkompression	97
5.9	**Meteorismus**	97
5.10	**Nahrungsmittelallergien**	97
5.11	**Parasiten**	98
5.11.1	Bandwürmer	98
5.11.2	Rundwürmer	99
5.12	**Amöbenruhr**	100
5.13	**Lambliasis**	100
5.14	**Exsudative Enteropathie**	100
5.15	**Pneumatosis cystoides**	101
5.16	**Darmtuberkulose**	101
5.17	**Ileus**	101
5.17.1	Mechanischer Ileus	101
5.17.2	Paralytischer Ileus	102
5.18	**Appendizitis**	102

5.18.1 Akute Appendizitis 102
5.18.2 Chronische Appendizitis 103

K. Ewe
6 Dickdarm 104

6.1 Funktion des Dickdarms 104

6.2 Untersuchungsmethoden 104
6.2.1 Anamnese 104
6.2.2 Inspektion des Anus und des Stuhles 106
6.2.3 Digitale Untersuchung 106
6.2.4 Rektoskopie 106
6.2.5 Koloskopie (partielle, hohe) 107
6.2.6 Röntgenkontrasteinlauf 108
6.2.7 Laboruntersuchungen 108

6.3 Diarrhö 110
6.3.1 Akute Diarrhö 110
6.3.2 Chronische Diarrhö 113

6.4 Obstipation 117
6.4.1 Organische Ursachen 118
6.4.2 Funktionelle Ursachen 119
6.4.3 Therapie der Obstipation 121

6.5 Irritables Kolon 122

6.6 Blut im Stuhl 124
6.6.1 Sichtbares Blut 125
6.6.2 Okkultes Blut 125
6.6.3 Meläna 126

6.7 Chronische ulzerative Kolitis (CUC) 126

6.8 Colitis granulomatosa Crohn 130

6.9 Divertikulose, Divertikulitis 133
6.9.1 Divertikulose 133
6.9.2 Divertikulitis 133

6.10 Kolontumoren 134
6.10.1 Adenome (Polypen) 135
6.10.2 Malignome 136

P. H. Clodi

7 Leber 138

7.1 Diagnose von Lebererkrankungen in der Praxis .. 138
7.1.1 Anamnese 138
7.2 Untersuchungsmethoden 139
7.2.1 Untersuchung in der Praxis 139
7.2.2 Spezialuntersuchungen 147
7.2.3 Allgemeine Therapie, Diät 149
7.3 **Virushepatitis** 149
7.3.1 Komplikationen................... 157
7.3.2 Sonderformen.................... 159
7.3.3 Unspezifische reaktive Hepatitiden 160
7.3.4 Hepatitis durch andere Viren 161
7.3.5 Fettleberhepatitis 161
7.4 **Chronische Hepatitis** 161
7.4.1 Chronisch persistierende Hepatitis 162
7.4.2 Chronisch aktive Hepatitis (chronisch aggresive Hepatitis, CAH).................. 163
7.4.3 HB_s Ag-Träger.................... 168
7.5 **Granulomatöse Hepatitis** 169
7.6 **Fettleber** 169
7.6.1 Sonderformen.................... 170
7.6.2 Fettleberhepatitis (meist alkoholisch) 171
7.7 **Leberzirrhose** 172
7.7.1 Komplikationen................... 177
7.8 **Biliäre Zirrhosen** 181
7.8.1 Primär biliäre Zirrhose 181
7.8.2 Sekundär biliäre Zirrhose 182
7.9 **Kardiale Zirrhose** 182
7.10 **Stoffwechselzirrhosen** 183
7.10.1 Hämochromatose 183
7.10.2 Morbus Wilson 184
7.10.3 Porphyria cutanea tarda 185
7.10.4 Galaktosämie 186
7.10.5 Erbliche Fruktoseintoleranz 186
7.10.6 Andere Stoffwechselerkrankungen 186

7.11	Budd-Chiari-Syndrom	186
7.12	Veno-occlusive disease (Venenverschlußkrankheit)	186
7.13	**Tumoren der Leber**	187
7.13.1	Benigne Tumoren	187
7.13.2	Maligne Tumoren	187
7.13.3	Metastasenleber	188
7.14	**Parasitosen der Leber**	188
7.14.1	Echinococcus cysticus	188
7.14.2	Echinococcus alveolaris	188
7.14.3	Leberzysten (außer parasitären)	188
7.15	**Schwangerschaft und Ikterus**	189
7.15.1	Icterus in graviditate	189
7.15.2	Icterus ex graviditate	190
7.16	**Hyperbilirubinämien**	192
7.17	**Leberschädigung durch Arzneimittel und Chemikalien**	193
7.18	**Cholangitis**	196
7.18.1	Chronisch rezidivierende Cholangitis	196
7.19	**Leberabszeß**	197
7.20	**Verschlußikterus**	197
7.21	**Inkompletter Verschlußikterus (Choledocholithiasis etc.)**	199

F. H. Franken

8	**Gallensystem**	200
8.1	**Cholezystolithiasis**	200
8.2	**Choledocholithiasis**	205
8.3	**Therapie**	209
8.3.1	Gallensteinkolik und akute Cholezystitis	209
8.3.2	Chronische Cholezystopathie	210
8.4	**Cholesterose, Kalzibilie, Porzellangallenblase, Adenomyomatose**	211

8.5	Hämobilie	212
8.6	Tumoren des Gallensystems	212
8.7	Beschwerden nach Cholezystektomie	213
Weiterführende Literatur		214

P. H. Clodi

9 Pankreas 215

9.1	Untersuchungsmethoden	215
9.2	**Akute Pankreatitis**	217
9.2.1	Akute rezidivierende Pankreatitis	221
9.3	**Chronische Pankreatitis**	221
9.4	**Pankreaskarzinom**	223
9.5	**Seltene Pankreaskrankheiten**	224
9.5.1	Gastrinom (Zollinger-Ellison-Syndrom)	224
9.5.2	Verner-Morrison-Syndrom	225
9.5.3	Insulinome	225
9.5.4	Zystische Pankreasfibrose (Mukoviszidose)	225
9.5.5	Pankreas anulare	226
9.5.6	Aberrierendes Pankreasgewebe	226

P. H. Clodi

10 Peritoneum 227

10.1	**Peritonitis**	227
10.1.1	Akute Peritonitis	227
10.1.2	Lokale Peritonitis	227
10.1.3	Tuberkulöse Peritonitis	227
10.2	**Adhäsionen**	228

H. J. Steinmaurer
11 Sonographie der Oberbauchorgane 229

11.1 Einleitung 229
11.2 Vorbereitung 230
11.3 **Sonographie der Leber** 230
11.3.1 Sonographische Diagnostik von
 Lebererkrankungen 232
11.4 **Gallenblase und Gallenwege** 235
11.4.1 Gallenblasensteine 236
11.4.2 Cholezystitis 237
11.4.3 Hydrops der Gallenblase 237
11.4.4 Gallenblasenempyem 238
11.4.5 Gallenblasentumoren 238
11.4.6 Gallenwege 239
11.5 **Pankreas** 240
11.5.1 Akute Pankreatitis 241
11.5.2 Chronische Pankreatitis 241
11.5.3 Pankreaszysten 242
11.5.4 Pankreastumoren 242

P. H. Clodi und B. Schweitzer
12 Diättabellen 245

M. Haltmayr
13 Laboruntersuchungen bei gastrointestinalen Erkrankungen 260

13.1 **Magen** 260
13.1.1 Magensekretionsanalyse 260
13.1.2 Insulintest nach Hollander 260
13.1.3 Serumgastrinbestimmung 261
13.1.4 Intragastrale pH-Messung 261
13.1.5 Beurteilung der Magensaftuntersuchung 262
13.2 **Pankreas** 262
13.2.1 Verdacht auf akute Pankreatitis 262
13.2.2 Verdacht auf chronische Pankreatitis 263

13.3	**Leber**	264
13.3.1	Klinisch-chemische Parameter	264
13.3.2	Labordiagnostische Strategie bei Verdacht auf eine Lebererkrankung	265
13.3.3	Diagnostisches Vorgehen bei pathologischen Befunden	265
13.3.4	Hepatitisserologie	266
13.3.5	Hepatitismarker	266
13.3.6	Weitere spezielle Untersuchungen für die Leberdiagnostik	268
13.4	**Darmtrakt**	269
13.4.1	Allgemeine Untersuchungen	269
13.4.2	Funktionsuntersuchungen (Fette)	269
13.4.3	Funktionsuntersuchungen: Eiweiß	270
13.4.4	Funktionsuntersuchungen: Kohlenhydrate	271
13.4.5	Allgemeine Funktionsuntersuchungen	271

P. H. Clodi

14	Phytotherapie	273

P. H. Clodi

15	Psychosomatische Erkrankungen	274
16	Sachverzeichnis	275

Mitarbeiterverzeichnis

Prof. Dr. med. P. H. Clodi
Primarius der Internen Abteilung, Allg. öffentl. Krankenhaus der Barmherzigen Brüder, Rudigierstraße-Seilerstätte 2, A-4010 Linz

Prof. Dr. med. K. Ewe
Facharzt für Innere Medizin, I. Med. Klinik u. Poliklinik der Universität, Abt. für Gastroenterologie, Langenbeckstraße 1, D-6500 Mainz

Prof. Dr. med. F. H. Franken
Chefarzt der Inneren Abt. des Krankenhauses St. Josef, Bergstraße 6–12, D-5600 Wuppertal-Elbertfeld 13

Dr. med. M. Haltmayer
Klinisches Labor, Allg. öffentl. Krankenhaus der Barmherzigen Brüder, Rudigierstraße-Seilerstätte 2, A-4010 Linz

Prof. Dr. med. Ch. Herfarth
Vorstand Chirurgische Universitätsklinik, Im Neuenheimer Feld 110, D-6900 Heidelberg 1

Dr. med. J. Horn
Dept. für Chirurgie, Universität Ulm, Steinhövelstraße 9, D-7900 Ulm

Dipl. Diät-Ass. B. Schweitzer
Allg. öffentl. Krankenhaus der Barmherzigen Brüder, Rudigierstraße-Seilerstätte 2, A-4010 Linz

Ass. Dr. med. H. J. Steinmaurer
Allg. öffentl. Krankenhaus der Barmherzigen Brüder, Rudigierstraße-Seilerstätte 2, A-4010 Linz

OA Dr. med. J. Walchshofer
Allg. öffentl. Krankenhaus der Barmherzigen Brüder, Rudigierstraße-Seilerstätte 2, A-4010 Linz

Übersichtstabellen I–V zur Diagnose

P. H. Clodi

Übersichtstabelle I. Frühdiagnose und Diagnose der gastrointestinalen Karzinome mit Oberbauchsymptomatik

Ösophaguskarzinom
Symptome:
Schluckbeschwerden, zumeist für feste Speisen, evtl. Schmerzen
▶ Diagnose:
Röntgen, Ösophagoskopie mit Biopsie, Zytologie
■ Therapie:
Operation; wenn nicht operabel Bestrahlung

Magenkarzinom
Symptome:
Sehr vage, meist aber vorhanden, aber wegen Vieldeutigkeit nicht als solche gedeutet
Druck, kleiner Magen, Magenorgangefühl, leichte Schmerzen
▶ Diagnose:
Gastroskopie, Röntgen
■ Therapie:
Operation

Gallenblasenkarzinom
Schmerzen, eher Dauerschmerzen, weniger typisch als Gallenkolik
▶ Diagnose:
Röntgen, Laparoskopie, Ultraschall, FNP
■ Therapie:
Operation

Übersichtstabelle I (Fortsetzung)

Pankreaskarzinom
Symptome treten sehr spät auf
▶ Diagnose:
US, ERCP, FNP, Angiographie, Röntgen, CT
■ Therapie:
Operation, zytostatische Substanzen nur Monate

Karzinom des Colon ascendens, Querkolon
Schmerzen, Durchfälle, Blut im Stuhl, weniger den sonst typischen Wechsel Obstipation – Diarrhö, evtl. Gewichtsverlust, Fieber
▶ Diagnose:
Kontrasteinlauf, Koloskopie, Haemoccult

Karzinom des Colon descendens, Sigma, Rektum
Blutiger Stuhl, Bleistiftstuhl, Wechsel Durchfall – Obstipation, früher Stenose als im oberen Teil
▶ Diagnose:
Rektale Untersuchung (nur bis 8–10 cm!); Koloskopie evtl. Rektoskopie (bis max. 25 cm); Sigmoidoskopie; Haemoccult. Kontrasteinlauf (Irrigoskopie) gut vom Sigma aufwärts, Rektum oft schwer beurteilbar

Übersichtstabelle II. Druck im Oberbauch

Ösophagus:	Ösophagitis (Hiatushernie), meist als Brennen morgens und abends nach dem Niederlegen; nach Blähungen bei Hiatushernie. Ösophaguskarzinom
Magen:	Gastritis (akut und chronisch), Ulkus (vor allem Ulcus ventriculi), Karzinom (anfänglich meist ganz geringe Zeichen, die aber fast immer da sind) Ab 40 (45) J. bei neu auftretenden Oberbauchschmerzen unbedingt Röntgen, Gastroskopie (ambulant möglich). Gastroptose, Pylorusstenose. Funktionell (sehr oft) „nervöser Magen"
Gallenwege, Gallenblase:	Steine, Entzündungen, Spasmen (vor allem bei Frauen, weil Infundibulum stärker geknickt)
Leber:	Nur bei kardialer Stauung Schmerzen, bei Cholangitis, bei Hepatitis große Leber, Druckbeschwerden
Pankreas:	Chronische Entzündung, Labor unergiebig (evtl. Sekretintest), ERCP, Sonographie, Szintigraphie
Kolon:	Spastische Beschwerden eher im Unterbauch oder links oben
Funktionell:	In einem Teil der Fälle (nach Hafter bis 30%) kein Organbefund zu erheben

Übersichtstabelle III. Schmerzen im Oberbauch (s. auch Tabelle 87)

Kolikartig:
Gallenblase: Rechter Oberbauch und rechte Schulter, Zusammenhang mit Diätfehler, Übelkeit, Erbrechen, Fieber bei Entzündung
Ulkus 3–4 Wochen lang Sommer/Herbst, Gallenblasebeschwerden 3–4 Tage dauernd
■ Wenn nach Gabe eines starken Analgetikums innerhalb 1–2 h keine deutliche Besserung, Komplikation annehmen (Entzündung, beginnendes Empyem)
Ulcus duodeni: Meist nicht so deutlich kolikartig, Zusammenhang mit leerem Magen (11 Uhr, 17 Uhr, nachts 1–2 Uhr), Nüchternschmerz
■ Besserung auf Nahrungszufuhr, wird von Patienten spontan meist nicht versucht, Besserung auf Antazida
Nieren: Schmerzen eher im Rücken, Ausstrahlung in den Oberbauch, wenn in Niere oder oberstem Harnleiter; erst bei tieferem Sitz Ausstrahlung in Leiste und Hoden
Ösophagus: Meist einmaliger minutenlanger Krampf, meist bei älteren Leuten, hastigem Essen, Nervosität
■ Differentialdiagnose: Angina pectoris, hochsitzendes Ulkus, Ösophagitis
■ Spasmoanalgetika, Sedativa (Abklärung mit Röntgen, Endoskopie), bei alten Patienten Vorsicht mit Atropinabkömmlingen wegen Glaukom, manche Sedativa und Spasmolytika machen Blasenentleerungsstörungen
Dauerschmerz: *Ulkusperforation:* Heftiger Dauerschmerz vor allem nachher bei Bewegungen. Akutes Abdomen
Pankreatitis: Schwerer Druck bis intensivster Schmerz, evtl. Kreislaufsymptomatik
Malignom: Magen, Pankreas, meist im späteren Stadium
Durchblutungsstörungen: Bei älteren Patienten Nachweis schwierig, bei kardialer Insuffizienz auch ohne Stenose möglich
Chronische Gastritis: Evtl. *Ulcus ventriculi*

Übersichtstabelle IV. Diagnostische Möglichkeiten bei Oberbaucherkrankungen

▶ **Röntgen**
  Magen: Gastritis nicht, Ulcus, Karzinom (keine sichere DD möglich
  Polypen (kleinere nicht so gut)
  Galle: Gut, Infusions-Cholangiogramm, ERCP
  Pankreas: Praktisch nicht, nur Angiographie sehr gut, ERCP
  Darm: Stenosen, Tumoren, auch Polypen
  Niere: Steine, Tumoren, Nierengröße
  Frühurogramm, Ausscheidungsurogramm
▶ **Szintigramm:** Leber, Gallenblase
▶ **Ultraschall:** von zunehmender Bedeutung, s. Ultraschallkapitel (S. 229), besonders wichtig für Gallenblase, -wege, Pankreas, Leber
  CT
▶ **Endoskopie**
  Magen, Duodenum sehr gut, Biopsie, Zytologie, Gallenwege, Pankreas evtl. retrograd dargestellt. Kolon sehr gut
  Endoskopische retrograde Cholangio-Pankreatikographie (ERCP): Pankreas, Gallenwege

▶ **Biopsie**
  Magenkarzinom, Leberkrankheiten, evtl. Niere, Polypen (besser Gesamtentfernung, weil Teile maligne sein können)
  Feinnadelpunktion (FNP) unter US-Kontrolle
● **Labor** (einfache Untersuchungen s. Laborkapitel)
  Magen: Magensaft, (kein Hinweis ob Ulkus oder Karzinom) Hyperazidität, Anazidität, geringe Bedeutung
  Galle: Ikterus, Stauungsenzyme, Entzündungsreaktionen (Leukozytose, Senkung, Elektrophorese)
  Nur Entzündungszeichen ohne Ikterus, wenn nur Gallenblase, Zystikusverschluß
  Leber: Gute diagnostische Möglichkeiten
  Pankreas: Amylase (Diastase) in Blut und Harn, mehrfach bestimmen, evtl. Lipase im Blut, Sekretintest, Fettbelastung
  Darm: Stuhlkultur, wichtig: okkultes Blut!
  Malabsorptions-, Maldigestionsdiagnostik
  Niere: Harnbefund, bei Kolik BUN normal, evtl. Ultraschall

Ösophagus: ⎫
Milz: ⎬ Nur Spezialuntersuchungen
Dünndarm: ⎪
Dickdarm: ⎭ Blut im Stuhl, wichtig für Karzinomsuche, Polypen

Übersichtstabelle V. Gastrointestinale Blutung

Anamnese: Bluterbrechen, kaffeesatzartiges Erbrechen, teerschwarze Stühle, blutige Stühle, Kollaps, Schweißausbruch, Schwindel, evtl. Atemnot, Übelkeit
Schocksymptome (dann schon erhebliche Blutung mit mehr als 1500 ml!)
Ulkusanamnese, Alkoholismus (Leberzirrhose, Ösophagusvarizen, Erosionen), Erbrechen (Mallory-Weiss-Syndrom), evtl. auch leere Anamnese

Symptome: Erbrochenes Blut, evtl. kaffeesatzartige Massen an Kleidung, Wäsche, Mund
Schwarze Stühle (rektale Untersuchung), evtl. blutige Stühle, Singultus
Schocksymptome! Tachykardie

▶ Diagnose: Notfallendoskopie, evtl. Röntgen, Angiographie, deswegen Krankenhauseinweisung auch bei leichten Formen zweckmäßig, weil Nachschub erfolgen kann

Ursachen: Magen/Duodenalulzera, Ösophagusvarizen, erosive Gastritis, Malignome, Polypen, Divertikel
Colitis ulcerosa, Gerinnungsstörungen
(z. B. Thrombozytopenien)

Merke: In den ersten Stunden nach der Blutung sind Erythrozytenzahl, Hämatokrit und Hämoglobin wegen der erst einsetzenden Verdünnung kein Indikator für das Ausmaß der Blutung, sondern Tachykardie und Blutdruck (Schockindex)

1 Das akute Abdomen

Ch. Herfarth und J. Horn

1.1 Definition

Der Begriff des „akuten Abdomens" bedeutet keine Diagnose, vielmehr bezeichnet er eine Krankheitssituation, bei der sich aus der akuten bedrohlichen Situation des Krankheitsgeschehens, mit vorrangig abdomineller Symptomatik, die absolute Dringlichkeit bezüglich der Diagnosestellung sowie der konsekutiven Therapie ableitet.

Obwohl die verschiedensten intra- wie auch extraabdominellen Veränderungen als Ursache für den Symptomenkomplex des akuten Abdomens in Frage kommen, haben sie die jeweils kurze Anamnese, die Heftigkeit der abdominellen Symptomatik sowie die mehr oder weniger starke Beeinträchtigung des Gesamtorganismus gemeinsam. Die Diagnostik des akuten Abdomens kann ebenso leicht wie äußerst schwierig sein; sie resultiert aus einer genauen Anamneseerhebung, der klinischen Untersuchung sowie der Beurteilung der verschiedenen Laborparameter.

Der operative Eingriff ist stets als gezielte therapeutische Maßnahme zu sehen und ist keineswegs Erweiterung der diagnostischen Mittel; die explorative Laparotomie ist die Ausnahme!

1.2 Allgemeine Symptomatologie

Da es sich bei dem „akuten Abdomen" nicht um ein eigenständiges Krankheitsbild handelt, sind hier nur diejenigen Symptome aufzuführen, welche die Bezeichnung „akutes Abdomen" rechtfertigen. Die genauere Differenzierung der Symptome ist Teil der Diagnostik und versucht die Ursache der zugrundeliegenden Krankheit zu klären. Mit dem Begriff des akuten Abdomens soll ausgedrückt werden:
a) Es besteht eine akute Schmerzsymptomatik im Bereich des Abdomens.
b) Der Organismus ist durch das abdominelle Krankheitsgeschehen mehr oder weniger stark gefährdet.

Tabelle 1a. Symptome einer Peritonitis

Massiver Druckschmerz (diffus oder umschrieben)
Bauchdeckenspannung (diffus oder umschrieben)
Fieber
Tachykardie
Darmparalyse
Stuhlverhaltung
Erbrechen (fakultativ)
Flache Atmung
Facies hippocratica
Trockene Zunge

Geht das Krankheitsgeschehen mit einer Peritonitis einher, läßt sich zusätzlich eine recht gut umrissene Symptomatik abgrenzen (Tabelle 1a).

1.3 Allgemeine diagnostische Hinweise

1.3.1 Anamnese

Die Anamnesedauer ist entsprechend dem akut eintretenden Ereignis kurz und beträgt nur wenige Stunden, längstens 1–2 Tage. Von großer Bedeutung ist die Kenntnis der Initialsymptome sowie die Art ihres Auftretens: plötzlich einsetzender, heftiger Schmerz, sich langsam entwickelnder Schmerz, Erbrechen, Hämatemesis, Kollaps etc.

Ebenso wichtig wie die Kenntnis der unmittelbaren Entstehung des Krankheitsbildes ist die genaue Erhebung der Langzeitanamnese, wobei die Information: chronischer Alkoholabusus, langjährige Magenbeschwerden, immer wieder auftretende Gallenkoliken etc. wichtige Hinweise für das jetzige Krankheitsgeschehen sein können.

1.3.2 Klinische Untersuchung

Allgemeininspektion. Die Beurteilung des Allgemeinzustandes gibt oft erste Anhaltspunkte für die Einschätzung des Krankheitsgeschehens: Konstitution, krankheitsspezifische Hautveränderungen (Spinnen-Naevi, Palmarerythem, Ikterus, Hämorrhagien), Hautkolorit (Blässe, Akrozyanose, livide fleckige Verfärbung der Extremitäten, Gesichtsröte), Schonhaltungen (Anwinkelung der Beine, Ruhigstellung der Bauchdecken mit thorakalem Atemtyp, asymmetrische Atembewegungen) sowie psychische Veränderungen (Apathie, Bewegungslosigkeit, Erethismus).

Inspektion des Abdomens. Die Betrachtung des Abdomens ist wichtig und oftmals äußerst informativ. Bestehende Narben zeigen frühere Operationen an. Nicht nur das Bestehen von Hernien kann erkannt werden, oftmals lassen sich Inkarzerationen schon allein aufgrund sichtbarer Veränderungen erkennen. Weitere Hinweise gewinnt man aus der Art der Venenzeichnung (portale Hypertension), Darmsteifen oder Bestehen eines Froschbauches (Aszites) etc.

Der Schmerz. Ein Leitsymptom des akuten Abdomens ist der Schmerz. Entsprechend der Schmerzgenese kommt es meist zur Überlagerung verschiedener Schmerzqualitäten.
a) Viszeraler Schmerz:
   Tiefer, dumpfer, meist diskontinuierlicher Schmerz; schlecht lokalisierbar. Ausgelöst durch Irritation des vegetativen Nervensystems.
b) Somatischer Schmerz:
   Stechender, bohrender, kontinuierlicher Schmerz; gut lokalisierbar. Ausgelöst durch Reizung des Peritoneums.
c) Phrenikusschmerz (als Sonderform des somatischen Schmerzes):
   Er entsteht durch Reizung der Äste des N. phrenicus. Ausstrahlung des Schmerzes in die Schulterpartien.
d) Koliken (als Sonderform des viszeralen Schmerzes):
   Sie definieren sich als heftiger, oftmals wellenförmiger Schmerz, stets unter Mitbeteiligung des Vegetativums (Erbrechen, Pulsbeschleunigung, Kollaps etc).

Die Schmerzen beim akuten Abdomen können diffus oder umschrieben, kontinuierlich oder diskontinuierlich sein, je nach dem zugrundeliegenden Krankheitsbild. Die Mitbeteiligung des Peritoneums äußert sich meist als Bauchdeckenspannung, die als somatomotorischer Reflex ebenfalls diffus oder umschrieben auftreten kann. Es ist bekannt, daß in höherem Alter, wie auch bei Kindern, die Bauchdeckenspannung fehlen oder nur wenig ausgeprägt sein kann.

Palpation. Nach Primärlokalisationen, entsprechend den Angaben des Patienten, ist durch die Palpation eine weitere Abgrenzung des Krankheitsherdes möglich. Sie gibt Auskunft über die Intensität des Schmerzes und das Vorhandensein bzw. das Ausmaß der Bauchdeckenspannung. Zudem lassen sich Resistenzen abgrenzen und über Größe, Konsistenz und Druckdolenz der Leber, evtl. auch der Milz, weitere Hinweise gewinnen.

Auskultation. Sie gibt Auskunft über die Darmfunktion; diese kann ebenso im Sinne einer Überfunktion (Stenoseperistaltik) wie auch im Sinne fehlender oder verminderter Funktion gestört sein (Paralyse des Darmes). Regelmäßig auftretende Turbulenzgeräusche können Hinweise auf ein Aortenaneurysma sein.

Perkussion. Neben dem Nachweis eines bestehenden Meteorismus (portale Hypertension, Paralyse, Pankreatitis etc.) lassen sich große Tumoren, wie auch eine volle Harnblase oder eine vergrößerte Leber abgrenzen. Bei Blutungen in die freie Bauchhöhle kann die Perkussion ebenso wichtig sein wie beim Nachweis eines Aszites.

Rektale Untersuchung. Schon allein die Beurteilung der analen bzw. rektalen Verhältnisse liefert mitunter wichtige Hinweise (Tumoren des Enddarmes bzw. der Prostata, Blutungen bzw. Teerstühle etc.), jedoch können im Zusammenhang mit dem akuten Abdomen Veränderungen im Bereich des Douglas-Raumes erkannt werden (Peritonitis im Unterbauch, Douglas-Abszeß, Karzinose des Douglas). Mitunter erhält man durch eine Douglas-Punktion letzte Klärung (Douglas-Abszeß, Extrauteringravidität). Der Portioschiebeschmerz weist auf eine gynäkologische Erkrankung hin.

Gynäkologische Untersuchung. Diese ist zur Komplettierung der Diagnostik unerläßlich. Prozesse im Bereich des inneren Genitale müssen ausgeschlossen werden (Adnexitis, Tubargravidität, Ovarialtumor, Uterustumor).

1.3.3 Laboruntersuchungen

Zur Standarduntersuchung beim akuten Abdomen gehören neben der Feststellung der Kreislaufparameter [RR, Puls, ZVD (fakultativ)] sowie der Temperatur (axillär und rektal):
Hb
Hk
Leukozyten
Elektrolyte
Amylase (Serum/Urin)
Harnstoff
Urinsedimentbefund
Blutzucker

Das Ableiten eines EKG gehört mit zur Routinediagnostik. **Pathognomonische Veränderungen der einzelnen Laborparameter bezüglich des Symptomenkomplexes „akutes Abdomen" gibt es nicht.** Selbst bei einer Amylaseerhöhung ist bekannt, daß sie in etwa 20% unspezifisch sein kann. Auch ein Anstieg der Leukozytenzahl, meist Ausdruck eines entzündlichen Geschehens, ist nicht immer verläßlich (dies vor allem im höheren Alter). Dennoch ist die Kenntnis der Laborwerte von großer Wichtigkeit, können doch Veränderungen eine Verdachtsdiagnose stützen oder sie mehr oder weniger unwahrscheinlich machen.

1.3.4 Röntgenuntersuchungen

In der Regel ist nur eine Abdomenübersicht im Stehen angezeigt, diese ist jedoch unbedingt erforderlich. Neben dem Nachweis von Luftansammlungen unter dem Zwerchfell bei Perforationen lassen sich aus dem Vorhandensein und dem Verteilungsmuster von Darmspiegeln wichtige Rückschlüsse auf das Krankheitsbild gewinnen. Ebenso sind homogene Verschattungen als Ausdruck von Verdrängungen (Tumor, Abszeß) zu erkennen. Eine Luftansammlung in den Gallenwegen deutet auf eine biliodigestive Fistel. In besonderen Fällen kann es angezeigt sein, Spezialuntersuchungen durchzuführen, wie bei dem Verdacht auf ein Aortenaneurysma die Aortographie, oder bei Verdacht auf Uretersteine (Koliken) ein i.v.-Pyelogramm. Streng kontraindiziert sind Kontrastdarstellungen mit Bariumsulfat jeglicher Art.

1.3.5 Sonographie

Bei jedem akuten Abdomen sollte heute auch eine Oberbauchsonographie durchgeführt werden, bei der Leber, Gallenblase, Gallenwege, Pankreas, Nieren, Milz, Aorta abdominalis (Aneurysma?), Aszites, evtl. flüssigkeitsgefüllte Darmschlingen beurteilt und oft schon die Ursache des akuten Abdomens erkannt werden kann.

1.4 Ätiologie und Differentialdiagnose

Bei der Vielzahl der in Frage kommenden Krankheitsbilder haben wir es im wesentlichen mit fünf nach der Ätiologie unterschiedlichen Gruppen zu tun:
a) Perforation eines Hohlorganes. (Beispiele: Perforation eines Ulcus ventriculi oder duodeni, perforierte Appendizitis, perforierte Galle, perforiertes Dickdarmdivertikel.)

b) Akute Entzündung eines intra- oder retroperitonealen Organes. (Beispiele: Pankreatitis, Cholezystitis, Appendizitis, Adnexitis, Divertikulitis, Nephritis.)
c) Akute Durchblutungsstörung eines intra- und extraperitonealen Organes. (Beispiele: Mesenterialinfarkt (Tabelle 1 b), Milzinfarkt, Inkarzeration, Herzinfarkt.)
d) Reflektorische Entstehung der akuten Bauchsymptomatik. (Bei Obturation eines intra- oder retroperitonealen Hohlorganes. (Beispiele: Gallenkolik, Ureterkolik.)
e) Metabolische Störungen. (Beispiele: Entgleisungen des Zucker- bzw. Fettstoffwechsels, Urämie.)

Die traumatischen Veränderungen im Bereich des Abdomens sollen in diesem Zusammenhang nicht besonders erwähnt werden.

Im folgenden soll nun kurz auf die Krankheitsbilder eingegangen werden, wobei die Schmerzlokalisation als differentialdiagnostisches Kriterium für eine orientierende Einteilung dient. Davon ausgehend, daß die anatomische Lage eines akut erkrankten abdominellen Organes mit der Schmerzlokalisation korreliert, erfolgt die Einteilung in sieben Gruppen:

1. Akutes Abdomen mit Schmerzsymptomatik im Bereich des **gesamten Abdomens** bzw. mit **wechselnder Schmerzlokalisation** (Abb. 1 und Tabelle 2).

Eine Reihe von Erkrankungen führt zu einer diffusen abdominellen Schmerzsymptomatik oder zeichnet sich dadurch aus, daß ihr eine wechselhafte und eben nicht typische Schmerzlokalisation eigen ist. *Perforationen* in die freie Bauchhöhle eines Ulcus ventriculi bzw. duodeni ebenso wie die *Darmperforationen* bei Colitis ulcerosa, Divertikulitis oder malignen Tumoren führen zu einer sich schnell ausbreitenden Peritonitissymptomatik. Meist kann die Primärlokalisation des Schmerzes zum Zeitpunkt der Perforation angegeben werden. Diagnostisch ist die röntgenologisch sichtbare freie Luft unter dem Zwerchfell für eine Perforation

---

Tabelle 1 b. Der Mesenterialinfarkt zeichnet sich durch drei symptomatisch unterschiedliche Entwicklungsstadien aus:

1. Initialstadium (1–2 h): plötzlich unbestimmter Abdominalschmerz, Übelkeit, Blässe, Durchfall oft blutig.
2. Stilles Intervall [2–12 (bis 24) h]: subjektiv: Dauerschmerz, Nausea; objektiv: schlechter Allgemeinzustand bei geringem Lokalbefund.
3. Sog. „klassisches Stadium": Paralyse des Darmes, Durchwanderungsperitonitis (zunehmende Peritonitissymptomatik), allgemeine Intoxikation.

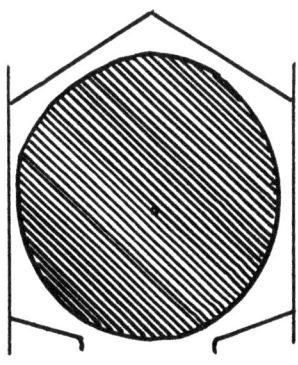

Abb. 1

Tabelle 2. Ursachen für das akute Abdomen mit meist diffuser Schmerzsymptomatik

1. Freie Perforation eines Ulcus ventriculi
2. Freie Perforation eine Ulcus duodeni
3. Mesenterialarterienverschluß
4. Mesenterialvenenverschluß
5. Strangulationsileus (Volvulus, Invagination)
6. Darmperforation (Tumoren, Divertikel)
7. Netztorsion
8. Tabische Krisen
9. Addison-Krisen
10. Pseudoperitonitis diabetica
11. Dyspraxia angiosclerotica abdominalis (Ortner)
12. Porphyria hepatica acuta
13. Toxisches Megakolon
14. Pb-Vergiftung
15. Schoenlein-Henoch-Purpura
16. Periarteriitis nodosa

beweisend. Bei Perforationen eines Ulcus ventriculi bzw. duodeni wird in 20–30% eine Ulkusanamnese vermißt.

Anamnestisch können bestehende Herzerkrankungen (Klappenfehler, Zustand nach Herzinfarkt, Endocarditis lenta) Hinweise auf den zu diagnostizierenden Mesenterialverschluß sein. Der Mesenterialarterienverschluß ist etwa doppelt so häufig wie die Mesenterialvenenthrombose.

Ein Krankheitsbild mit ebenfalls sehr kurzer Anamnese stellt der *Strangulationsileus* dar. Die präoperative Diagnose der Strangulation ist schwierig, wenn nicht äußere Veränderungen wie z. B. bei einer inkarzerierten Hernie auf das Bestehen einer Strangulation hinweisen. Leitsymptom ist auch hier der Schmerz, der nicht abklingt und häufig einen **Wechsel** von

krampfartigen Schmerzen in einem starken **Dauerschmerz** aufweist. Die Diagnose wird aus dem sehr schnell progredienten Verlauf bei kurzfristigen und regelmäßigen klinischen und röntgenologischen Verlaufskontrollen abzuleiten sein. Der geringste Verdacht auf eine Strangulation muß zur chirurgischen Intervention veranlassen!

Eine Reihe weiterer Erkrankungen kann zu der Symptomatik eines akuten Abdomens führen; sie sind in der Tabelle 2 aufgeführt.

Bei einer Anzahl von Krankheiten ist die abdominelle Symptomatik nur eine akute Aggravierung auf dem Hintergrund anderer Veränderungen, die jeweils typisch sind für das bestehende Krankheitsbild: Die *Pseudoperitonitis diabetica* wird durch entsprechende Laboruntersuchungen zu diagnostizieren sein. Das rezidivierende Auftreten von Abdominalkoliken muß nach Ausschluß anderer Ursachen (Gallenkoliken, Ureterkoliken) stets auch an eine *akute intermittierende Porphyrie* denken lassen. Entsprechende Begleitsymptome wie dunkler Urin (Schwartz-Watson-Test), pas-

Tabelle 3. Ursachen für ein akutes Abdomen mit Schmerzsymptomatik im Bereich des rechten Oberbauches

1. Cholelithiasis (Koliken)
2. Cholezystitis
3. Gallenblasenempyem
4. Gallenblasenperforation
5. Penetrierendes Ulcus duodeni
6. Pankreaskopfpankreatitis
7. Akute Appendizitis (bei atypisch hoher Lage)
8. Nierenbeckenstein
9. Rechtsbasale Bronchopneumonie
10. Akute Stauungsleber

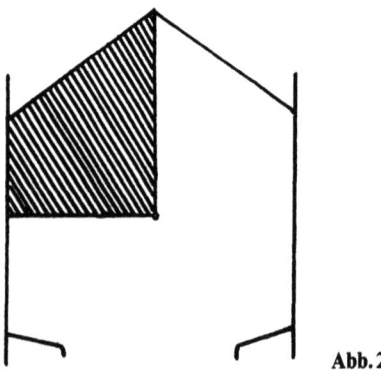

Abb. 2

sager auftretende Lähmungen wie auch eine Tachykardie können weitere Hinweise sein. Häufigster Beginn ist zwischen dem 20. und 30. Lebensjahr. Eine *Bleiintoxikation* wird z. B. an begleitenden Symptomen wie Anämie, Bleisaum, Coproporphyrinurie erkannt werden können. Typisch für die *Dyspraxia angiosclerotica abdominalis* ist neben dem hohen Manifestationsalter das Auftreten der abdominellen Schmerzen etwa 20–30 min nach Nahrungsaufnahme.
2. Ursachen für ein akutes Abdomen mit Schmerzsymptomatik im Bereich des **rechten Oberbauches** (Abb. 2 und Tabelle 3).

Eine wesentliche Information hinsichtlich des Krankheitsgeschehens gewinnt man aus dem Lokalbefund und dem Schmerzcharakter. Schmerzen im Bereich des rechten Oberbauches mit Ausstrahlung in die rechte Schulter lassen eine *Gallenwegserkrankung* vermuten. Dabei wird der lokale Schmerzcharakter bei Stauung durch Zystikusverschlußstein oder Pankreaskopftumor eher dumpf und bohrend sein (vegetativer Schmerz), während bei entzündlicher Komponente die Schmerzen eher stechenden Charakter annehmen (somatischer Schmerz). Bei akutem Druckanstieg in den Gallenwegen entstehen Koliken mit entsprechender Mitbeteiligung des Vegetativums (Erbrechen, Tachykardie, Kollaps etc.).

Bei entzündlichen Veränderungen im Bereich der Gallenwege kommt es meist zur Ausbildung einer lokalisierten Peritonitis. Trotz der dadurch entstehenden Défense musculaire im rechten Oberbauch ist ein *Gallenblasenempyem* meist palpatorisch abzugrenzen.

Eine der Cholezystitis recht ähnliche Symptomatik kann durch eine Pankreaskopfpankreatitis hervorgerufen werden. Die Untersuchung der Amylasewerte im Serum wie auch im Urin können Hinweise auf dieses Krankheitsbild sein. Man wird sich in der Einschätzung des Krankheitsbildes wie auch in dem Entschluß zu entsprechend therapeutischen Maßnahmen vom Verlauf aufgrund regelmäßig klinischer Kontrollen leiten lassen.

Das *penetrierende Ulcus duodeni* zeichnet sich dadurch aus, daß es alle Wandschichten des Duodenums durchbrochen hat; durch Ausbreitung der Entzündung auf benachbarte abdeckende Organteile entsteht eine akute Oberbauchsymptomatik. Das Pankreas ist als angrenzendes Organ häufig mitbeteiligt. Solche entzündlichen Veränderungen im Bereich des rechten Oberbauches erlauben eine zunächst abwartende Haltung einzunehmen unter strenger, regelmäßiger klinischer Kontrolle. Zeigt der Befund jedoch keine Besserung oder gar eine Verschlechterung, darf die Indikationsstellung zur Operation nicht zu spät erfolgen. Die Diagnostik einer akuten Oberbauchsymptomatik macht stets eine Thoraxaufnahme notwendig. Affektionen der rechtsbasalen Pleura führen oftmals zu einer in den rechten Oberbauch ausstrahlenden Schmerzsymptomatik. Die Abhängigkeit der Schmerzintensität von der Atmung ist typisch.

Auch von der rechten Niere können Schmerzen in das rechte obere Abdomen ausstrahlen; sie sind meist kolikartig. Während das rechte Nierenlager klopfschmerzhaft ist, fehlt meist eine ausgeprägte Bauchdeckensymptomatik. Die Kenntnis des Urinsedimentbefundes ist in diesem Zusammenhang wichtig.

3. Akutes Abdomen mit Schmerzsymptomatik im Bereich des **Epigastriums** (Abb. 3 und Tabelle 4).

Eine umschriebene Peritonitis im mittleren Oberbauch kann durch eine *akute Pankreatitis* hervorgerufen werden. Entsprechend den unterschiedlichen Schweregraden (ödematöse, hämorrhagische, nekrotisierende Entzündung) besteht jedoch auch die Möglichkeit der symptomatologischen Ausbreitung auf das gesamte Abdomen. Der häufig bestehende ätiologische Zusammenhang zwischen der Pankreatitis und einer Gallenwegserkrankung einerseits und Alkoholismus andererseits, weist auf die Bedeutung einer genauen Anamneseerhebung hin. Obligat ist dieser Zusammenhang jedoch nicht. Die Symptomatologie umfaßt neben dem meist

Tabelle 4. Ursachen für das akute Abdomen mit Schmerzsymptomatik im Bereich des Epigastriums

1. Pankreatitis
2. Ösophagusulkus mit gedeckter Perforation
3. Inkarzerierte Zwerchfellhernie (Hiatushernie)
4. Herzinfarkt
5. Aortenaneurysma

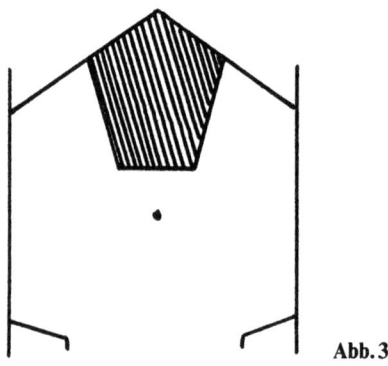

Abb. 3

gürtelförmigen Schmerz mit Ausstrahlung in die linke Thoraxseite sowie einem punktuellen Druckschmerz paravertebral unter der 12. Rippe (Boas-Punkt) eine mehr oder weniger ausgeprägte Schocksymptomatik. Meist ist die Serumamylase deutlich erhöht, jedoch ist dieser Parameter nicht als pathognomonisch für die Pankreatitis anzusehen. Die Abdomenübersicht zeigt mit einer Magenatonie, einer geblähten hohen Dünndarmschlinge wie einer lufthaltigen linken Flexur oft eine typische Konstellation.

Seltener sind eine gedeckte Perforation eines Ösophagusulkus oder eine inkarzerierte Zwerchfellhernie die Ursache für eine Schmerzsymptomatik im mittleren Oberbauch. In jedem Falle muß ein *Herzinfarkt* als Ursache ausgeschlossen werden. Es ist daran zu denken, daß die typischen Veränderungen im EKG oft erst Stunden nach einem Infarkt zu erkennen sind.

4. Ursachen für ein akutes Abdomen mit Schmerzsymptomatik im Bereich des **linken Oberbauches** (Abb. 4 und Tabelle 5).

Tabelle 5. Ursachen für ein akutes Abdomen mit Schmerzsymptomatik im Bereich des linken Oberbauches

1. Penetrierendes Ulcus ventriculi
2. Perforiertes Ulcus ventriculi
3. Pankreatitis (Schwanz)
4. Milzinfarkt
5. Linksseitige Bronchopneumonie
6. Nierenbeckenstein links
7. Herzinfarkt

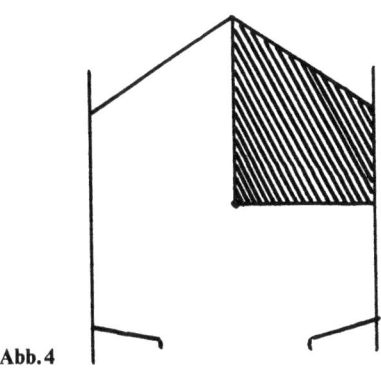

Abb. 4

Was oben bezüglich des Ulcus duodeni angeführt wurde, gilt hier vice versa für das Ulcus ventriculi. Die lokalisierte Schmerzsymptomatik bei Penetration steht der sich schnell ausbreitenden Peritonitissymptomatik bei freier Perforation gegenüber. Wichtig ist, daß ein Fehlen von freier Luft unter dem Zwerchfell eine freie Perforation nicht ausschließt, diese ist nur in etwa 70% der Fälle nachweisbar.

Der *Milzinfarkt* mit einem akut einsetzenden linksseitigen Oberbauchschmerz und einer Schmerzausstrahlung in die linke Schulter, fällt gewöhnlich infolge anderer Erkrankungen auf, wie z. B. der Endokarditis, Polycythaemia vera oder der Osteomyelosklerose. An eine Schmerzprojektion von seiten einer linksbasalen Pleuraaffektion sowie einer linksseitigen Nierenerkrankung oder einer kardialen Ischämie muß stets gedacht werden.

Tabelle 6. Ursachen für ein akutes Abdomen mit Schmerzsymptomatik im Bereich des rechten Unterbauches

1. Akute Appendizitis
2. Appendicitis perforata
3. Adnexerkrankung rechts (z. B. Tubenruptur bei Extrauteringravidität)
4. Ileitis terminalis
5. Ureterstein (Kolik)
6. Akute Entzündung des Meckel-Divertikels
7. Inkarzeration einer rechtsseitigen Leisten- bzw. Schenkelhernie
8. Rechtsseitige Torsion (Ovar, Zystom, Samenstrang)
9. Lymphadenitis inguinalis und iliacalis
10. Coxitis
11. Akute Lymphadenitis mesenterica

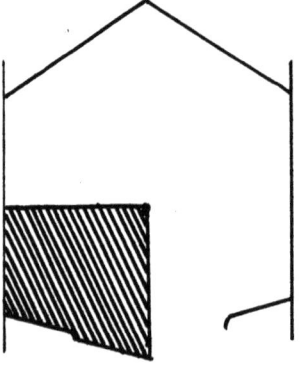

Abb. 5

5. Ursachen für ein akutes Abdomen mit Schmerzsymptomatik im Bereich des **rechten Unterbauches** (Abb. 5 und Tabelle 6).

Die Symptomatologie des häufigsten Krankheitsbildes als Ursache eines akuten rechten Unterbauches, der akuten Appendizitis, kann ebenso typisch wie atypisch sein. (K. H. Bauer: „Das typische an der akuten Appendizitis ist, daß sie atypisch ist.") In der Regel findet sich ein umschriebener Bezirk mit Druckschmerzhaftigkeit und Abwehrspannung (der McBurney- wie auch der Lanz-Punkt bezeichnen typischerweise das Punctum maximum), einen Loslaßschmerz (als Ausdruck der Peritonitis), einen rechtsseitigen schmerzhaften Douglas (rektale Untersuchung) wie eine Verminderung der Darmmotorik bis zur ausgeprägten Paralyse. Die sehr variable anatomische Lage der Appendix hat jedoch eine wechselhafte Symptomatik zur Folge, bis hin zu der Entzündung einer retrozökal gelegenen Appendix, die differentialdiagnostisch schwer von einem Ureterstein mit dadurch verursachter Schmerzsymptomatik abzugrenzen ist. Der Urinsedimentbefund wird hier ein wichtiges differentialdiagnostisches Kriterium sein.

Weiterhin ist eine rechtsseitige Adnexerkrankung auszuschließen (Adnexitis, perforierte Pyosalpinx, Tubenruptur bei Tubargravidität bzw. Stieldrehung eines Ovars). Die *Tubenruptur* bei Tubargravidität verursacht heftige Schmerzen, meist Erbrechen, sowie das Bild eines hämorrhagischen Schockes. Auf die Wichtigkeit der Regelanamnese sei hingewiesen. Auf alle Fälle ist die Abklärung von seiten eines Gynäkologen erforderlich.

Die akute Entzündung des *Meckel-Divertikels* ist in seiner Symptomatik oft kaum von derjenigen der akuten Appendizitis zu unterscheiden.

Ein wichtiger Hinweis auf eine Divertikulitis (Meckel) ist die Linksverlagerung des Punctum maximum der Schmerzsymptomatik bei Linksseitenlage des Patienten. Bei beiden Krankheitsbildern ist mit der Diagnose auch die Indikation zur Laparotomie gestellt.

Das Krankheitsbild der akut verlaufenden *Ileitis terminalis* ist kaum von derjenigen der akuten Appendizitis zu trennen. Die Diagnose wird erst bei der Laparotomie zu stellen sein.

6. Ursachen für ein akutes Abdomen mit Schmerzsymptomatik im Bereich des **linken Unterbauches** (Abb. 6 und Tabelle 7).

Die *Divertikulitis* des Sigmas bzw. des Colon descendens ist keine seltene Erkrankung und gleicht in der Symptomatik derjenigen der akuten Appendizitis derart, daß man von einer „linksseitigen Appendizitis" gesprochen hat. Nicht selten ist das entzündlich veränderte Sigma in der Tiefe als walzenförmiges Gebilde zu tasten. Bezüglich der Abgrenzung zu anderen Erkrankungen (Adnexerkrankungen, Ureterstein links) gilt das oben Ge-

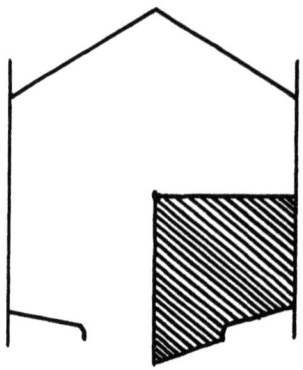

Abb. 6

Tabelle 7. Ursachen für ein akutes Abdomen mit Schmerzsymptomatik im Bereich des linken Unterbauches

1. Divertikulitis (Sigma)
2. Adnexerkrankung links
3. Extrauteringravidität
4. Ureterstein (Kolik)
5. Inkarzeration einer linksseitigen Leistenhernie bzw. Schenkelhernie
6. Linksseitige Torsion (Ovar, Zystom, Samenstrang)

sagte. Wie die entzündliche Appendix, so kann auch ein entzündlich verändertes Divertikel perforieren. Diese Perforationen zeigen nicht den hochakuten Beginn wie die Magenperforation; vielmehr geht hier eine meist sich über Stunden oder Tage entwickelnde Schmerzsymptomatik voraus. Der paralytische Ileus ist Folge der dabei entstehenden umschriebenen oder diffusen Peritonitis. Die Indikation zur Laparotomie muß schon beim geringsten Verdacht auf eine Perforation gestellt werden.

7. Ursachen für ein akutes Abdomen mit Schmerzsymptomatik im **mittleren Unterbauch** (Abb. 7 und Tabelle 8).

Während bei weiblichen Patienten immer an eine gynäkologische Erkrankung gedacht werden muß, sollte bei älteren, männlichen Patienten eine Harnverhaltung als Folge einer Prostatahypertrophie ausgeschlossen werden. Immer wieder wird die stark vergrößerte Harnblase falsch gedeutet; durch rektale Untersuchung ist die Prostatahypertrophie unschwer zu diagnostizieren. Ebenfalls ist durch diese einfache Untersuchung eine Prostatitis nachzuweisen. Schon oben wurde auf die Variabilität bezüglich der anatomischen Lage der Appendix hingewiesen. Bei Lage der Appendix im kleinen Becken ist hier der Schwerpunkt der Schmerzsymptomatik zu erwarten.

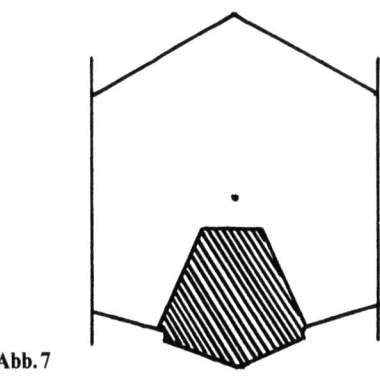

Abb. 7

Tabelle 8. Ursachen für ein akutes Abdomen mit Schmerzsymptomatik im Bereich des mittleren Unterbauches

1. Akute Harnverhaltung
2. Rückenmarkerkrankungen (Neurinom, Diskopathie)
3. Akute Divertikulitis (Meckel)
4. Prostatitis
5. Akute Appendizitis (bei Lage der Appendix im kleinen Becken)
6. Extrauteringravidität

Weiterführende Literatur

Botsford ThW, Wilson E (1981) Das akute Abdomen. Stuttgart, Enke
Cope Z (1972) The early diagnosis of the acute abdomen. London, Oxford University Press
Demling L (1973) Klinische Gastroenterologie. Stuttgart, Thieme
Eckert P, Eichfuss HP (1978) Peritonitis. Stuttgart, Thieme
Häring R (1982) Dringliche Bauchchirurgie. Stuttgart, Thieme
Huber FB (1981) Ischämische Entero-Kolopathien. Bern Stuttgart Wien, Huber
Kunz H (1969) Das akute Abdomen. München, Urban & Schwarzenberg
Rösch W (1975) Rationeller Einsatz diagnostischer Mittel beim akuten Abdomen. Diagnostik 8: 89–91
Streicher H-J, Rolle J (1976) Der Notfall: Akuter Bauchschmerz. V. Wuppertaler Notfallsymposion 1974. Stuttgart, Thieme
Ungeheuer E, Schade G (1969) Akutes Abdomen. Therapiewoche 20: 919–924
Zittel RX (1968) Differentialdiagnose chirurgischer Erkrankungen. München, Urban & Schwarzenberg

2 Funktionelle Beschwerden des Magen-Darm-Traktes
(chronischer Reizmagen, irritabler Darm, habituelle Obstipation, funktionelle Diarrhö)

F. H. Franken

2.1 Definition

Als funktionell bezeichnen wir Beschwerden des Magen-Darm-Traktes, denen kein morphologisches Substrat oder laboratoriumsmäßig zu erfassende pathologische Befunde zuzuordnen sind. Patienten mit funktionellen Magen-Darm-Beschwerden bilden mehr als die Hälfte des gastroenterologischen Krankengutes, wobei Frauen im Verhältnis 2 bzw. 3:1 gegenüber Männern überwiegen.

Hinter den funktionellen Magen-Darm-Beschwerden verbergen sich eine ganze Reihe von Störungen, seien sie nerval, hormonell oder durch Ferment- und Sekretionsanomalien bedingt. Am besten kennt man bisher die dabei auftretenden Motilitätsstörungen des Darmes. Bewußte und unbewußte psychische Komponenten spielen außerdem eine Rolle, wobei sich der unphysiologische Rhythmus des zivilisatorischen Lebens negativ

Tabelle 9. Symptome bei funktionellen Magen-Darm-Beschwerden

Magen
1. Häufiges Übelsein
2. Aufstoßen
3. Sodbrennen
4. Magenkrämpfe
5. Druckgefühl im Epigastrium
6. Schlechte Verträglichkeit bestimmter Nahrungs- und Genußmittel (wechselnd)

Darm
1. Völlegefühl, Kneifen, Rumoren im Leib
2. Blähungen
3. Stuhlunregelmäßigkeiten
   a) Obstipation
   b) Durchfallneigung
   c) Sog. spastischer Stuhl (bleistiftförmig, schafkotartig)
4. Schleimbeimengungen im Stuhl
5. Tenesmen

auswirkt. Quoad vitam sind funktionelle Magen-Darm-Beschwerden harmlos – sofern die Diagnose stimmt. Diese wird per exclusionem gestellt, was größte Sorgfalt erfordert. Die Abgrenzung gegenüber organischen Leiden des Magen-Darm-Traktes kann schwierig sein. Mancher „funktionelle Patient" ist am Ende das Opfer eines übersehenen organischen Leidens.

Je nachdem ob Beschwerden von seiten des Magens oder des Darmes im Vordergrund stehen, spricht man von „chronischem Reizmagen" oder von „irritablem Darm" (synonyme Bezeichnung: Reizkolon, spastisches Kolon, funktionelle Kolonopathie). Nicht selten wechseln Magen- und Darmbeschwerden beim gleichen Patienten.

2.2 Symptomatik

Typisch für Patienten mit funktionellen Magen-Darm-Beschwerden ist die meist lange Anamnese. Sie haben oft schon in der Jugend, besonders in der Pubertät, mit Übelkeit, Magendruck, Neigung zu Durchfällen oder Obstipation zu tun gehabt. Perioden von relativer Beschwerdefreiheit wechseln mit solchen, während denen vorher bekömmliche Nahrungsmittel plötzlich schlecht vertragen werden und Übelkeit, Aufstoßen, vermehrte Flatulenz, Kneifen und Rumoren im Bauch, ohne ersichtlichen Grund, auftreten. Auslösend können auch Aufregungen oder akute Bagatell-

Tabelle 10. Differentialdiagnose bei funktionellen Magen-Darmbeschwerden

1. Ulkusleiden
2. Cholelithiasis – Cholezystitis
3. Divertikulitis
4. Chronische Appendizitis
5. Abführmittelabusus
6. Hiatushernie
7. Tumoren, Strikturen, Stenosen
8. Chronische Lebererkrankungen
9. Parasiten
10. Chronische Pankreatitis
11. Colitis ulcerosa
12. Epigastrische bzw. Paraumbilikalhernien
13. Ileocolitis regionalis
14. Idiopathische Sprue, M. Whipple
15. Laktasemangel
16. Hyperlipidämie
17. Erkrankungen des Urogenitaltraktes

krankheiten sein. Charakteristisch ist, daß bei Ortswechsel und damit verbundenen anderen Eßgewohnheiten die Beschwerden verschwinden können, um sich dann im häuslichen Milieu wieder einzustellen. Ein Wechsel zwischen Obstipation und Neigung zu Durchfällen (oft explosionsartig) ist häufig vorhanden. Nächtliche Durchfälle, die den Patienten aus dem Schlaf reißen, gehören nicht zum Bild der funktionellen Magen-Darm-Beschwerden. Sie sind stets auf ein organisches Leiden suspekt!

2.3 Diagnostisches Vorgehen

Differentialdiagnostisch müssen bei Verdacht auf funktionelle Magen-Darm-Beschwerden die in Tabelle 10 aufgeführten Leiden ausgeschlossen werden. Entsprechend gestaltet sich der Untersuchungsgang.

2.3.1 Körperliche Untersuchung

Die körperliche Untersuchung schließt auch die digitale Austastung des Rektums mit ein.

2.3.2 Laboruntersuchungen

Blutbild, Blutsenkung, Transaminasen, Gamma-GT, alkalische Phosphatase, Amylase, Lipase, Cholesterin, Blutzuckerbestimmung, Eiweißelektrophorese, evtl. Laktosetoleranztest.

2.3.3 Stuhluntersuchung

Makroskopisch: Menge, Farbe (Pankreas- oder Spruestuhl!). Mikroskopisch: Untersuchung auf Wurmeier und Bakterien.

2.3.4 Harnuntersuchung

Urobilinogen, Vorkommen von Erythrozyten und Leukozyten.

2.3.5 Abdominelle Sonographie

Leber, Gallensystem und Pankreas.

2.3.6 Endoskopie

Ösophagogastroduodenoskopie mit Biopsien. Möglichst totale Koloskopie. In Zweifelsfällen duodenoskopische retrograde Darstellung des Ductus choledochus und des Ductus pancreaticus (ERCP). Bei Biopsien aus der Magenschleimhaut ist zu beachten, daß der histologische Befund einer „chronischen Gastritis" nicht in Korrelation zu den Beschwerden eines chronischen Reizmagens steht.

2.3.7 Röntgenuntersuchungen

a) Cholezyst-Cholangiogramm, sofern sich bei der Sonographie zweifelhafte Befunde am Gallensystem ergeben. Kontrastmittelgabe am besten per infusionem, dadurch minimale Nebenwirkungen und bessere Sichtbarmachung des Ductus choledochus.
b) Ösophagus-Magen-Dünndarmpassage nur bei gezielter Fragestellung bezüglich des Dünndarms erforderlich.
c) Kolonkontrasteinlauf – nur erforderlich, wenn die totale Koloskopie nicht möglich ist.
d) Evtl. intravenöses Pyelogramm.

Auf die Säurebestimmung im Magensaft kann verzichtet werden, da keine Korrelation zwischen Beschwerden und Säureverhältnissen im Magen besteht. Sinnvoll ist außerdem nur die Messung der Basalsekretion mit anschließender Pentagastrinstimulierung. Andere, teils immer noch gebräuchliche Stimulationsmethoden sind obsolet. Dies gilt auch für die Untersuchung des Duodenalsaftes auf Erreger. Sie ist unsicher und irreführend und läßt nur selten Schlüsse auf Beschwerden zu. In Ausnahmefällen kann sie bei der Suche nach Lamblien angebracht sein.

Ergeben die genannten – aufwendigen – Untersuchungen keine pathologischen Befunde, wird in Verbindung mit der Anamnese je nach Sitz der Beschwerden die Diagnose eines chronischen Reizmagens oder eines irritablen Darms gestellt.

2.4 Therapie

2.4.1 Allgemeine Maßnahmen

Obwohl es keine echte kausale Therapie der funktionellen Magen-Darm-Beschwerden gibt, ist bei einsichtigen Patienten die Behandlung oft erfolgreich. Dabei sind vier Gesichtspunkte zu berücksichtigen:
1. Aufklärung und Aussprache mit dem Patienten.
2. Anleitung für die Ernährung und Regelung der Lebensweise.
3. Medikamentöse Behandlung.
4. Kleine Psychotherapie.

Die Aussprache mit dem Patienten bildet die wichtigste Grundlage der Therapie. Er muß über die Art und die Ungefährlichkeit seiner Beschwerden aufgeklärt werden, wobei man ihm evtl. die Röntgenbilder und andere Befunde zeigt oder ihn bei der Endoskopie kurz selbst mit in den Magen oder das Kolon sehen läßt. In jedem Patienten mit funktionellen Magen-Darm-Beschwerden lauert die Krebsangst, und er ist deswegen mißtrauisch. Hat man den Patienten davon überzeugt, daß keine bösartige Krankheit vorliegt, er andererseits auch nicht nur ein Hypochonder ist, sondern seine Beschwerden ernst, aber nicht zu ernst zu nehmen sind, bespricht man die Maßnahmen, die zur Linderung beitragen. Hierbei steht die Regelung der Lebens- und Eßgewohnheiten vornean. Regelmäßige, in Ruhe eingenommene, nicht zu große Mahlzeiten können schon eine erhebliche Besserung der Beschwerden bringen. Viele Patienten schlingen z.B. in Gasthäusern und in Kantinen mit minderwertigem Fett hergestellte Mahlzeiten herunter. Andere unterdrücken den natürlichen Defäkationsreflex aus Zeitmangel oder wegen schlechter Toilettenverhältnisse, was Leibschmerzen und hartnäckige Obstipation zur Folge haben kann. Sofern sich derartige Unsitten nicht abstellen lassen, helfen die besten übrigen Vorschriften nichts. Zigarettenrauchen und überhöhter Alkoholgenuß tragen zur Verschlimmerung der Beschwerden bei. Regelmäßige sportliche Betätigung, Abhärtungsmaßnahmen, Lösung von Konfliktsituationen in der Familie und im Beruf wirken sich günstig aus.

Eine spezielle diätetische Behandlung funktioneller Magen-Darm-Beschwerden gibt es nicht. Verschreiben bestimmter Diäten dient dem Heranzüchten von Haustyrannen und Hypochondern. Dem Patienten ist klarzumachen, daß es keine schädlichen, sondern nur schlecht verträgliche Nahrungsmittel gibt, deren Elimination individuell gehandhabt werden muß. „Was gut bekommt, darf gegessen werden". Die Kost soll ganz allgemein schlackenreich sein. Viele Patienten essen gewisse Speisen lediglich aus Angst nicht, wobei es bei der Wechselhaftigkeit der funktionellen Magen-Darm-Beschwerden nicht immer leicht ist, die wirklich bekömmlichen Nahrungsmittel herauszufinden. Es gibt aber einige, die fast immer schlecht toleriert werden, nämlich Hülsenfrüchte, zu große Mengen rohen Obstes, blähende Kohlgemüse und stark in der Pfanne Gebratenes. Mehrfach erhitztes Fett sollte wegen der dabei entstehenden toxischen Produkte grundsätzlich gemieden werden. Auch Unverträglichkeit von Milch, Bohnenkaffee und süßen Sprudelwässern findet sich nicht selten. Bonbonlutschen in größeren Mengen kann Darmbeschwerden und Durchfälle verursachen.

2.4.2 Medikamentöse Therapie

Bei der medikamentösen Therapie ist schwer zu differenzieren, inwieweit sich objektive und Plazebowirkung überschneiden. Vor Verschreiben eines Medikamentes sollte man sich stets vergewissern, was der Patient schon alles eingenommen hat. Steht ein chronischer Reizmagen im Vordergrund, ist die medikamentöse Therapie anders als beim irritablen Darm und hierbei muß, je nachdem ob Obstipations- oder Durchfallneigung im Vordergrund stehen, variiert werden.

2.4.3 Chronischer Reizmagen

Beim chronischen Reizmagen hat sich die Verabreichung von Metoclopramid (z. B. Paspertin) bewährt. Dosierung 2- bis 3mal täglich 20–30 Tropfen oder 2- bis 3mal täglich 1 Tablette eine halbe Stunde vor den Mahlzeiten. In dieser Dosierung sind Nebenwirkungen wie Müdigkeit, Mundtrockenheit und Schwindelerscheinungen selten. Manche Patienten reagieren auf Metoclopramid mit einer Diarrhö. Eine gute Wirksamkeit besitzen Antazida, wobei es sekundär ist, ob eine Hyper- oder Hypazidität besteht. H_2-Rezeptorenblocker sind nicht indiziert. Zusätzliche Gaben von Anticholinergika, z. B. Bellergal oder Bellafolin können, ebenso wie in kleinen Dosen verabreichte Psychopharmaka, nützlich sein.

2.4.4 Irritabler Darm

Zur Senkung des intrakolonischen Drucks und zur Verkürzung der Stuhlpassagezeit kann eine Anreicherung mit Ballaststoffen und Quellmitteln (Leinsamen, Kleie, Semen psyllii) erfolgen. Nicht alle Patienten reagieren darauf günstig. Daher behutsames Vorgehen. Anticholinergika werden wie beim chronischen Reizmagen gegeben, evtl. auch reines Atropin (Atropinum-sulfuricum-Compretten 0,5, 3- bis 4mal täglich ½ Comprette). Auch ein Versuch mit Mebeverin kann gemacht werden.

Ob die zahlreichen, sich im Handel befindlichen Fermentpräparate eine objektive Wirkung haben, ist umstritten. Bei Doppelblindversuchen fand sich keine Überlegenheit gegenüber Plazebo. Nebenerscheinungen sind nicht zu erwarten. Polysiloxanhaltige Präparate zur Entgasung können vorübergehende Erleichterung bringen. Nebenerscheinungen sind nicht zu erwarten.

2.4.5 Habituelle Obstipation

Die habituelle Obstipation kann, ebenso wie die funktionelle Diarrhö, im Rahmen des irritablen Kolons auftreten. Häufiger geht sie jedoch ohne Schmerzen einher und ist nur die Folge falscher Eß- und Lebensgewohnheiten. Die Gabe von Drastika oder von Kontaktlaxativa verschlimmert auf die Dauer die Obstipation und kann zu schweren Elektrolytstörungen, besonders Hypokaliämien mit Herzrhythmusstörungen führen. Drastika und Kontaktlaxativa dürfen deswegen nur ausnahmsweise und vorübergehend verabreicht werden. Untrügliches Zeichen für einen (oft verschwiegenen) Laxanzienabusus mit Antrachinonderivaten (vor allem Sennes) ist die Pseudomelanosis coli. Sie wird leider zu wenig beachtet und bei der Koloskopie makroskopisch übersehen. Deswegen stets Entnahme von Biopsien. Oxyphenylisatinhaltige Abführmittel, die zu Lebererkrankungen führen können, sind bei uns kaum noch im Handel.

Zur Dauerbehandlung der habituellen Obstipation sind nur Ballaststoffe und Quellmittel wie Leinsamen, Bassorin oder Kleie gestattet. Besonders geeignet ist Semen psyllii (z. B. Mucofalk). Paraffinhaltige Gleitmittel sind nur vorübergehend gestattet, da bei längerem Gebrauch Ablagerungen des Paraffins in den Organen, besonders der Lunge, gefunden werden und daraus eine Lipoidpneumonie entstehen kann. Magnesium peroxydatum darf in kleinen Dosen unterstützend gegeben werden (1 Teelöffel abends vor dem Schlafengehen). Die Regulierung der Darmperistaltik fördert man durch physikalische Maßnahmen wie regelmäßige Bauchdeckengymnastik, Bürstenmassagen auf das Abdomen, sportliche Betätigung oder auch Unterwassermassagen. Die Mitarbeit des Patienten ist von entscheidender Bedeutung; Aufklärung darüber, daß der Mensch nicht jeden Tag Stuhlgang zu haben braucht, ist erforderlich. Viele Patienten wurden schon durch die volksmedizinische Vorstellung, daß der Mensch ohne täglichen Stuhlgang krank werde, in einen Abführmittelabusus getrieben.

Nur in seltenen, besonders gelagerten Fällen (wahrscheinlich Sonderformen der Obstipation) muß eine Resektion eines Sigma elongatum in Erwägung gezogen werden.

2.4.6 Dyschezie

Dabei handelt es sich nicht um eine echte habituelle Obstipation, sondern um eine Verbackung des Stuhls in der Ampulle, besonders bei älteren bettlägerigen Patienten. Zur Therapie eignen sich Einläufe und Klysmen; eine digitale Ausräumung läßt sich manchmal nicht umgehen.

2.4.7 Proktalgia fugax

Plötzliches Auftreten von Analkrämpfen, vor allem nachts. Da diese in der Regel nur Minuten andauern, ist keine medikamentöse Therapie, sondern nur Beruhigung des Patienten erforderlich.

2.4.8 Funktionelle Diarrhö

Die wesentlich seltenere funktionelle Diarrhö ist durch ihren wechselhaften Charakter gekennzeichnet. Nächtlicher Stuhldrang fehlt ebenso wie Gewichtsverlust. Mangelsymptome sind keine vorhanden. Bei der medikamentösen Therapie geht man von zwei Gesichtspunkten aus:
1. Verlangsamung der Kolonpassage durch Eindickung des Darminhaltes,
2. Normalisierung der Motilitätsstörungen.

Bewährt hat sich hier einfaches Calcium carbonicum 2- bis 3mal täglich einen Teelöffel in einem halben Glas Flüssigkeit zu den Mahlzeiten. Bei Überdosierung Gefahr der Hyperkalzämie. Gut wirksam ist oft Loperamid (z.B. Imodium), von dem je nach Bedarf 1- bis 3mal täglich 10–15 Tropfen gegeben werden. Die Gabe von Psychopharmaka und Sedativa in kleinen Dosen ist vertretbar. Opium ist kontraindiziert. Codein wird in den angelsächsischen Ländern gerne gegeben. Bleiben die Durchfälle trotz der genannten Maßnahmen unbeeinflußt und liegt kein heimlicher Abführmittelabusus vor, ist eine Überprüfung der Diagnose, vor allem zum Ausschluß eines Morbus Crohn unbedingt erforderlich.

Weiterführende Literatur

Franken FH (1982) Irritables Kolon, Obstipation, Diarrhoe. In: Müller-Wieland K (Hrsg) Dickdarm. Springer, Berlin Heidelberg New York (Handbuch der inneren Medizin, Bd III/4, S. 149–184)
Hafter E (1978) Erkrankungen des Magens und Duodenums. In: Hafter E (Hrsg) Praktische Gastroenterologie. Thieme, Stuttgart, S. 109–205

3 Ösophaguserkrankungen

J. Walchshofer

3.1 Symptome

Ösophaguserkrankungen äußern sich meist in retrosternalen oder epigastrischen Schmerzen, Sodbrennen, Aufstoßen, Regurgitation und auch Schluckstörungen, wobei bei organischen Stenosen feste Speisen, bei funktionellen Beschwerden oder höhergradigen organischen Stenosen auch Flüssigkeiten Schluckbeschwerden verursachen. Sodbrennen tritt vor allem bei der Refluxkrankheit auf, besonders wenn es nach dem Hinlegen, beim Pressen oder Bücken beobachtet wird.

3.2 Untersuchungsverfahren

Als Untersuchungsverfahren kommen vor allem Röntgenuntersuchungen und die Ösophagoskopie in Frage. Man muß sagen, daß durch die Möglichkeit der Probeentnahme die Ösophagoskopie einen ganz wesentlichen Platz einnimmt, zumindest seit die flexiblen Geräte zur Verfügung stehen, durch die die Perforationsgefahr im Vergleich zu den starren Geräten erheblich verringert wurde.

Manometrie und pH-Metrie stellen Spezialverfahren dar, die im wesentlichen in Zentren zur Anwendung kommen.

3.3 Hiatushernien

Bei den Hiatushernien handelt es sich um Lageanomalien des Magens (Tabelle 13). Man unterscheidet axiale (Gleithernien), die die große Masse der Hiatushernien ausmachen (über 90%), paraösophageale Hernien und Mischformen zwischen beiden.

Hiatushernien sind häufig, machen aber nur Beschwerden durch Druck, manchmal durch Hineinpressen des Magenanteils in den Ösopha-

Tabelle 11. Symptome die auf eine Ösophaguserkrankung hinweisen

▶ *Dysphagie:* Passagebehinderung geschluckter Nahrung, Steckenbleiben der Nahrung, Verspüren des Schluckaktes.
Vorkommen: bei stenosierenden Ösophaguserkrankungen (vor allem feste Speisen), Refluxösophagitis,
funktionellen Ösophaguserkrankungen: Achalasie, spastischer Ösophagus,
neuromuskulären Erkrankungen: Paralysen, Neuropathien, Sklerodermie etc.,
extraösophagealen Erkrankungen: Bronchuskarzinom, Mediastinaltumor, maligne Struma,
Divertikeln, Membranen, Plummer-Vinson-Syndrom.
Zum Malignomausschluß ist bei jeder Dysphagie die Endoskopie erforderlich.

▶ *Sodbrennen:* Im Epigastrium retrosternal aufsteigendes Brennen, hauptsächlich postprandial oder/und bei Bettruhe, evtl. provozierbar durch Bücken, Pressen.
Vorkommen: Refluxkrankheit.
Andere Oberbaucherkrankungen: Gallensteine, peptische Ulzera.

▶ *Regurgitation:* Zurückfließen von geschluckter Flüssigkeit in den Mund ohne Erbrechen und Würgen aus Magen oder Ösophagus.
Vorkommen: bei allen stenosierenden Prozessen, bei Passagehemmung, bei Divertikeln. Refluxkrankheit, zumeist saure Regurgitation, evtl. provozierbar durch Liegen, Bücken, Pressen.

▶ *Odynophagie:* Schmerzen beim Schlucken, krampfartig oder brennend, bohrend.
Vorkommen: Stenosen jeder Genese, Ulzerationen, Ösophagospasmus, Achalasie, Refluxkrankheit, Verätzung.
Immer Endoskopie.

▶ *Respiratorische Symptome:* Dysphonie, Husten, Dyspnoe.
Vorkommen: Aspiration bei stenosierenden Prozessen oder von Refluat bei Refluxkrankheit.
Fisteln, Kompression, Rekurrensparese.

▶ *Blutung:* Anämie, Meläna, Bluterbrechen, chronisch oder akut.
Vorkommen: Ösophagusvarizen.
Selten bei Tumoren, Refluxkrankheit, paraösophagealen Hernien.
Ulcus oesophagei, Mallory-Weiss-Syndrom, Verätzung

---

gus mit Schleimhautläsion. Paraösophageale Hernien machen ebenso wie die Mischhernien häufiger Beschwerden mit postprandialem Druck im Oberbauch, bei sehr großen Hernien evtl. auch Schluckbeschwerden, evtl. sogar Stenokardien oder Rhythmusstörungen. Manchmal Blutung (Mallory-Weiss-Syndrom) aus den verlagerten Magenschleimhautanteilen, schwerste Komplikation ist die Einklemmung mit heftigsten Schmerzen. Ursache der Häufigkeit der Hiatushernien in unseren Breiten ist vermutlich unsere faserarme Kost mit häufiger Obstipation (Druckerhöhung im

Tabelle 12. Untersuchungsverfahren. Obligat: Röntgen und/oder Endoskopie (je nach Situation). Fakultativ: Funktionstests: pH-Metrie, Manometrie.

▶ *Röntgenuntersuchung:* besser geeignet für die Beurteilung der Öffnungsreflexe des oberen und unteren Ösophagussphinkters während des Schluckens, für Peristaltikbeurteilung, Hiatusherniendiagnostik, Fistel- und Divertikeldarstellung.

▶ *Endoskopie* (starre oder flexible Instrumente): bessere Schleimhautbeurteilungsmöglichkeit, Möglichkeit der Probenentnahme für histologische und zytologische Untersuchungen. Bessere Beurteilbarkeit des Speiseröhreninhaltes, geeigneter für Diagnostik der Ösophagitis, einschließlich Endobrachyösophagus, für Karzinomausschluß, Varizenbeurteilung.
Therapeutische Möglichkeiten: Ösophagusvarizensklerosierung, Polypektomie, Durchtrennung von Membranen, Bougierung, Fremdkörperextraktion, Blutstillung, Tubusimplantation als Palliativmaßnahme bei Karzinom.
Keine Strahlenbelastung.

▶ *Manometrie:* quantitative Aussagemöglichkeit über Druckverhältnisse bei Motilitätsstörungen, evtl. zur Verfahrenswahl vor Antirefluxoperationen.

▶ *pH-Metrie:* besonders Langzeit-pH-Metrie, hohe Aussagekraft bei pathologischem Reflux.

Tabelle 13

Hiatushernien:
a) axiale Hiatushernie, Gleithernie
b) paraösophageale Hernie: der gastroösophageale Übergang ist nicht verlagert, sondern ein Teil des Fundus entlang des Ösophagus in den Thoraxraum
c) Mischhernie: Kombination von a) und b)

Abdomen), Alkohol-, Nikotinmißbrauch, Adipositas, häufig kombiniert mit Divertikulose und Gallensteinen. Bei Jugendlichen findet man sie in 10%, bei 70jährigen in 60%, bei 90jährigen fast in 100%.

Diagnose. Eher röntgenologisch, wobei aber die wesentliche Komplikation, nämlich die Ösophagitis (Refluxösophagitis praktisch nur bei Gleithernie, aber nur bei einem Teil der Patienten mit Gleithernien), besser mit der Ösophagoskopie nachzuweisen ist (Tabelle 14).

3.4 Refluxkrankheit

Man unterscheidet die Refluxkrankheit mit und ohne Ösophagitis als Erkrankung der Speiseröhre in Folge eines pathologischen gastroösophagealen Refluxes. Außerdem unterscheidet man:

Tabelle 14

Axiale Hiatushernie (Hh): Meist keine Symptome, daher meist kein Krankheitswert und daher auch keine Therapie erforderlich.
Bedeutung der axialen Hh: Die Refluxkrankheit tritt praktisch nur bei axialer Hh auf (5–20%). Hh evtl. begünstigend für gastroösophagealen Prolaps, Mallory-Weiss-Syndrom.

Paraösophageale Hiatushernie: Weniger als 5% aller Hh, viel häufiger Symptome und Komplikationen als bei axialer Hh.
▶ *Klinik:* Epigastrischer, retrosternaler Druck, Aufstoßen, intermittierende Dysphagie, postprandiale Dyspnoe, kardiale Symptome, oft stumm.
Komplikationen: Blutungsanämie (chronisch, akut), Ulkus, Obstruktion, Aspiration, Inkarzeration, Strangulation.
■ *Therapie:* Operationsindikation wegen der möglichen Komplikationen gegeben (eher im Frühstadium).

Primäre Refluxkrankheit, bei der der Reflux des Magensaftes allein krankheitsverursachend ist und zustande kommt durch einen insuffizienten unteren Ösophagussphinkter (UÖS), eine verminderte Ösophagusclearance und ein vermehrtes intragastrales Volumen.

Sekundäre Refluxkrankheit: entsteht als Begleitkrankheit. Sie kommt vor bei Schwangerschaft (hormonell bedingt? potenziert durch erhöhtes intraabdominelles Volumen)
Sklerodermie
Neuromuskuläre Erkrankungen
Traumatisch (länger liegende Magensonde)
Postoperativ: nach Kardiomyotomie bei Achalasie, nach Magenresektion, besonders nach totaler Gastrektomie
Bei schwerkranken Patienten, evtl. im Zusammenhang mit gewissen Medikamenten, z. B. Tetrazyklinen.

Die primäre Refluxkrankheit tritt fast ausschließlich bei der axialen Hiatushernie auf, aber nur bei 5–50% der Refluxkranken kommt es zu makroskopischen Veränderungen im Sinne einer Ösophagitis (Tabelle 15).

Voraussetzung für das Auftreten der Refluxkrankheit ist ein pathologischer gastroösophagealer Reflux, der bei insuffizientem unteren Ösophagussphinkter, verminderter Ösophagusclearance, erhöhtem intragastralem Volumen aber auch abhängig ist von der Zusammensetzung des Refluates (es gibt auch alkalischen Reflux) und der Ösophagusschleimhautabwehr.

Der Tonus des unteren Ösophagussphinkters ist abhängig von neuralen (Vagus vermindert, Sympathikus steigert den UÖS-Druck), hormonalen (VIP, Dopamin, Gestagene, Gastrin? Motilin?) und pharmakologischen

Tabelle 15. Begriffsbestimmungen

Reflux: Einströmen von Magen- und Dünndarminhalt in die Speiseröhre ohne Würgen, ohne Erbrechen.

Physiologischer Reflux: Refluxverhalten beim Gesunden, keine Symptome, Refluxepisoden kürzer und seltener.

Pathologischer Reflux: Zu häufiger und zu lang anhaltender Reflux.

Refluxkrankheit: Folge des pathologischen Refluxes, Refluxsymptome wie Sodbrennen, Dysphagie, Regurgitation mit und ohne Ösophagitis.

Refluxösophagitis: Morphologische Schleimhautveränderungen, im Sinne einer Ösophagitis bei Refluxkrankheit, nur bei einem Teil der Refluxkranken auftretend.

Tabelle 16. Substanzen mit Einfluß auf den UÖS-Druck

- Senkend: Anticholinergica (Skopolamin, Atropin)
  α-Blocker (Phentolamin)
  β-Adrenergika (Isoproterenol)
  Kalziumantagonisten (Nifedipin, Verapamil)
  Valium, Morphin, Pfefferminze, Alkohol, VIP, GIP, Gestagene.
- Steigernd: Cholinergika
  α-Adrenergika,
  Prostaglandine,
  Metoclopramid, Bromoprid, Domperidon.

Einflüssen (Tabelle 16). Die Ösophagusclearance ist abhängig vom Speichelfluß (im Schlaf vermindert, auch medikamentöse Einflüsse), von der Zahl der Schluckakte, der Qualität der Peristaltik und der Schwerkraft (daher Reflux besonders im Liegen und im Schlaf). Die Aggresivität des Refluates ist abhängig von der Azidität des Magensaftes und von der Menge des galligen bzw. duodenogastrischen Refluxes.

Wie die Hiatushernie nimmt die Refluxkrankheit mit dem Alter an Häufigkeit zu. Es gibt einen schubweisen oder mehr oder minder kontinuierlich-chronischen Verlauf. Wenn die Beschwerden hauptsächlich tagsüber auftreten (meist postprandial, evtl. verstärkt durch Bücken, Pressen) spricht man von sog. „Tagrülpsern" (selten Ösophagitis), wenn sie vorwiegend in der Nacht auftreten von sog. „Nachtbrennen" (oft schwere Formen der Refluxkrankheit). Die Refluxkrankheit tritt bei Frauen, die Refluxösophagitis bei Männern häufiger auf.

Anamnese und Symptome. Es gibt keine pathognomonischen Symptome für die Refluxkrankheit mit Ösophagitis, auch keine strenge Korrelation zwischen Intensität der Beschwerden und dem Ausmaß der Entzündung. Sodbrennen ist ein wichtiges Hinweissymptom, aber nicht obligat. Saure Regurgitation kommt fast nur bei Refluxkrankheit mit Ösophagitis vor, kann aber auch bei anderen Ösophaguskrankheiten vorkommen. Es gibt aber auch einen alkalischen Reflux nach Gastrektomie und Achlorhydrie mit Ösophagusveränderungen.

Schmerzen beim Schlucken kommen vor, sind aber nicht obligat und kommen natürlich auch bei anderen Ösophaguserkrankungen vor. Das häufigste Symptom ist ein epigastrischer Schmerz, abhängig vom Hinlegen, Pressen etc., ist aber auch vieldeutig. Selten kommt es zu einer Aspiration von Refluat, sehr selten auch zu einer Blutung.

Diagnose
- Symptomatik hinweisend, genügt aber nicht allein für die Diagnose.
- Röntgenologischer Nachweis der axialen Hiatushernie.
- Endoskopischer Nachweis (evtl. mit Biopsie), wobei die (Reflux)Ösophagitis mit Sicherheit diagnostiziert werden kann (Tabelle 17).

Indikation für die Durchführung der Untersuchungen sind jede Dysphagie und Schmerzen beim Schlucken (auch zum Karzinomausschluß), insgesamt jede verdächtige Symptomatik, die sich in kurzer Zeit unter entsprechender Therapie nicht deutlich bessert.

Therapie. Bei Refluxpatienten ohne Ösophagitis: Alle in Tabelle 18 enthaltenen medikamentösen Prinzipien, evtl. gelförmige Antazida 1 und 3 h postprandial und vor dem Schlafengehen, evtl. unterstützt durch peristaltikverbessernde Medikamente. Die allgemeinen Maßnahmen sind ebenfalls in Tabelle 18 aufgeführt.

Bei Ösophagitis I und II sind gelförmige Antazida (in der oben genannten Darreichungsform), Schutzfilmbildner, evtl. mit peristaltikverbessernden Medikamenten (z. B. Metoclopramid) angezeigt oder man entschließt sich gleich für eine H_2-Blockertherapie für 6–12 Wochen. Kommt es unter

Tabelle 17. Stadieneinteilung der Ösophagitis: endoskopisch (nach Savary u. Miller)

I Nichtkonfluierende Erosionen, evtl. mit fibrinoidem Exsudat

II Konfluierende Erosionen, nicht die ganze Zirkumferenz erfassend.

III Konfluierende Erosionen, die ganze Zirkumferenz erfassend.

IV Komplikationen der Ösophagitis: Ulkus, Stenose, Endobrachyösophagus. (Endobrachyösophagus = Zylinderepithelauskleidung des distalen Ösophagus am ehesten auf Grund vorausgegangener Entzündungen).

Tabelle 18. Ansatzmöglichkeiten der konservativen Therapie bei Refluxösophagitis

- Reduktion von Azidität und Pepsinaktivität:
  H_2-Blocker
  Antazida
  Pirenzepin?
- Gallensäurebindung (Alkalireflux): Antazida, Cholestyramin
- Verbesserung der Motilität (verbesserte Clearance):
  Metoclopramid
  Bromoprid
  Domperidon
- Schutzfilmbildner: Sucralfat (Ulcogant), Alginsäure (Gaviscon). (Wismutverbindungen wegen Nebenwirkungen in Österreich verboten.)
- Zytoprotektion: Carbenoxolon (Kontraindikationen beachten!)
  Prostaglandine?
- Allgemein: Vermeidung von Noxen bzw. unterstützende Maßnahmen zur Therapie der Refluxkrankheit, die in allen Stadien angezeigt sind:
  Gewichtsreduktion
  lockere Kleidung
  Vermeidung von Obstipation
  im Liegen Kopfende des Bettes hochstellen
  fettarme eiweißreiche Kost, mehrere kleine Mahlzeiten, kein Alkohol, kein Nikotin
  Vermeidung von Medikamenten, die den UÖS-Druck senken (s. Tabelle 16)

dieser Therapie zur Abheilung, kann individuell eine Rezidivprophylaxe angeschlossen werden; wenn keine Abheilung erfolgt, sind eine oder zwei weitere Behandlungsserien angezeigt; wenn auch diese erfolglos sind, so ist die Operation zu erwägen.

Bei Stadium III der Ösophagitis besteht ein relativ großes Komplikationsrisiko (Übergang Stadium IV), daher ist eher eine Operationsindikation gegeben. Bei Risikopatienten oder wenn man sich zur Operation aus anderen Gründen nicht entschließen will, soll lang und hoch genug ein H_2-Blocker, evtl. auch in Kombination mit Schutzfilmbildnern, Biogastrone und Metoclopramid gegeben werden. Im Stadium IV bei persistierender Stenose Bougierung, evtl. Operation.

Bei Endobrachyösophagus ohne Ösophagitis nur Beobachtung (Karzinom), bei Bestehen von Ösophagitis eher Operation. Besteht ein Ulkus, dann H_2-Blocker, evtl. auch Biogastrone. Ulzera dieser Art haben eine lange Heilungsdauer (Barret-Ulkus, Neigung zur Penetration, Ulkus umgeben von Zylinderepithel).

3.5 Andere Ösophagitiden

Soorösophagitis (Candida albicans): Bei konsumierenden Erkrankungen Antibiotika-, Cortison-, Zytostatikatherapie, evtl. Ösophagitisbeschwerden.
Endoskopie: Weiß-gelbliche Stippchen, Beläge, Entzündung.
Therapie: Mycostatin, Ketoconazol-Nizoral. Behandlung der Grundkrankheit.
Herpes: Verstreute Gruppen aphthöser Läsionen, Spontanheilung.
Zytomegalie: Selten, Immunsupression, konsumierende Erkrankungen.
M. Crohn: Selten, variables Bild.
Ulzerohämorrhagische Ösophagitis bei Streßpatienten: Ätiologie unklar (Durchblutungsstörung?, Reflux?, Ernährung?).
Medikamentöse Ösophagusschädigung: Emeproniumbromid (Cetiprin), Tetrazykline, KCL u.a. (reichlich nachtrinken).

3.6 Ösophaguserkrankungen durch Störungen der Peristaltik

3.6.1 Achalasie

Mangelhafte bis fehlende Peristaltik im Ösophaguskorpus und mangelhaftes Erschlaffen des UÖS beim Schluckakt mit Abflußbehinderung im Bereich des unteren Ösophagus in den Magen ohne organische Stenose. Rückstau und allmähliche Dilatation. Megaösophagus.
 Ätiologie unbekannt. Hinweise für degenerative Veränderungen an den motorischen Vaguskernen, efferenten Vagusfasern, am Plexus myentericus und an den Muskelfasern.
 Auftreten in jedem Alter bei beiden Geschlechtern möglich, vorwiegend um das 3. Lebensjahrzehnt.

Symptomatik
- Dysphagie (fast bei 100%) oft zunächst nur bei festen Speisen
- Regurgitation (bei 80–90%)
- Epigastrischer, retrosternaler Schmerz (oft nur initial)
- Bronchopulmonale Komplikationen (Aspiration)
- Spätfolge: Inanition bis Kachexie.

Diagnose
- *Röntgen:* Mangelhafte Peristaltik, nichtpropulsive Kontraktionen, spindelförmige glatte Stenose im terminalen Ösophagus mit fehlender oder minimaler Öffnung des unteren Ösophagus, anfänglich normales Ösophaguskaliber, später Megaösophagus.

- *Endoskopie:* Kardia öffnet sich nicht oder kaum, ist aber praktisch immer mühelos passierbar (DD: organische Stenose), Megaösophagus, Speisereste.
- *Manometrie.*

Differentialdiagnose: Karzinom und andere Stenosen, Amyloidose, Bulbärparalyse, Chagas Disease.

Therapie (medikamentös). Nitroglyzerin, Nifidepin (Adalat). Wenig befriedigend, Nachlassen der Wirksamkeit. Parasympatikomimetika sind kontraindiziert.

Instrumentell. Wiederholte Dilatation mit pneumatischem oder Metalldilatator – meist erfolgreich.

Operativ. Kardiomyotomie (mit Antirefluxoperation).

Nach 10jährigem Verlauf jährliche Endoskopie, da überzufällig häufig ein Ösophaguskarzinom auftritt.

3.6.2 Spastischer Ösophagus (diff. Ösophagusspasmus)

Einzelne oder multiple lang anhaltende, nichtpropulsive Kontraktionen mit hoher Amplitude, meist im distalen Ösophagusdrittel, die Funktion des UÖS ist ungestört.

Ätiologie: Unbekannt. Degenerative Veränderungen der Vagusfasern, chronisch entzündliche Veränderungen am Plexus myentericus, Hypertrophie der Muscularis propria (nicht immer). Auftreten in jedem Alter bei beiden Geschlechtern möglich, hauptsächlich jenseits des 50. Lebensjahres.

Symptomatik. Dysphagie und Odynophagie öfter auf heiße, kalte Getränke, schlecht gekaute Bissen, emotionsabhängig, kein unbedingter zeitlicher Zusammenhang mit dem Essen, auch nachts.

Diagnose
- *Röntgen:* wandernde Einschnürungen oft korkzieherartig, perlschnurartig bei normaler Kardiapassage, keine Dilatation, keine Speisereste, kann auch unauffällig sein, (dann Wiederholung bei Beschwerden).
- *Endoskopie:* zum Karzinomausschluß.
- *Manometrie.*

Differentialdiagnose. Angina pectoris, andere Ösophaguserkrankungen.

Therapie. Sedativa, Nitroglyzerin, Adalat. Myotomie in Ausnahmefällen. Übergänge zur Achalasie sind zu beobachten: typische spastische Kontraktionen des Ösophagus, der UÖS erschlafft nur intermittierend nicht beim Schluckakt.
Verlaufsbeobachtung.

3.7 Divertikel

Pathogenetische Einteilung
Traktionsdivertikel: alle Wandschichten, hauptsächlich im mittleren Drittel, später oft Pulsionskomponente.
Pulsionsdivertikel: aus Mukosa und Submukosa, Zenker-Divertikel (pharyngoösophageal), epiphrenische Divertikel.
Symptome. Oft keine oder postprandialer Druck, Dysphagie, Regurgitation, Aspiration.
Komplikation. Selten Fistelbildung, Perforation.
Diagnose. Röntgen eher besser als Endoskopie.
Therapie. Bei stärkeren Beschwerden oder Komplikationen: Operation.

3.8 Tumoren

3.8.1 Benigne Tumoren des Ösophagus

Selten, meist intraluminal, polypoid (Fibrome, Papillome, Adenome, Myome, Lipome, Neurofibrome, Angiome, Zysten).
Oft keine Symptome, wenn groß: Dysphagie.
Rarität: langgestielte Polypen, die oral prolabieren können.
Diagnose. Endoskopie.
Therapie. Je nach Befund: keine, Polypektomie, Operation.

3.8.2 Maligne Tumoren des Ösophagus

Ösophaguskarzinom
- Weniger als 5% der Karzinome des Verdauungstraktes, meist im distalen Drittel
- polypös ungefähr 60%
- ulzerös
- diff. infiltrierend 15%

- hauptsächlich Plattenepithelkarzinome
- ca. 10% Adenokarzinome (Kardiaregion, aber auch in anderen Ösophagusabschnitten).

Symptomatik. Zunehmende Dysphagie mit zunehmenden Stenosebeschwerden, Regurgitation, retrosternaler Druck, keine Schmerzen im Frühstadium, Inappetenz, Gewichtsverlust.
Komplikationen. Inanition, Aspiration, Fisteln; selten Blutung, Perforation.
Diagnose. Endoskopie+Biopsie, evtl.+Zytologie. Wenn Stenose nicht passierbar: Zytologie oder Probeexzision von distal oder nach Bougierung.
Röntgen (neg. Befund schließt Karzinom nicht aus).
Therapie. Operation. Palliativmaßnahmen: Bestrahlung, endoskopische oder chirurgische Tubusimplantation, Bougierung.
Risikogruppe. Ca. 30 Jahre nach Laugenverätzung; nach lange bestehender Achalasie; Endobrachyösophagus 10%; Plummer-Vinson-Syndrom. Trotz engmaschiger Kontrollen ist eine frühe Diagnose des Karzinoms sehr selten.

Andere maligne Tumoren
Sarkome, maligne Lymphome, selten.

3.9 Neurologische, neuromuskuläre, muskuläre Erkrankungen mit Schluckstörungen und anderen Symptomen einer Ösophaguserkrankung

Diese führen zu Motilitätsstörungen am Speisenröhreneingang und/oder an der Speiseröhre.
Vorkommen. MS, Pseudobulbär- und Bulbärparalyse, Syringomyelie, amyotrophe Lateralsklerose, Myasthenia gravis, postdiphterisch, Poliomyelitis, Dermatomyositis, Morbus Parkinson, Sklerodermie.
Symptome. Schluckstörung, Dysphagie.
Komplikationen. Aspiration, Inanition.
Therapie. Behandlung der Grundkrankheit. Bei gleichzeitigem Reflux: Antirefluxtherapie (z. B. Sklerodermie).

3.10 Plummer-Vinson-Syndrom, sideropenische Dysphagie

Trias. Eisenmangelanämie, Dysphagie, Glossitis.
Symptome. Dysphagie aufgrund von Striktur, potenziert durch spastische Kontraktionen.
Therapie. Eisen; falls notwendig Bougierung.
Etwas erhöhte Karzinominzidenz.

3.11 Mallory-Weiss-Syndrom

Longitudinale Schleimhautrisse am gastroösophagealen Übergang mit Blutung nach Würgen oder Erbrechen, öfters bei Hiatushernie, möglicherweise pathogenetischer Zusammenhang mit gastroösophagealem Prolaps.
Symptome. Hämatemesis, Meläna, Schmerzen.
Diagnose. Endoskopie.
Therapie. Primär konservativ evtl. Laser- oder Elektrokoagulation, evtl. Übernähung, Heilung meist spontan.

3.12 Ösophagusvarizen und Ösophagusvarizenblutung

Ösophagusvarizen sind dilatierte geschlängelte Venen submukös im distalen Ösophagus.
　Die Ursache ist meist eine portale Hypertension, selten auch bei Einengungen der V. cava superior durch Prozesse im oberen Mediastinum.
　Etwa 45% aller Zirrhosepatienten bekommen Ösophagusvarizen, ca. 60% davon haben eine Ösophagusvarizenblutung zu erwarten, aber nur ca. 50% der gastrointestinalen Blutungen bei Zirrhosepatienten sind Varizenblutungen.

Symptome
Ohne Blutung: keine Symptome.
Bei Blutung: Bluterbrechen (Kaffeesatz oder rot bei Achlorhydrie); Meläna; Anämie, evtl. Kreislaufschock.
Ursache der Blutung: peptische Andauung; mechanische Läsion; intraabdominelle Drucksteigerung; potenzierend: Gerinnungsstörung.
Blutungsgefährdet: Refluxösophagitis bei Varizen; höhergradige Varizen; hauchdünne Varizen.
Diagnose: Endoskopie, wenn nicht möglich: Röntgen.
Bei Blutung: Endoskopie mit der Möglichkeit der Therapie.

Therapie der Varizenblutung
- Schockprophylaxe, Schocktherapie
- endoskopische Blutstillung: Sklerosierung, Laserkoagulation
- Ballonsonde
- Vasopressin
- H_2-Blocker bei Reflux
- Operation: Not-Shunt (sehr hohes Risiko), Op. besser im blutungsfreiem Intervall ausführen.
- Rezidivprophylaxe: wiederholte Sklerosierungen.

3.13 Verätzungen

Säure- oder Laugenverätzungen mit Koagulations- oder Kolliquationsnekrosen.
Symptomatik. Ösophageale, epigastrische Schmerzen; Dysphagie.
Diagnose. Anamnese; Röntgen (anfänglich mit wäßrigem KM); Endoskopie (nach 2–3 Tagen).
Komplikationen. Perforation (Magen, Ösophagus), Mediastinitis, Blutung, Hämolyse, Azidose, Schock.
Spätkomplikationen. Stenose; nach 30 Jahren etwas erhöhte Karzinominzidenz.
Therapie. Sofortige Verdünnung des Ätzgiftes durch reichliche Wasserzufuhr, keine Magenspülung, parenterale Ernährung, Allgemeinmaßnahmen wie antibiotische Therapie, Blutersatz, Azidosetherapie, Schockbehandlung.
Zur Stenoseprophylaxe: Kortikosteroidbehandlung (nicht bei Fieber und Perforationsgefahr).
Bougierungsbehandlung.
In schweren Fällen: Operation.

3.14 Ösophagusruptur, Ösophagusperforation

Vorkommen. Bei endoskopischen Untersuchungen, Bougierung, Einführen von Magensonden, Spontanruptur beim Husten (bei alten Patienten), Druckläsionen (z. B. durch liegende Magensonde), Ulkusperforation.
Symptomatik. Retrosternaler Schmerz, Dysphagie, Fieber, Hautemphysem.
Diagnose. Röntgen: Pneumomediastinum, evtl. Pleuraerguß, wäßrige KM-Gaben möglich, kein Barium.
Komplikation. Mediastinitis
Therapie. Frühoperation.

4 Magen und Zwölffingerdarm

J. Walchshofer

4.1 Allgemeine Symptomatik und Anamnese

Die Beschwerden der Magenerkrankungen sind z. T. sehr charakteristisch (Nüchternschmerz, Tages- und Jahresperiodik beim Ulcus duodeni), z. T. sehr uncharakteristisch mit Oberbauchbeschwerden, Druck- und Völlegefühl, Übelkeit, Erbrechen, auch Unverträglichkeit gegenüber gewissen Speisen. Zum Teil werden sie auf erhöhte Wandspannung und auf chronische Reize, z. B. ständige Übersäuerung zurückgeführt. Zu diesen Spannungsgefühlen kommt es z. b. auch bei Hyperalimentation, aber auch bei Aerophagie, natürlich auch bei Magenausgangsstenosen, wobei bei den Pylorusstenosen ja häufig sehr definierte Beschwerden von den Patienten angegeben werden, wie dem Wischen einer Hand unter der Bauchdecke oder einer rollenden Kugel, wenn die noch intakte Peristaltik des Magens

Tabelle 19. Symptomatik der Magenerkrankungen

Schmerzen: oft uncharakteristisch, auch „typische" Beschwerden nicht verläßlich aber doch hinweisend:

Frühschmerz bei oder kurz nach Nahrungsaufnahme: kardianahes Ulcus ventriculi, akute Gastritis, Erosionen auch „nervöser Magen"

Nüchternschmerz mehrere Stunden nach Nahrungsaufnahme, nachts 1–3 h, Besserung durch Essen, ggf. etwas Weißbrot, Milch etc., relativ typisch für Ulcus duodeni

Nahrungsabhängiger Dauerschmerz: Gastritis?
  Gastritis, Ösophagitis, Gallenbeschwerden,
  Malignom,
  Penetration eines Ulkus,
  Perforation (manchmal nach heftigem Akutschmerz, Patienten liegen dann oft ganz ruhig, weil jede Bewegung Schmerzen bereitet)

Schmerzen in den Rücken: Hinterwandulkus, evtl. Penetration in Pankreas

Übelkeit/Erbrechen: bei allen evtl. akute Gastritis, nervöser Magen, Karzinom, präpylorisches Ulkus

versucht, das Hindernis zu überwinden. Aber auch der schlaffe Magen mit Hypotonie kann Beschwerden machen. Es kommt beim Ulkus, aber auch bei der akuten Gastritis, zu krampfartigen Schmerzen, bei Penetration oder Perforation entsteht ein bohrender Dauerschmerz und auch Karzinomschmerzen können solcherart auftreten, meist aber erst dann, wenn das Karzinom schon relativ ausgedehnt ist.

Zu den Beschwerden von seiten des Magens zählt auch das Sodbrennen (das nicht nur durch hohe Säurewerte bedingt ist), die belegte Zunge, häufig auch ein übler Mundgeruch (der aber nicht nur vom Mund und Magen, sondern auch von tieferen Dünndarmabschnitten kommen kann). Insgesamt sind die Beschwerden häufig hinweisend, aber abgesehen vom Ulcus duodeni in der Regel nicht pathognomonisch für eine Magenerkrankung (Tabelle 19).

4.1.1 Untersuchungsmethoden

Die Untersuchungsmethoden haben sich im Laufe des letzten Jahrzehnts gewandelt. Für das Erkennen umschriebener, aber auch diffuser Magenprozesse ist die Gastroskopie weitgehend unabdingbar geworden, vor allem zur Diagnose des Karzinoms, von Erosionen und bei Veränderungen am operierten Magen. Andrerseits hat auch die Röntgenologie große Fortschritte gemacht, und es werden schon aus Gründen der Praktikabilität immer noch wesentlich mehr Röntgenuntersuchungen durchgeführt als Endoskopien.

Die Magensaft- und Säurebestimmungen haben an Bedeutung enorm verloren. Sie sind nur für ganz besondere Fälle brauchbar, z. B. Hypergastrinämie (Zollinger-Ellison-Syndrom, G-Zell-Hyperplasie), Perniziosa. Bezüglich der verschiedenen Untersuchungsmöglichkeiten sei auf Tabelle 20 verwiesen (S. 260).

4.1.2 Inspektion

Bei Kindern kann während eines Pylorospasmus die ablaufende heftige Peristaltik durch die Bauchdecke gesehen werden. Früher maß man der Physiognomie des Ulkuspatienten großen Wert bei (z. B. den Nasolabialfalten). Auch eine belegte Zunge galt als Zeichen einer Magenerkrankung, ein Symptom das aber völlig unspezifisch ist.

Tabelle 20. Untersuchungsmöglichkeiten bei Magenerkrankungen

▶ *Anamnese:* Typische Anamnese mit weitgehenden Hinweisen möglich, aber oft vieldeutig.

▶ *Inspektion:* nur vage, allgemeine Hinweise, evtl. Pigmentationen bei Peutz-Jeghers-Syndrom.

▶ *Palpation:* nur vage Hinweise.

● *Labor:* Magensaftanalyse ist trotz Bedeutung der salzsauren peptischen Aktivität und der Achlorhydrie für verschiedene Magenerkrankungen von geringer Aussagekraft (s. Laborkapitel, S. 260).
Andere Laborproben (blutchemisch) von geringer Bedeutung.

▶ *Röntgenuntersuchung:* noch immer häufigstgebrauchte Methode. In Händen erfahrener Röntgenärzte sehr gute Technik.
Vorteil: praktisch risikolos. Nachteile: keine direkte Besichtigung, keine Farbbeurteilung, keine Biopsiemöglichkeit, nicht ausreichend um bei Ulcus ventriculi ein Malignom auszuschließen. Nicht ausreichend bei Gastritis (Biopsie), Erosionen, Blutung (evtl. Angiographie), operiertem Magen.

▶ *Gastroskopie (Gastroduodenoskopie):* Sicherste Methode für Diagnose auch durch die Biopsiemöglichkeit. Evtl. auch therapeutisches Vorgehen bei Polypen, Blutungen, Fremdkörperentfernung etc.
Nachteil: unangenehmer für Patienten.

4.1.3 Palpation

Bei entzündlichen Veränderungen ist die Magengegend verstärkt druckempfindlich. Schon bei der Ulkuspenetration kann man gelegentlich eine Défense musculaire feststellen. Die früher beschriebenen Ulkusdruckpunkte haben durch die modernen Nachweistechniken an Bedeutung verloren. Wenn Magenkarzinome palpabel sind, sind sie schon inoperabel. Auch der Tastbefund einer Virchow-Drüse links über der Klavikula ist ein Spätbefund.

4.1.4 Laboruntersuchungen (s. Kap. 13)

Allgemeine Veränderungen der Blutchemie, wie Senkungsbeschleunigung etc., werden in der Regel nicht gefunden. Nur bei sehr schwerer, akuter Gastritis z. B. bei der Penetration und der Perforation, findet man Leukozytose und evtl. eine Senkungsbeschleunigung.

4.1.5 Hämatemesis und Meläna

Charakteristisch ist, daß bei Blutungen im Magen eine sehr starke Übelkeit auftritt; es kommt nicht immer zum Erbrechen. Bei massiven Ulkusblutungen oder Blutungen aus anderer Ursache (Erosionen, evtl. benigne, maligne Tumoren etc.) kann es zu Bluterbrechen (Hämatemesis) kommen. Häufig kommt es aber nur zu schwerem Kreislaufkollaps und Schockerscheinungen, zum Auftreten einer Meläna. Bei Blutungen im oberen Gastrointestinaltrakt ist der Stuhl schwarz; nur bei sehr massiven Blutungen und sehr rascher Magen-Darm-Passage können auch rötliche Stuhlmassen abgesetzt werden.

4.2 Lageanomalien des Magens

4.2.1 Lageanomalien durch Zwerchfellhernie

Die Lageanomalien werden auch in Kap. 3 (Ösophaguserkrankungen) abgehandelt.

4.2.2 Volvolus des Magens

Drehung des Magens um Längs- oder Querachse.
Ursache. Defekter, lockerer Bandapparat, Zwerchfelldefekte, unbekannte Ursache.

Akuter Volvolus
Zeichen des akuten Abdomens möglich, mit Oberbauchschmerzen, Tachypnoe, Erbrechen, evtl. Schock, auffallende Blähung des Oberbauches.
Diagnose. Röntgenübersichtsaufnahme bzw. Durchleuchtung mit wäßrigem Kontrastmittel.
Differentialdiagnose. Andere akute Oberbaucherkrankungen.
Therapie. Operation (wegen der Gefahr der Perforation).

Chronischer Volvolus
Häufiger, oft Zufallsbefund, nach großen Mahlzeiten, evtl. linksseitige Oberbauchbeschwerden, Erbrechen, Oberbauchblähung.
Diagnose: Röntgen.
Therapie: kleine Mahlzeiten oder Operation.

4.2.3 Kaskadenmagen

Fornix und oberes Korpus hängen schalenförmig herab, häufiger Befund, meist zufällig entdeckt.

Ursache. Unklar, möglicherweise Adipositas, retroperitoneale Prozesse, Splenomegalie, Adhäsionsstränge.

Symptome meist keine, evtl. Blähung, Unbehagen im Oberbauch, eher nach großen Mahlzeiten.

Diagnose. Röntgen, Endoskopie.

Therapie. Leicht verdauliche, über den Tag verteilte kleine Mahlzeiten, postprandiale Rechtsseitenlage, Operation wenn Ursache bekannt und operativ behebbar.

4.3 Gastritis

Eingeführt sind klinisch die Begriffe akute und chronische Gastritis, wenn Magenbeschwerden vorliegen, das peptische Ulkus, das Karzinom und andere Oberbaucherkrankungen aber ausgeschlossen sind, wobei keineswegs ein Zusammenhang mit der histologisch diagnostizierten Gastritis bestehen muß (Tabelle 21).

Tabelle 21. Gastritis

Akute Gastritis: toxisch-nutritiv, medikamentös, Virusinfekte

Chronische Gastritis
  Histologische Veränderungen gehen mit klinischen Erscheinungen kaum parallel; in höherem Alter sehr häufiges Vorkommen.

  Oberflächengastritis

  Chronisch-atrophische Gastritis: meist im Antrum beginnend, sich ins Korpus gegen die Kardia ausbreitend, intestinale Metaplasie, an der Grenze der Antrum-Korpus-Schleimhaut oft Ulzera. Ursächlich galliger Reflux?

  Korpusgastritis (Perniziosatyp): Antrum oft frei oder nur gering verändert (Oberflächengastritis) im Korpus chronisch-atrophische Form. Immunologische Faktoren spielen eine Rolle. Erhöhtes Karzinomrisiko! Endoskopische Kontrollen!

Duodenitis: nur endoskopisch-bioptisch zu verfizieren.
  Uncharakteristische Beschwerden?

„*Nervöser Magen*" entspricht häufig dem, was man im ärztlichen Alltag als „Gastritis" bezeichnet.

Granulomatöse Gastritis: z. B. bei Tbc, M. Boeck, M. Crohn, Lues, Aktinomykose.

Riesenfaltengastritis (M. Ménétrier).

4.3.1 Akute Gastritis

Ätiologie. Alkohol, Lebensmittelintoxikationen, Medikamente wie Antirheumatika, Zytostatika, Kortikosteroide, Verätzungen, Urämie, kardiale Stauung, begleitend bei verschiedenen Infektionskrankheiten (hauptsächlich Viruserkrankungen).
Symptome. Inappetenz, Schmerzen, Übelkeit, Brechreiz, Erbrechen, evtl. blutiges Erbrechen.
Diagnose. Aus der Anamnese; Magensaftanalyse nicht aussagekräftig; Endoskopie, nur wenn anhaltende Beschwerden vorliegen oder Blut erbrochen wird.
Therapie. Antazida, Sedativa, Spasmolytika, Schonkost; Besserung nach Tagen.

Sonderform eitrige Gastritis (Magenwandphlegmone: möglich bei Septikämie, Perforationsgefahr) starke Schmerzen, septische Temperaturen.
Therapie. Antibiotische Therapie, Operation.

4.3.2 Chronische Gastritis

Chronische Gastritis (klinisch definiert). Der klinische Begriff der chronischen Gastritis ist morphologisch und befundmäßig schwer faßbar. Meist handelt es sich um Reizmägen oder nervöse Magenbeschwerden. Bei anhaltenden Beschwerden sind alle anderen Magenerkrankungen und andere Oberbaucherkrankungen auszuschließen (s. auch diffuse Oberbauchbeschwerden, S. 82; Non-Ulzera-Dyspepsia, S. 82).
Ätiologie. Bei psychischen und anderen Belastungen, Konfliktsituationen, Erregungen, ungesunder Lebensführung – Alkohol- und Nikotinabusus, Kaffee – kann es zu Magenbeschwerden kommen.
Symptome. Uncharakteristische Schmerzen, oft ohne zeitlichen Zusammenhang mit der Nahrungsaufnahme, evtl. postprandial, aber auch Nüchternbeschwerden, Druck, Völlegefühl.
Diagnose. Anamnese, meist Ausschlußdiagnose.
Therapie. Änderung der Lebensweise, Psychopharmaka, Sedativa (mit Vorsicht und kurzdauernd geben), Antazida, Metoclopramid, autogenes Training, auch Melissentee, Käsepappeltee, Kamillentee (Azulon) können verwendet werden (s. Phytotherapie, S. 273; funktionelle Erkrankungen, S. 22).

Chronische Gastritis (histologisch definiert). Es werden eine Oberflächengastritis und eine chronisch-atrophische Gastritis unterschieden, wobei die Oberflächengastritis abheilen oder nach vielen Jahren in eine chronisch-atrophische Gastritis übergehen kann.

Die Diagnose ist nur histologisch zu stellen und nicht aufgrund subjektiver Beschwerden oder röntgenologischer oder endoskopischer Befunde. Werden Oberbauchbeschwerden angegeben und liegt der histologische Befund einer Oberflächen- oder chronisch-atrophischen Gastritis vor, so muß dieser Befund nicht als Ursache der Beschwerden angesehen werden.

Die *chronisch-atrophische Gastritl5* findet sich vorwiegend im Antrum, zeigt eine Expansionstendenz in Richtung Kardia, ist vorwiegend bei älteren Patienten anzutreffen und kann eine intestinale Metaplasie zeigen. Sie kann diffus über den gesamten Magen ausgedehnt sein, im Unterschied zur fokalen Gastritis, die irgendwo im Magen lokalisiert ist, evtl. multipel auftritt und in der Umgebung von Ulzera, Erosionen oder Neoplasien angetroffen werden kann.

Bei der *Corpusgastritis* (dem sog. Perniciosatyp der Gastritis) ist das Antrum frei von Entzündungszeichen oder zeigt nur eine geringe Oberflächengastritis, und die chronisch-atrophische Gastritis ist nur im Korpus des Magens anzutreffen. Dieser Gastritistyp ist bedeutend seltener.

Ätiologie. Unbekannt.

Pathogenese. Bei der Antrumgastritis kann der gastroduodenale Reflux eine Rolle spielen. Beim Perniziosatyp, der Korpusgastritis, gibt es Hinweise, daß immunologische Faktoren pathogenetisch bedeutsam sind.

Laboruntersuchungen. Bei der chronischen Gastritis sind in der Regel die Säure- und die Pepsinsekretion vermindert, beim Perniziosatyp besteht in der ausgeprägten Form eine Achlorhydrie, evtl. auch eine Hypergastrinämie.

Ob die atrophische Gastritis die Entstehung des Ulcus ventriculi, des Magenkarzinoms, der Magenpolypen oder der Erosionen begünstigt, konnte nicht gesichert werden, aber nicht selten ist bei einer chronischen Gastritis an der kranialwärts wandernden Antrum-Corpus-Schleimhautgrenze, das chronische Ulcus ventriculi anzutreffen. Bei der atrophischen Gastritis vom Korpustyp mit Perniziosa besteht ein erhöhtes Karzinomrisiko, daher sind endoskopische Kontrollen notwendig.

Diagnose. Nur durch Probeexzision (PE) zu stellen (mindestens je 2 Partikel aus Antrum und Korpus, Stufenbiopsie).

Therapie. Die histologische Diagnose der Oberflächen- oder der chronisch-atrophischen Gastritis erfordert keine Therapie. Eine Säuresubstitution ist im ausreichenden Maße nicht möglich und auch nicht notwendig. Bei Oberbauchbeschwerden sind andere Erkrankungen auszuschließen. Bestimmte Diätformen sind nicht erforderlich. Symptomatisch können

Antazida oder Spasmolytika gegeben werden. Es wird aber darauf hingewiesen, daß Säurepräparationen und Säurepepsinpräparationen als Ersatztherapie vielfach verwendet und von den Patienten zumindest subjektiv als angenehm empfunden werden. Ob hier gewisse Spaltungsvorgänge im Eiweißbereich angeregt werden und dann die abgespaltenen Aminosäuren und Oligopeptide im Dünndarm weitere Verdauungsvorgänge anregen, ist nicht bewiesen, wurde aber diskutiert. Auch die verschiedenen Tees können Anwendung finden.

4.3.3 Duodenitis

Die Duodenitis ist eigentlich nur endoskopisch-bioptisch zu verifizieren, evtl. sind Röntgenveränderungen hinweisend. Endoskopisch findet man makroskopisch unterschiedlich starke, gelegentlich umschriebene an den Faltenkämmen auftretende Rötungen, Faltenschwellungen, oft auch Erosionen. Die Duodenitis tritt oft als Begleiterscheinung in der Umgebung von Ulzera auf.
Anamnese und Symptome. Uncharakteristische dyspeptische Oberbauchbeschwerden, evtl. wie bei Ulkus.
Therapie. Antazida, Spasmolytika, wie bei Ulkus.

4.3.4 Granulomatöse Gastritis

Vorkommen bei Infektionen: Tuberkulose, Lues, Aktinomykose, Histoplasmose; Fremdkörpergranulome, Morbus Boeck, Morbus Crohn.
Symptome. Sie werden durch die Grundkrankheit bestimmt, die Magenbeschwerden sind meist uncharakteristisch.
Diagnose. Endoskopie; meist uncharakteristische Befunde (Erosionen, Ulzera, einzeln oder multipel, auch an atypischen Stellen flach, tief, linear, Pflastersteinrelief, Riesenfalten, Stenosen).
Diagnose. Histologisch durch Biopsie.
Therapie. Je nach Grundkrankheit.

4.3.5 Riesenfaltengastritis (M. Ménétrier)

Ätiologie. Unbekannt.
Symptome. Unbestimmte Oberbauchbeschwerden, Brechreiz, Diarrhön, Eiweißmangelzustände (Eiweißexsudation), Eisenmangelanämie

(Schleimhaut leicht blutend), Säuresekretion meist vermindert, Remissionen wurden beschrieben, ebenso die Möglichkeit der malignen Entartung.
Diagnose. Endoskopie: Riesenfalten (über 8–10 mm), hauptsächlich im Korpus – Verdacht auch durch Röntgen –, starke Schleimsekretion, samtartige Schleimhautfalten bleiben bei Dehnung bestehen.
Histologie. Ausgeprägte foveoläre Hyperplasie.
Therapie. Konservativ (Albumin-, Eisenzufuhr), selten Operation.

Differentialdiagnose der Riesenfalten (Tabelle 22):
- Verstreichen nicht bei Magendehnung. Probeexzision unerläßlich, möglichst in Form von Makropartikeln
- Foveoläre, glanduläre Hyperplasie
- G-Zell-Hyperplasie des Antrums
- Granulomatöse Gastritis
- Frühkarzinom
- Zirrhöses Karzinom

- Lymphom
- Zollinger-Ellison-Syndrom (mit Hypergastrinämie und diffuser Hyperplasie der Korpusschleimhaut).

4.4 Erosionen

Erosionen sind Defekte der Magenschleimhaut, die bis zur Muscularis mucosa reichen.

Ätiologie und Pathogenese. Oft unbekannt. Können vorkommen bei Infektionskrankheiten, Intoxikationen, Alkoholabusus, Kortikosteroidtherapie, Antirheumatika, Reserpin, Furadantin, Xanthinderivaten, bei chroni-

Tabelle 22. Differentialdiagnose der Riesenfaltengastritis

Falten verstreichen nicht bei Magendehnung, PE unerläßlich, möglichst in Form einer Schlingenbiopsie („big biopsy", Makrobiopsie) foveoläre und glanduläre Hyperplasie
M. Ménétrier
G-Zell-Hyperplasie des Antrums
Frühkarzinom
Szirrhus
Lymphom
Zollinger-Ellison-Syndrom (mit Hypergastrinämie und diffuser Hyperplasie der Korpusschleimhaut)
Granulomatöse Gastritis

schen Lebererkrankungen, bei kardialer und respiratorischer Insuffizienz, schweren Allgemeinerkrankungen, Trauma, Verbrennung und in der Nachbarschaft von Ulcus ventriculi und Ulcus duodeni.

Symptome. Uncharakteristisch, Druck- und Völlegefühl, Schmerz, Brechreiz, Erbrechen, möglicherweise auch massiver bis okkulter gastrointestinaler Blutverlust, Hämatemesis, Meläna, Eiweißverlust.

Diagnose. Gastroskopie: Hier kann unterschieden werden zwischen *kompletten Erosionen* mit entzündlichem Randwall und zentraler Delle, die initial hämorrhagisch, dann fibrinbedeckt sind. Die Erosionen sind wenige Millimeter groß, hauptsächlich im Antrum lokalisiert, können isoliert oder multipel auch in Reihen auftreten und wenige Tage, bis Monate oder Jahre bestehen. Die Übergänge zum Ulkus sind angeblich beschrieben worden. Bei den kompletten Erosionen kommt es selten zu bedeutsamen Blutungen.

Differentialdiagnostisch ist an ein Frühkarzinom zu denken, besonders wenn die Erosionen an atypischer Stelle lokalisiert sind oder solitär auftreten (PE!). Vom Ulcus ventriculi ist die Erosion histologisch abzugrenzen. Sie läßt sich, im Gegensatz zum Ulkus, mit der PE-Zange abheben.
Therapie. Keine, wenn keine Beschwerden; nur Antazida symptomatisch.

Inkomplette Erosionen haben keinen entzündlichen Randwall: Es sind rote oder braun-schwarze kleine Flecken, scharf begrenzt, später fibrinbedeckt, können isoliert oder multipel im ganzen Magen auftreten und sind möglicherweise die Quelle massiver Blutungen und bei Patienten mit schweren Allgemeinkrankheiten zu finden, z.B. Leberzirrhose. Auf Röntgenbildern können eigentlich nur die kompletten Erosionen erkannt werden.

Therapie. Oft nach Tagen spontan heilend, ohne Narbe. Bei massiver Blutung relativ hohe Letalität; Antazida, H_2-Blocker, Sucralfat, Operation, Vagotomie, subtotale Gastrektomie.

4.5 Das peptische Ulkus

Ulkus duodeni und Ulcus ventriculi haben weitgehende Parallelen in Pathogenese, Symptomatik, Komplikationen und Therapie, weswegen sie im folgenden gemeinsam abgehandelt werden. Die Patienten klagen über Schmerzen im Oberbauch, Druck- und Völlegefühl, Unbehagen, Brennen, Übelkeit, Erbrechen und Aufstoßen. Ein Teil der Ulzera verläuft aber symptomlos, für andere ist das Auftreten von Komplikationen ohne subjektive Vorboten charakteristisch.

Relativ typisch ist der Tagesrhythmus mit Frühschmerz bei Ulcus ventriculi und Spät- bzw. Nüchternschmerz bei Ulcus duodeni, wobei diese Periodizität beim Ulcus duodeni regelmäßiger anzutreffen ist. Auch die hohe Rezidivneigung, die evtl. gehäuft zu bestimmten Jahreszeiten auftritt, ist für das Ulcus duodeni typisch (Frühsommer, Frühherbst).

Charakteristisch für das Ulkus, vor allem das Ulcus duodeni, aber auch das Ulcus ventriculi, die Ulkuskrankheit. Die Ulkuskrankheit besteht in einem rezidivierenden Auftreten von peptischen Ulzera im Magen und Zwölffingerdarm über Jahre und Jahrzehnte, wobei eine Tendenz zur Abheilung nach 15-20 Jahren besteht. Bei ca. 15% der Bevölkerung tritt im Laufe des Lebens ein peptisches Ulkus auf, und bei etwa 10% der Ulcuspatienten kommt eine Blutung vor.

Vor allem das Ulcus duodeni hat eine sehr hohe spontane Heilungstendenz, so daß es außerordentlich schwierig ist, die therapeutische Wirkung von Medikamenten zu erfassen. Die Plazeboheilungsrate des Ulcus duodeni (die für sich allein schon über die Heilungsrate ohne Behandlung hinausgehen soll) schwankt in den verschiedenen Ländern sehr stark und liegt etwa zwischen 30% und 80%, wenn man einen Bezugspunkt 3-4 Wochen nach Diagnosestellung annimmt.

Von den Ulkuskomplikationen wird die Hämatemesis sicherlich spontan angegeben, nach einer Meläna muß aber in der Regel gefragt werden. Außerdem ist eine genaue Medikamentenanamnese zu erheben. Wenn nach einer Ulkusheilung die Oberbauchbeschwerden weiter bestehen bleiben, so muß man nach anderen Ursachen suchen, wie Ösophagitis, erosive Gastritis, Pankreas-, Gallenwegs- und Dickdarmerkrankungen (Tabelle 23).
Ulcus duodeni hauptsächlich bei jungen Patienten, Ulcus ventriculi eher bei älteren, Ulcus duodeni häufiger als Ulcus ventriculi.

Anamnese und Symptome.
Beim Ulcus ventriculi weniger typische Beschwerden, eher frühzeitig nach Nahrungsaufnahme auftretende Schmerzen, beim kardianahen Ulkus evtl. gleich während und nach dem Essen. Präpylorische Ulzera führen öfter zu Erbrechen. Hinterwandulzera verursachen Schmerzen im Rücken. Beim Ulcus duodeni findet man die sog. große Periodik mit dem (nicht regelmäßigen) Auftreten zu bestimmten Jahreszeiten wie Frühsommer und Herbst (nach Jahren und geographischen Regionen verschieden?) und die kleine Periodik mit Nüchternschmerz, der sich durch Essen bessert, Nachtschmerz um 1-3 Uhr morgens – je nach dem Zeitpunkt des Schla-

Tabelle 23. Ätiologie des peptischen Ulkus

Aggressive Faktoren
HCl
Pepsin
Diffusion von HCl in die Schleimhaut
Gastroduodenaler Reflux von Gallensäure und Pankreassekret } für Ulcus ventriculi
Ulzerogene Medikamente
Nikotin
Alkohol

Protektive Faktoren
Intakte Durchblutung der Schleimhaut
Normale Epithelregeneration
Quantitativ und qualitativ ausreichende Schleimproduktion
Intakte Mukosabarriere

Die Säurereaktion für die Entstehung des Ulcus duodeni ist bedeutender als für das Ulcus ventriculi. Nach wie vor gilt der Satz: *Ohne Säure kein Ulkus.*

Tabelle 24. Makroskopische Merkmale des akuten und des chronischen Ulkus

Akutes Ulkus: hat keinen entzündlichen, fibrotischen Randwall, meist rund bis oval, kann multiple auftreten und bei längerem Bestehen in ein chronisches Ulkus übergehen.

Chronisches Ulkus: hat einen entzündlichen, fibrotischen Randwall, rund bis oval, oder bizarr, linear, Faltenkonvergenz, Verziehungen, Stenosen.

Der Ulkusgrund ist weißlich durch Fibrin, im Duodenum evtl. gallig imbibiert, Koagel oder Hämatinreste sind mitunter zu beobachten. Die Rückbildungstendenz ist größenabhängig.

4–5% der makroskopisch benigne aussehenden Ulcera ventriculi sind maligne.

Es müssen daher bei jedem Ulcus ventriculi multiple Biopsien aus Rand und Grund (etwa 10 pro Ulkus) entnommen werden. Kontrollen während des Abheilens und auch noch der Narbe (auch mit Biopsien), da eine Abheilung und Reepithelisation auch bei einem exulzerierten Karzinom möglich ist.

---

fengehens – bedingt durch die hohe Säurebildungsrate des nüchternen Magens bei diesen Patienten. 3- bis 4wöchiger Beschwerdeschub (wenige Tage oft bei Gallensteinen, dort aber oft auch Schmerzen in Oberbauchmitte und z. T. sogar links von der Mitte).

Oft ganz guter Appetit, säurelockende Speisen verursachen Schmerzen (z. B. Kaffee, Weißwein, erhitztes Fett, Röstprodukte, stark gewürzte Speisen, evtl. auch Süßigkeiten; aber auch an Pankreas denken).

Viele Patienten zeigen nicht die genannten relativ typischen Beschwerden, sondern uncharakteristische „dyspeptische" Beschwerden, Übelkeit, Brechreiz, Völlegefühl und uncharakteristische Schmerzen.

Ein Teil der Patienten ist überhaupt symptomlos. Vor allem muß man auch an symptomlose Rezidivulzera denken.
Häufig findet man – vor allem bei jüngeren Ulcus-duodeni-Patienten – einen gespannten, überforderten Typ, wobei auf die vieldiskutierte psychosomatische Bedingtheit der Ulzera hingewiesen wird, die nicht unumstritten ist. Nicht wenige praktizierende Ärzte vertreten aber doch die Meinung, daß bei vielen Patienten entsprechende Zusammenhänge bestehen.

Diagnose
Röntgenuntersuchung. Nach wie vor werden das Ulcus duodeni und das Ulcus ventriculi im Routinefall mit einer Röntgenuntersuchung nachgewiesen.

Gastroskopie (eigentlich Ösophagogastroduodenoskopie). Die Gastroskopie bietet neben einer direkten Besichtigungsmöglichkeit des Ulkus auch noch die Möglichkeit, vor allem beim Ulcus ventriculi, Gewebsproben zu entnehmen, so daß eigentlich gefordert wird, daß alle Ulcera ventriculi gastroskopiert und biopsiert werden müssen, auch noch über das Ausheilen hinaus, um sicherzustellen, daß man nicht ein Karzinom übersieht (Tabelle 24).

Laboruntersuchungen. Es gibt keine für das unkomplizierte peptische Ulkus typischen Laborbefunde. Die Sekretionsanalyse des Magensaftes mit Stimulation (Pentagastrin) ist in der Regel beim peptischen Ulkus nicht notwendig. Im Durchschnitt ist zwar die Säuresekretion beim Ulcus duodeni erhöht und beim Ulcus ventriculi gegenüber der Norm eher etwas vermindert, aber in beiden Fällen ergibt sich eine statistische Überlappung aller Bereiche. Vor allem ist die Azidätsbestimmung für die Beurteilung, ob ein malignes oder ein benignes Ulkus im Magen vorliegt, nicht geeignet. Hier muß unbedingt gastroskopiert werden (s. Laborkapitel, S. 262).

Blutnachweis im Stuhl. Kann bei Ulkus, aber auch bei anderen Magenläsionen wie Karzinom und Frühkarzinom etc., positiv sein.

Merke: Ulcera ventriculi müssen über die Abheilung hinaus kontrolliert und biopsiert werden! (Tabelle 25 und 26)

Komplikationen (Tabelle 27)
Blutung. Die Symptomatologie kann zusammengefaßt werden als obere gastrointestinale Blutung mit Hämatemesis, in schweren Fällen mit Kollaps und Schock, in chronischen Fällen mit Blutungsanämie, Auftreten

Tabelle 25. Sekundäres Ulkus

Medikamentös bedingte Ulzera (Antirheumatika)
Streßulkus
Endokrine Ulzera (weniger als 1%): z.B. bei Zollinger-Ellison-Syndrom mit Hypergastrinämie, Hyperparathyreoidismus, multiple endokrine Adenomatose, Verner-Morrison-Syndrom
Ulcus dissecans (Dieulafoy): Gefäßanomalie, stark blutend
Sekundäre Ulzera: oft mit atypischer Lokalisation, multiples Auftreten, Therapieresistenz

Tabelle 26. Streßulkus

Unter besonderen Belastungen wie Verbrennungen, Polytrauma, schwere innere Erkrankungen, Gehirnoperationen, Sepsis, können akute Ulzera oder hämorrhagische Erosionen auftreten und auch zu Komplikationen wie Blutungen, Perforation etc. führen.

Prophylaxe: massive Salzsäuresekretionshemmung (H_2-Blocker und Pirezepin) evtl. i.v. lokale Maßnahmen (gelförmige Antazida, Sucralfat, Adsorption von Gallensäuren); bei Blutung evtl. Somatostatin.

Tabelle 27. Ulkuskomplikationen

Blutung
Penetration
Perforation
Pylorusstenose, Stenosen

von Teerstühlen; gelegentlich bestehen überhaupt keine anderen als Kreislaufbeschwerden, oft auch keine Vorbeschwerden. Schwere Blutungen können auch bei Erosionen auftreten, insgesamt ist die Häufigkeit bei Magenblutung etwa 50% aus Ulcus duodeni und ventriculi, etwa 10–20% aus Erosionen (etwa 15% der oberen gastrointestinalen Blutung werden durch Ösophagusvarizen hervorgerufen). Bei etwa 70% der Patienten reicht intensive Therapie mit Transfusionen, H_2-Blockern, Laser- oder Elektrokoagulation etc. aus. Sonst Operation.

Perforationen. Es kommt zu heftigen Oberbauchschmerzen, die häufig in beide Schultern ausstrahlen, mit den Zeichen der Peritonitis mit Abwehrspannung; sehr rasches Auftreten der Beschwerden innerhalb weniger Stunden. Bei einem Großteil der Fälle kann man eine subdiaphragmale Luftsichel durch Röntgen bei der Abdomenleeraufnahme nachweisen. Unbedingt sofortige chirurgische Behandlung.

Penetration. Am häufigsten in das Pankreas, bei Ulzera der Hinterwand des Magens. Auffällig ist der Übergang der typischen Symptome in einen Dauerschmerz im Oberbauch. Es kann der Satz zitiert werden: „Ein Ulkusschmerz, der innerhalb von 2 Tagen bei ausreichender konservativer Behandlung nicht wesentlich gebessert ist, läßt auf Komplikationen schließen" (Penetration).

Pylorusstenosen. Bei einem kleineren Teil der Patienten kommt es zur Symptomatik der benignen Magenausgangsstenose mit heftigem Erbrechen (wie oft auch bei präpylorischem Ulkus) und den Konsequenzen mit Azotämie, Alkalose, Exsikkose, Kalium-, Natrium- und Chloridverlust.

Maligne Entartung von Ulcera ventriculi. Sie ist umstritten. Ulcera duodeni entarten nicht.

Therapie
Diät. Über den Sinn und Wert einer Diätbehandlung wurde sehr viel diskutiert. In letzter Zeit geht die Tendenz dahin, die heilende Wirkung einer Diät in den Hintergrund zu stellen, man vermeidet aber bekannte Säurelocker (s. Diättabellen, S. 246). Von vielen Patienten werden individuelle Unverträglichkeiten angegeben, auf die man Rücksicht nehmen soll.

Medikamentöse Therapie
Antazida. Sie haben einen günstigen Einfluß auf den Ulkusschmerz und sind sicher bei ausreichender Dosierung heilungsbeschleunigend. Es werden Aluminium-, Magnesium- und Kalziumverbindungen, möglichst in gelartigem Zustand angewendet, wobei besonders Aluminiumsalze auch eine Absorptionsfähigkeit für Gallensäuren haben. Auch Antazida haben Nebenwirkungen wie Durchfälle und Obstipation sowie Nebenwirkungen, die durch Resorption, wenn auch kleiner Mengen, von Aluminium, Kalzium, Magnesium, Phosphat und Bikarbonat (Alkalose) hervorgerufen werden. Kalzium- und Aluminiumpräparate stopfen, durch Zusatz von Magnesiumpräparaten kann ein Ausgleich erzielt werden. Es empfiehlt sich, die Einnahme ca. 1 und 3 h nach den Mahlzeiten oder die Gabe häufiger kleiner Einzeldosen.

H_2-Blocker. Die Behandlung des peptischen Ulkus durch Säuresekretionshemmung mit Histamin(H_2)-Rezeptor-Antagonisten ist derzeit zur Standardtherapie geworden. Zur Zeit sind Cimetidin und Ranitidin in oraler und parenteraler Form erhältlich. Cimetidin wird durchschnittlich je 200 mg zu den Mahlzeiten und 400 mg vor dem Schlafengehen gegeben, ähnliche Erfolge können aber auch mit 2×400 mg erreicht werden. Die

Ranitidindosierung beträgt im Schnitt 2 × 150 mg. Wichtig scheint die Dosis vor dem Schlafengehen zu sein, um die nächtliche Hyperazidität zu hemmen. Bei Cimetidin sind Interaktionen mit Antikoagulanzien, β-Blockern, Benzodiazepin, Nifedipin, manche orale Antidiabetika u. a. zu beobachten (hepatische Enzymhemmung). Andere Nebenwirkungen sind extrem selten, aber zu beachten.

Anticholinergika. Wichtigster Vertreter Pirenzepin 2 × 50 mg mit weitgehender selektiver antimuskarinischer Wirkung am Magen (Vagusblockade).

Carbenoxolon. Wirksam durch eine bessere Schleimhautprotektion. Die Nebenwirkungen in Richtung Hypertonie, Hypokaliämie und Ödembildung sind zu beachten.

Schutzfilmbildner. Sucralfat (Ulcogant) ist eine polysulfatierte Saccharose, die in 6stündigen Abständen, in Granulat- oder Tablettenform gegeben werden soll, praktisch nicht resorbiert wird und mit H_2-Blockern und Antazida sowie Pirenzepin kombiniert werden kann (auch gewisser zytoprotektiver Effekt, Adsorption von Pepsin und Gallensäuren).

Wismutpräparate verschiedentlich bei Ulcus ventriculi in Verwendung (sind in Österreich nicht zugelassen).

Benzimidazole (säuresekretionshemmend) und Prostaglandine (zytoprotektiv) sind potente Ulkustherapeutika; derzeit aber noch nicht frei verfügbar.

Praktisches Vorgehen bei der Behandlung des peptischen Ulkus (Tabelle 28). Sowohl das viel häufiger vorkommende Ulcus duodeni als auch das Ulcus ventriculi haben eine hohe, sog. Spontanheilungstendenz (große geographische Unterschiede, zwischen 30 und 80%!). Trotzdem ist eine Therapie wegen der subjektiven Beschwerden und der Komplikationsgefahr absolut angezeigt. Beim unkomplizierten Ulkus empfiehlt sich die Behandlung mit Antazida, H_2-Blockern, Pirenzepin, Sucralfat, Carbenoxolon. In Monotherapie oder in schwereren Fällen Kombinationen.

Die Therapiedauer beträgt im Schnitt 4 Wochen, kann aber kürzere oder viel längere Zeit in Anspruch nehmen. Die Therapieform soll der Intensität der Beschwerden angepaßt werden. Wenn ein Ulkus ventriculi innerhalb von 12 Wochen trotz adäquater Therapie nicht abheilt oder keine Heilungstendenz zeigt, ist eine Operation in Erwägung zu ziehen. Ebenso wenn Rezidive trotz suffizienter Rezidivprophylaxe auftreten.

Tabelle 28. Therapie des Ulcus pepticum

- Diät, Vermeidung individueller Unverträglichkeiten und bekannter Säurelocker
- Antazida
- Moderne Mittel: H_2-Blocker (Cimetidin, Ranitidin), Pirenzepin, Schutzfilmbildner (Sucralfat, Wismutverindungen, Alginsäure), Prostaglandine, Biogastrone (*cave:* Nebenwirkungen), Benzimidazole
- Sedative (evtl.), adjuvant
- Chirurgischer Eingriff
  wenn Ulcus ventriculi nicht abheilt oder kaum Abheilungstendenzen zeigt, nach etwa 8–12 Wochen;
  wenn Patient durch rezidivierende Beschwerden stark beeinträchtigt ist;
  bei Komplikationen: Perforation, Penetration, Stenose, Blutung (Rezidivblutung), oder wenn Blutung länger als 24 h dauert, oder wenn in 24 h mehr als 2 l Blut transfundiert werden müssen. Eher Operation wenn Patient älter.

Eine Rezidivprophylaxe mit z. B. abends 400 mg Cimetidin oder 150 mg Ranitidin oder 50 mg Gastrozepin oder Sucralfat 2 × 1 g ist möglicherweise nach einem (vermutlich) ersten Ulkus noch nicht angezeigt, kann aber nach einem Rezidivgeschwür für einen längeren Zeitraum angewendet werden. Rezidivfreiheit wird offenbar mit keinem Regime mit Sicherheit erreicht. Zum Teil wird die Ansicht vertreten auf eine langfristige Rezidivprophylaxe zu verzichten und jedes Rezidivulkus neu zu behandeln. Bei schwerkranken oder inoperablen Patienten wird nach Ulkusheilung eine Dauerrezidivprophylaxe empfohlen, auch bei Ulkusanamnese und Antirheumatika- bzw. Antikoagulanzienbedarf.

Operative Therapie

Der chirurgische Eingriff ist indiziert bei schweren oder wiederholten Blutungen, Perforation und bei Stenosen. Außerdem ist die Indikation gegeben bei sehr therapieresistenten Ulkusbeschwerden, die den Patienten erheblich beeinträchtigen. Beim Ulcus ventriculi sollte man – wenn eine mehrmonatige Therapie erfolglos war – operieren. Bei Vorliegen sehr großer Ulzera oder mehrerer großer Ulzerationen ist von vornherein die Chance der Abheilung geringer.

Immer ist das Risiko der Operation gegen das Risiko möglicher Ulkuskomplikationen und beim Magen vor allem eines möglicherweise zugrundeliegenden Karzinoms abzuwägen. Bezüglich der Technik, ob Vagotomie oder Resektion, entscheidet der durchführende Chirurg gemeinsam mit dem Internisten.

Von der Ulkuskrankheit ist das sekundäre Ulkus zu unterscheiden (s. Tabellen 25 u. 26).

4.6 Der operierte Magen
(Tabelle 29)

4.6.1 Vagotomie

Dysphagie (meist nur postoperativ, vorübergehend). Verzögerte Magenentleerung, duodenogastrischer und gastroösophagealer Reflux möglich. Dumpingsyndrom (seltener als bei Resektionen; bei selektiver, proximaler Vagotomie seltener als bei trunkulärer). Diarrhö, Karzinom?

Therapie. Kleine Mahlzeiten ohne größere Flüssigkeitsmengen, Antidiarrhoika, Cholestyramin, Antazida.

4.6.2 Magenresektion

Keine Pylorusfunktion, Duodenum: Nebenstraße oder Sackgasse, verkleinertes Magenreservoir, Keimaszension.
Galliger Reflux in den Magen.

4.6.2.1 Stumpfgastritis

10 Jahre nach Resektion in ca. 75% Oberflächen- oder chronisch-atrophische Gastritis, diffus oder fokal nachzuweisen.

Tabelle 29. Mögliche Folgen nach Magenoperationen (stehen bei entsprechender Indikationstellung der Operation nicht entgegen)

Vagotomie: evtl. verzögerte Magenentleerung, Diarrhö, selten Dumpingsyndrom, duodenaler Reflux

Resektionen:
  Frühdumpingsyndrom: Völlegefühl, Kreislaufbeschwerden durch rasche Dünndarmfüllung mit hyperosmolarem Material
  Postprandiales Spätsyndrom (Spätdumping) Hypoglykämie
  Syndrom der afferenten Schlinge: (selten bei uns) postprandiale Schmerzen, Druck im rechten Oberbauch, galliges Erbrechen mit folgender Erleichterung
  Syndrom der blinden Schlinge: bakterielle Überwucherung, Malabsorption
  Ulcus jejuni pepticum
  Allgemeine Malabsorption
  Stumpfkarzinom

Ätiologie. Galliger Reflux?
Symptome. Keine bis uncharakteristische.
Diagnose. Probeexzision.
Therapie. Keine, symptomatisch.

4.6.2.2 Dumpingsyndrom (Frühdumping)

Sturzentleerung aus dem Magenstumpf mit abdominellen und systemischen Beschwerden.

Korrelation mit Ausmaß der Resektion und Weite der Anastomose (bei B I seltener als bei B II).
Symptome. Postprandiales Völlegefühl, Schmerzen, Übelkeit, Erbrechen, evtl. Diarrhö, Herzfrequenzänderung, Schwindel, Blässe, Schweißausbruch, Schwäche (für ca. 30 min), Besserung nach Hinlegen.
Diagnose. Anamnese, evtl. Gewichtsverlust.
Therapie. Öfters kleine Mahlzeiten mit wenig Flüssigkeit, wenig Kohlenhydraten, vor allem nicht in konzentrierter und leicht resorbierbarer Form, nach dem Essen für 20–30 min hinlegen, hochkalorische Ernährung, bei schwerem Dumpingsyndrom Operation: Umwandlung des B II in einen B I oder in ein Jejunuminterponat.

4.6.2.3 Postprandiales Spätsyndrom (Spätdumping)

Durch Verlust der Reservoirfunktion und der Pylorusfunktion überstürzte Zuckerresorption, gegenregulatorisch überhöhte Insulinproduktion mit hypoglykämischen Zustandsbildern.
Symptome. Ca. 2 h postprandial Schweißausbruch, Unruhe und andere Zeichen der Hypoglykämie.
Therapie. Wie oben (s. Dumpingsyndrom), leicht resorbierbare Kohlenhydrate meiden.

4.6.2.4 Syndrom der afferenten Schlinge

Sehr selten, Speisen gelangen hauptsächlich in die afferente Schlinge und führen zu Überdehnungen.
Symptome. Postprandiale Schmerzen, Druck im rechten Oberbauch, Erleichterung nach z.T. galligem Erbrechen der Nahrung, Malabsorptionssyndrom.
Therapie. Operation.

4.6.2.5 Syndrom der blinden Schlinge

Durch Knickung oder Torquierung einer langen, zuführenden Schlinge kommt es zu Stenosierung und Stauung von Duodenalsekret, Pankreassekret und Galle, bakterieller Besiedelung mit vermehrtem Vitamin-B_{12}-Verbrauch und Dekonjugierung von Gallensäuren und gestörter Fettresorption.
Symptome. Schmerzen im Oberbauch, Diarrhö, Steatorrhö, Perniziosa, Malabsorption.
Therapie. Operation.

4.6.2.6 Ulcus pepticum nach Magenoperation

Ein Ulcus pepticum tritt oft auf nach Gastroenterostomie; bei Resektionen: selten im Stumpf, meist in Anastomosennähe unmittelbar distal der Anastomose, besonders bei belassenem Antrumrest.
Symptome. Oberbauchbeschwerden, Schmerzen.
Komplikationen. Häufig blutend, Penetration, Perforation, Stenose möglich.
Therapie. Die konservative Therapie des Ulcus pepticum ist nur in einem relativ geringen Prozentsatz erfolgreich; oft ist eine Operation erforderlich (Nachresektion, Vagotomie).

4.6.2.7 Postoperatives Mangelsyndrom

Bis zu 80% der operierten Patienten erreichen nicht mehr ihr präoperatives Körpergewicht; schwere Dystrophie möglich.
Ursachen. Hauptsächlich wird aus Angst vor Dumpingbeschwerden zu wenig gegessen. Durch die pankreozibale Desynchronisation kommt es zu einer mangelhaften Durchmischung des Chymus mit Galle- und Pankreassekret und in der Folge zu Resorptionsstörungen. Die mangelhafte Resorption wird durch die beschleunigte Passage und durch die mögliche Dysbakterie (dekonjugierte Gallensäuren) begünstigt. Verminderte Eisen-Kalzium-Resorption möglich. Intrinsicmangel bei Stumpfgastritis und totaler Gastrektomie. Fehlendes Hungergefühl bei totaler Gastrektomie.
Symptome. Gewichtsverlust, Eisenmangelanämie, megaloblastäre Anämie, Osteoporose, Steatorrhö.
Therapie. Substitution der einzelnen Mangelzustände, evtl. Pankreasfer-

mente, mittelkettige Triglyzeride, hochkalorische Ernährung, evtl. Versuch einer antibiotischen Therapie.

4.7 Tumore

4.7.1 Benigne Tumoren

4.7.1.1 Magenpolypen

Zwei Drittel sind im Antrum lokalisiert. Mit zunehmendem Alter öfter anzutreffen.

Es können breitbasige, an der Basis eingeschnürte oder gestielte Polypen unterschieden werden. 90% sind epithelialen Ursprungs, ca. 10% mesenchymalen Ursprungs, 3–4% sind bösartig.

Klassifikation
1) Fokale foveoläre Hyperplasie (oder hyperplastische Polypen).
2) Hyperplasiogene Polypen.
3) Adenome.

1) und 2) sind in der Mehrzahl, 1) absolut benigne, 2) harmlos, aber diese Mägen sind möglicherweise vermehrt carcinomgefährdet, daher endoskopische Kontrollen, 3) dahinter können sich Frühcarcinome oder fortgeschrittene Carcinome verbergen.

Symptome. Meist keine, Zufallsentdeckung, bei entsprechend großen präpylorischen Polypen Stenosebeschwerden, evtl. Blutung aus Nekrose an der Kuppe des Polypen.

Diagnose. Gastroskopie (auch röntgenologisch entdeckte Polypen müssen der Gastroskopie zugeführt werden).

Therapie. Hyperplastische und hyperplasiogene Polypen müssen nicht abgetragen werden, wenn sie keine Beschwerden verursachen. Bei den hyperplasiogenen Polypen sind aber endoskopische Kontrollen erforderlich. Adenome müssen abgetragen werden und endoskopisch nachkontrolliert werden oder die Basis des Polypentragenden Magenabschnittes reseziert werden. Wenn maligne Polypen so Resektion.

4.7.1.2 Mesenchymale Polypen

Bei den seltenen mesenchymalen Polypen handelt es sich meist um Leiomyome, neurogene Tumoren, Lipome. Diese sind meist von intakter Schleimhaut bedeckt oder eventuell exulceriert und nekrotisch an der Kuppe.

Diagnose. Durch PE aus Nekrose, ansonsten sog. Knopflochbiopsie oder Zytologie durch Feinnadelbiopsie (endoskopisch).
Differentialdiagnostisch ist auch an das seltene Karzinoid im Magen zu denken oder an heterotopes Pankreasgewebe (präpylorisch majorseitig, kugelig in der Submucosa mit typischer Delle).

4.7.2 Maligne Magentumoren

Ca. 40% aller malignen Tumoren des Magen-Darm-Traktes sind Magenkarzinome. Die 5-Jahresüberlebensrate für operable Fälle beträgt um die 30% beim fortgeschrittenen Karzinom, beim Frühkarzinom 80–90%.

4.7.2.1 Magenfrühkarzinom

Das Magenfrühkarzinom ist auf die Mukosa und die Submukosa beschränkt (unabhängig von Lymphknotenbefall).
Typ I prominent, polypoid, meist sessil aber auch gestielt.
Typ II a oberflächlich erhaben
Typ II b oberflächlich flach
Typ II c oberflächlich eingesenkt
Typ III exkaviert, Karzinom am Rande eines Ulkus.
Die häufigsten Typen sind II c (oberflächlich eingesenkt) mit Erosionen und Typ III (ulzeröser Typ). Die anderen Typen kommen seltener vor.
Symptome. Die subjektiven Beschwerden sind uncharakteristisch und oft diskret wie bei Ulkus oder Reizmagen: Müdigkeit, Gewichtsverlust, Inappetenz, Druckschmerz, nicht selten diskrete oder stärkere Blutung. Altersgipfel: ca. 60 Jahre.
Diagnose. Endoskopie mit Biopsie und Zytologie. Beweisend nur die histologische Aufarbeitung des Resektates. Alle Ulcera ventriculi sollten vom Rand und vom Grund mehrfach biopsiert werden, ebenso alle Erhabenheiten und unter dem Schleimhautniveau befindlichen Areale, alle unregelmäßig granulierten oder exulzerierten Oberflächen, Schleimhautfaltenabbrüche, Erosionen, knotenförmige Erhöhungen, eingesunkene Formationen, Narben. Bei unklaren Magenbeschwerden – länger als 14 Tage dauernd – Röntgenbefunde mit unsicherer Dignitätsbeurteilbarkeit, Risikopatienten sollten in regelmäßigen Abständen (im Durchschnitt jährlich) endoskopiert werden. Hierzu zählen: Patienten mit Perniziosa, Magenresezierte nach 15 Jahren und Patienten bei denen eine familiäre Magenkarzinombelastung besteht.

Laborbefunde. Uncharakteristisch, keine Schlüsse aus der Magensaftanalyse auf die Dignität möglich, Blutnachweis im Stuhl.
Therapie. Operation. Nur bei inoperablen Patienten oder bei Patienten mit einem sehr hohen Operationsrisiko kann von einer Nachresektion nach Schlingenabtragung eines polypoiden Frühkarzinoms Abstand genommen werden.

4.7.2.2 Fortgeschrittenes Magenkarzinom

Dieses infiltriert auch die Muskularis und tiefe Wandschichten.
Typ I polypös, blumenkohlartig
Typ II exulzerierte Form
Typ III diffus infiltrierende Form mit Ulzerationen
Typ IV diffus infiltrierende Form ohne Ulzerationen.
Symptome. Uncharakteristische Magenbeschwerden, Ulkusbeschwerden, Müdigkeit, Gewichtsverlust, Inappetenz, Erbrechen, Stenoseerbrechen, Blutung (meist okkult, selten massiv), Leistungsschwäche.
Diagnose. Röntgen: Wandstarre, Füllungsdefekt, Faltenabbruch, Nischenbildung, Stenosen: müssen der Endoskopie zugeführt werden. Endoskopie mit Probeexzision – evtl. mit Zytologie – bei allen Exulzerationen im Magen, polypösen Veränderungen, wandstarren Bezirken und Veränderungen wie sie beim Frühkarzinom beschrieben sind.
Labor. Im fortgeschrittenen Stadium ist die Säuresekretion oftmals vermindert, aber die Magensaftanalyse erlaubt trotzdem keine Beurteilung der Dignität einer Magenläsion.
Therapie. Operation.

Magenkarzinom Risikogruppe. Indikation zur Gastroskopie s. Tabelle 30.
Postoperative Prognose des Magenkarzinoms: s. Tabelle 31.

Tabelle 30. Magenkarzinom-Risikogruppe. Indikation zur Gastroskopie

Perniziosa (atrophische Korpusgastritis)
Status nach Magenresektion, beginnend nach 10 Jahren
Magenkarzinom-Familienanamnese, vor allem bei Beschwerden
Fragliche Röntgenbefunde im Magen
Ulcus ventriculi bis über die Abheilung hinaus
Magenpolypen

Tabelle 31. Prognose Carcinoma ventriculi

Frühkarzinom: Fünfjahresheilung 80%–90%
Fortgeschrittene Karzinome: bestenfalls 30%

4.7.2.3 Malignes Lymphom des Magens

Das maligne Lymphom des Magens (ca. 3% bei malignen Magenerkrankungen) ist isoliert am Magen oder zeigt eine gastrale Beteiligung bei systemischem Befall.
Klinik. Uncharakteristisch, evtl. Oberbauchschmerzen, Gewichtsverlust, Inappetenz, Erbrechen, Anämie, Ulkus.
Diagnose. Röntgen, starre Hyperplasie von Falten, Tumor.
Endoskopie. Polypöse und noduläre Tumoren oder diffus infiltrierende oder exulzerierte Tumoren. Die Trefferquote der Probeexzision erhöht sich wesentlich bei Entnahme von Makropartikeln, evtl. Knopflochbiopsie, Feinnadelbiopsie.
Therapie. Je nach Stadium: Radiotherapie, Chemotherapie; besteht ein isoliertes Magenlymphom, erfolgt Operation.

4.8 Duodenalstenosen

Diese kommen vor im Bulbus durch rezidivierende Ulzera, durch Kompression von außen, Fibrosierungen nach Bestrahlung, arteriomesenteriale Darmkompression (hier Einengung im Bereich der Pars descendens duodeni).
Symptome. Krampfartige Schmerzen, Übelkeit, Erbrechen, z. T. abhängig von der Körperlage (z. B. arteriomesenteriale Darmkompression).
Diagnose. Röntgen, Endoskopie.
Therapie. Operation, evtl. Lagerung.

4.9 Divertikel

Meist Pseudodivertikel, häufiges Auftreten in höherem Lebensalter. Seltener am Magen an kleiner Kurvatur, meist im Duodenum in der Pars descendens duodeni, meist juxtapapillär bzw. an der medialen Wand der C-Schlinge.

Divertikulitis mit Übergreifen der Entzündung auf Umgebungsorgane – z. B. Pankreas – möglich, dann oft Beschwerden, vor allem wenn das Divertikel sehr groß ist. Cholangitis häufig.

Oft keine Therapie notwendig; bei starken Beschwerden ist eine Operation angezeigt.

5 Dünndarm

P. H. Clodi

5.1 Untersuchungsmöglichkeiten

5.1.1 Anamnese

Darmerkrankungen äußern sich mit Schmerzen im Abdomen, Unbehagen, Durchfällen und Obstipation, schleimigen, blutigen Stühlen, Blähungen, Flatulenz, übermäßiger Peristaltik. Bei verschiedenen Darmerkrankungen kommt es auch zu einer Störung der Nahrungsaufnahme (Malabsorption). Da auch psychosomatische Störungen in den Ablauf dieser Erkrankung eingreifen oder sie überhaupt ursächlich bewirken, ist gelegentlich überhaupt keine sichere Diagnose zu stellen. Das bisher nicht ganz gelöste Problem der „Dysbakterie" trägt zusätzlich zu vielen unklaren, oder mehr oder weniger definierbaren Beschwerden bei. Bösartige Tumoren sind im Dünndarm relativ selten.

Man unterscheidet kolikartige Schmerzen durch die Anspannung der Darmwand und brennende, langdauernde, viszerale Schmerzen. Der Dünndarmschmerz ist meist um den Nabel herum lokalisiert und zeigt eher Beziehung zur Nahrungsaufnahme (1–3 h später) als zum Stuhlgang (wie die Dickdarmschmerzen). Häufig findet man bei psychosomatisch Erkrankten ein diffuses Brennen im Abdomen, das nicht scharf umschrieben ist und auf Druck meist nicht stärker wird. Langdauerndes Brennen, das durch Druck stärker wird, läßt an eine chronische Entzündung denken.

5.1.2 Inspektion

Äußerlich sind nur bei Steifungen Umrisse der Dünndarmschlingen zu erkennen. Zu erkennen ist ferner eine starke meteoristische Blähung der Darmschlingen (Dünn-/ oder Dickdarm), z. B. beim Ileus. Hinweisend auf Dünndarmerkrankungen sind evtl. Pigmentationen beim Peutz-Jeghers-Syndrom um Mund und Anus und Teleangiektasien, bei M. Osler an der Haut-Schleimhautgrenze an den Lippen.

5.1.3 Palpation

Der normale und meist auch der erkrankte Dünndarm ist nicht zu palpieren. Ausnahmen stellen die verbackenen Schlingen bei Enteritis regionalis dar sowie Steifungen bei mechanischem Ileus. Druckschmerz wird evtl. im Duodenalbereich um den Nabel und bei Ileumerkrankungen evtl. im re. Unterbauch angegeben. Bei diffus entzündlichen, auf das Peritoneum übergreifenden Prozessen Abwehrspannung (défense musculaire).

5.1.4 Perkussion

Bei Meteorismus kann Tympanie nachgewiesen werden, was aber für Dünndarmerkrankungen nicht spezifisch ist.

5.1.5 Auskultation

Normalerweise sind ständig leichte glucksende und gurrende Geräusche zu hören (einige Male pro Minute), wobei man zwischen Stakkatogeräuschen (durch die konzentrische) und längerdauernden Geräuschen (durch die vorwärtstreibende Peristaltik) unterscheidet. Gelegentlich hört man Gefäßgeräusche durch verengte Mesenterialgefäße. Bei Ileus und evtl. nach Spasmolytika (vorübergehend) Stille. Akzidentelle Geräusche bei Leptosomen, Spritzgeräusche bei mechanischem Ileus, „Totenstille" bei paralytischem Ileus.

5.1.6 Sonographie

Die Sonographie kann zur Diagnose von Dünndarmerkrankungen nur wenig beitragen. Sie kann aber z. B. beim M. Crohn im rechten Unterbauch Hinweise auf Veränderungen im Bereich des Dünndarms geben.

5.1.7 Röntgenuntersuchung

Die Röntgenuntersuchung, mit entsprechender Technik (Dünndarmsonde mit Doppelkontrast nach Selkin), ist eine wichtige diagnostische Maßnahme, vor allem zum Nachweis von entzündlichen Veränderungen, z. B. Enteritis regionalis, Divertikeln, Malabsorptionssyndrom mit Schneeflockenmuster und segmentalen Erweiterungen. Wichtig auch zur Beurteilung der Passagegeschwindigkeit (s. Tabelle 32).

5.1.8 Laboruntersuchungen

5.1.8.1 Stuhluntersuchung

Die übliche Auswertung des Stuhles auf Nahrungsbestandteile ist abhängig von den Verdauungsvorgängen durch die Pankreasenzyme, durch die Resorptionsfähigkeit des Dünndarmes und durch die peristaltische Geschwindigkeit, mit der der Nahrungsbrei durch den Dünndarm transportiert wird. Sowohl bei Dünndarmerkrankungen als auch vor allem bei Dickdarmerkrankungen ist es unbedingt notwendig, den Stuhl selbst zu inspizieren, um aus seiner Beschaffenheit auf die Erkrankung Rückschlüs-

Tabelle 32. Untersuchungsmethoden

▶ Röntgen	Ileus-Leerdurchleuchtung
	Malabsorption (Schneeflockenmuster, segmentale Erweiterung)
	Enteritis regionalis – segmentale Stenosen, Girlanden, verändertes Schleimhautrelief
	Divertikel
	Passagezeit
▶ Endoskopie:	Ulzera, Polypen, entzündliche Krankheiten
▶ Resorptionsproben:	Xyloseprobe
	Stuhlfettbilanz (= auch Verdauungsprobe)
	Glukosebelastung
	Disaccharidbelastung
▶ Dünndarmbiopsie:	Sprue, intestinale Lymphangiektasie
	M. Whipple
● Laborproben: (indirekt auf Malabsorption verweisend)	Niedriges Gesamteiweiß, Serumkarotin
	Niedriges Prothrombin (Vitamin-K-Mangel)
	Niedriges Serumeisen, Xyloseprobe,
	Fettbilanz, Disaccharidbelastung

se ziehen zu können (s. Tabelle 33–35). Die mikroskopische Stuhlauswertung auf Ausnützung bringt nur im klassischen Fall sichere Aufschlüsse und ist in allen Grenzfällen nicht gut brauchbar.

Das Stuhlgewicht ist abhängig von der Ernährung (höher bei vorwiegend schwer aufschließbaren Kohlenhydraten – Vollkornbrot, Kartoffel – geringer bei vorwiegend Fleischkost, zwischen ca. 100–200 g/Tag).
Blut: chemischer Nachweis von sog. „okkultem Blut"; mehrere Tage lang testen, ob Hinweise auf entzündliche und maligne Erkrankungen, Polypen, auch Hämorrhoiden zu finden sind. Wichtiger, den Patienten nicht belastender Test.
Stuhlkultur: wichtig für Nachweis spezifischer Keime, z. B. Salmonellen, Shigellen. Untersuchung auf Viren, Parasiten, Amöben etc.

5.1.8.2 Quantitative Resorptionsproben

Kohlenhydratproben
1. Xyloseprobe. Nach oraler Gabe dieses Zuckers werden mindestens 40% im Harn ausgeschieden. Die Ausscheidungsmenge ist vermindert, wenn eine Resorptionsstörung im Dünndarm vorliegt (z. B. Glutenteropathie).
2. Disaccharidbelastung. Bei diesen Proben werden das Disaccharid (meist Laktose, seltener Isomaltose oder Saccharose) oral gegeben (1 g/kg KG) und der Blutglukosespiegel gemessen, da aus allen genannten Disacchariden auch Glukose freigesetzt wird. Eine flache Kurve weist auf Insuffizienz des spaltenden Enzyms hin. Im Gegensatz dazu wird das Gemisch aus den entsprechenden Monosacchariden (z. B. Glukose und Galaktose, aus denen die Laktose besteht) normal resorbiert. Finden sich auch dabei flache Kurven, muß es sich um eine allgemeine Resorptionsinsuffizienz (Sprue etc.) handeln. Man muß auch die klinischen Symptome wie z. B. Durchfall oder Borborygmi beobachten, die den üblichen Symptomen des Patienten ähneln.
3. Glukosebelastung. Durchführung wie beim Nachweis eines Diabetes mellitus. Flache Kurve spricht für Resorptionsschwäche, sofern die Magenentleerung nicht gestört ist.
4. Galaktosebelastung. Durchführung wie Glukosebelastung mit Messung des Galaktosespiegels. Flache Kurve bei allgemeiner Resorptionsstörung (Sprue) und der seltenen Glukose-Galaktose-Malabsorption.

Fettproben
Fettbilanz. Bei bekannter Fettzufuhr (75–125 g/Tag Neutralfett im Essen) wird die Stuhlfettmenge chemisch (nach van de Kamer) gemessen Beim

Gesunden werden nicht mehr als maximal 7,0 g/Tag ausgeschieden, bei Malabsorption verschiedener Ursachen Mengen um 10, 20 und bis zu 60 g und mehr. Die Untersuchung muß über 3–4 Tage durchgeführt werden. Die Sammlung des Stuhles erfolgt am besten in Plastikmülleimersäcken und Plastikeimern. Sie muß in einem Speziallaboratorium untersucht werden und ist eine der wichtigsten Proben.

Eiweißproben
Die Stickstoffbilanz bringt weniger Aufschluß als die Fettbilanz. Aminosäureresorptionsproben, Teste mit Oligopeptiden und der Gelatinetoleranztest etc. haben sich nicht durchgesetzt. Erhöhung des Indols im Harn bei Darmerkrankungen bringt keine differentialdiagnostischen Aufschlüsse.

Andere Tests
Schilling-Test. Test für Vitamin-B_{12}-Resorption bei Perniziosa pathologisch, aber auch bei Sprue, Ileumresektion, Magenresektion (vor allem totaler), bakterieller Überwucherung des Darmes. Ein Intrinsic-factor-Mangel läßt sich durch Zugabe des Enzyms von Intrinsic-factor normalisieren, bei den anderen Störungen ist dies nicht möglich.

Serum-Carotin-Gehalt bei Maldigestion/Malabsorption vermindert, unter 20 µg/100 ml.

Glykocholat-Atemtest mißt Abatmung von $^{14}CO_2$ nach Gabe von markiertem Glykocholat, z.T. als Maß für bakterielle Überwucherung des Dünndarmes bzw. Störungen im Ileum.

5.1.9 Dünndarmbiopsie

Mit Biopsiesonden können 1 bis mehrere Partikel aus der Dünndarmschleimhaut gewonnen werden. Untersucht wird die Biopsie mit dem Lupenmikroskop direkt auf ihre Zottenstruktur und nach Aufarbeitung das histologische Präparat. Normalerweise findet man feine hohe Zotten, bei der Sprue abgeflachte bis fehlende (subtotale bis totale Atrophie), bei lymphangiektatischer Enteropathie Lymphzysten. Bei M. Whipple ist die Dünndarmbiopsie so typisch (=pathognomonisch), daß man damit die Diagnose machen kann. Auch biochemische Untersuchungen sind möglich, z.B. Bestimmung von Enzymaktivitäten. Dünndarmbiopsie mit Gastroskop aus tiefem Duodenum vermutlich für Spruediagnostik ausreichend.

5.1.10 Exsudativer Enteropathienachweis

Der Nachweis erfolgt durch die Messung des Verlustes von in der Blutbahn injiziertem radioaktiv markierten Eiweiß in das Darmlumen und damit in den Stuhl. Norm: Weniger als 1,5% Verlust. Bei massiver exsudativer Enteropathie 10%, Strahlenbelastung bedenken!

5.1.11 Enteroskopie

Mit den modernen Endoskopen ist prinzipiell der ganze Dünndarm einzusehen; diese Technik wird kaum angewendet. Mit der Koloskopie kann bis ins Ileum vorgedrungen werden; wichtig bei M. Crohn, Angiomen, Blutungen (Tabelle 33-35).

5.2 Infektiöse Erkrankungen

(Im wesentlichen im Band „Infektions- und Tropenkrankheiten, Schutzimpfungen" – dieser Taschenbuchserie Allgemeinmedizin abgehandelt. Hier nur in Kurzform.)

Tabelle 33. Differentialdiagnose von Durchfallerkrankungen

Infektiöse Durchfälle:	meist akut auftretend, Fieber
▶	*Diagnose:* Stuhlkultur, Agglutination
M. Crohn:	Durchfälle, Fieber, Palpationsbefund re. Unterbauch, Fisteln; Analgegend
▶	*Diagnose:* Röntgen, letzte Ileumschlinge; Endoskopie (Koloskopie bis Ileum)
Verner-Morrison:	Pankreasadenom, produziert VIP „Pankreatische Cholera"
Karzinoid:	Durchfälle, anfallsweise Gesichtsrötung
▶	*Diagnose:* 5-Hydroxyindolessigsäure im Harn
Sprue:	Durchfälle mit massigen Stühlen, Fettstühle, Gewichtsverlust, evtl. Anämie, Ödeme, Osteoporose/Osteomalazie, Tetanie
▶	*Diagnose:* Resorptionsproben, Dünndarmbiopsie
Unspezifische Durchfälle:	z. T. psychosomatisch, z. T. aus unbekannter Ursache Intoxikationen, Dysbakterie, Alkohol, Medikamente
▶	*Diagnose:* Ursache suchen, sonst Diät, evtl. Darmantiseptika 3-4 Tage, dann Kostaufbau

Bei allen Infektionskrankheiten besteht gesetzliche Meldepflicht (z. T. Verdacht, in jedem Fall Erkrankungen und Exitus melden. Vor allem Vorsicht in Gemeinschaftsunterkünften, bei Lebensmittelarbeitern, Schulkindern, größeren Familien).

Gemeinsam ist den hier beschriebenen Erkrankungen, daß – mit Ausnahme der frühen Typhusstadien – nach oraler Infektion Durchfälle und andere gastrointestinale Symptome auftreten. Zum Teil handelt es sich z. B. bei den Lebensmittelvergiftungen nicht um Infektionen im eigentlichen Sinn, sondern um die Aufnahme von vorher gebildeten Bakterientoxinen. Gelegentlich kommen solche Erscheinungen auch durch andere Toxine, z. B. Fischgifte, Pilzgifte und evtl. Schwermetalle vor.

Anamnese und Symptome. Meist wird die Erkrankung auf irgendwelche vorher eingenommene Lebensmittel zurückgeführt, was nicht immer stimmt, die Inkubationszeiten sind z. T. relativ lange, können aber z. B. bei einer Staphylokokkenenterotoxinvergiftung aus der Gruppe der Lebensmittelvergiftungen nur 2–7 h betragen. Die Durchfälle sind breiig; wenige bis zahlreiche wäßrige Durchfälle sind meist begleitet von Übelkeit und Erbrechen. Die Erkrankungen führen in schweren Fällen zu einem beträchtlichen Flüssigkeitsverlust und Dehydratation (in Falten abhebbare Haut), Adynamie, Wadenkrämpfen, Hypokaliämie. Bei starkem Erbrechen hypochlorämische metabolische Alkalose, bei starken Durchfällen

Tabelle 34. Durchfallerkrankungen

Akut (s. auch S. 111)
- Virusinfektionen (Enteroviren, z. B. ECHO-, Coxsackie-, Adeno-, Rotaviren)
- Lebensmittelvergiftungen, Reisediarrhö
- Infektiöse Durchfälle (Salmonellen, Shigellen, Tbc, Staphylokokken, Yersinien, Campylobacter)
- Parasiten (Amöben, Askariden, Lamblien)
- Intoxikationen (auch Alkohol, Schwermetalle)
- Medikamente (Digitalis, Abführmittel, Zytostatika, Antibiotika)
- Evtl. Strahlenschäden.

Chronisch
- Häufigste Ursache: funktionell (irritables Kolon, Colica mucosa) Kolondivertikulitis, Colitis ulcerosa, M. Crohn (evtl. akuter Beginn)
- Malignome
- Laxanzienabusus
- Auch Leber- und Pankreaserkrankungen, evtl. nach Magenresektionen, Nahrungsmittelallergien, Parasiten, chronisch intestinalen Durchblutungsstörungen, Glutenenteropathie, Laktasemangel, Vagotomie
- Selten bei Diabetes mellitus, Hyperthyreose, Karzinoid, Zollinger-Ellison-Syndrom, Fisteln und andere mehr
- Medikamente, Chemikalien

Tabelle 35. Abklärung längerdauernder Durchfälle (Dünndarm – Dickdarm s. auch 6.3–6.8)

1. **Anamnese**
   Infektion (Tropenaufenthalt auch vor Jahren), Lebensmittel, Abführmittel? Zeitpunkt des Auftretens, auslösende Ursachen, Schmerzen, Gewichtsverlust? Fieber? Durchfälle, wie oft? Medikamente, Chemikalien, Erkrankung in Umgebung?

▶ 2. **Untersuchung**
   Abdomentastbefund rechts, linker Unterbauch, rektale Untersuchung, Hautturgor, Roseolen

▶ 3. **Stuhlbeschaffenheit** (selber inspizieren)
   blutig, schleimig, eitrig, wäßrig, breiig, zerhackt, mit Blasen, flüssig-faulig-dunkel, massig-fett, massig-grau

▶ 4. **Gezieltes Vorgehen**
   fettmassig: Malabsorptionsdiagnostik
   blutig: Karzinom, Colitis ulcerosa, Polypen, Hämorrhoiden (sofort intensiv weitere Untersuchung), Amöbendysenterie (sehr selten, Tropen?)
   breiig: blasig – Gärungsdyspepsie, Disaccharidinsuffizienz (Milchunverträglichkeit)
   Junge Patienten, Fieber, Palpationsbefund re. Unterbauch, Fistel? Enteritis regionalis? Lungentuberkulose – Darmtuberkulose, Salmonellen, Yersinien, Campylobacter, Amöben
   Wechsel, Durchfall und Obstipation: Karzinom, auch oft nur irritables Kolon, aber intensive Untersuchung mit Irrigoskopie, Sigmoidoskopie (Rektoskopie, Koloskopie)
   (Karzinom im Aszendens oft kaum Beschwerden, Gewichtsverlust, Druck, unklares Fieber)
   Bleistiftstühle: organische Stenose im untersten Bereich, Karzinom? Auch benigne, Spasmen
   Durchfälle durch Abführmittel: (Patient erwartet normalen Stuhl)
   Belastete, nervöse Patienten: psychosomatisch? (letzter Punkt, aber oft vorkommend)
   Aus dem Schlaf heraus fast nur organisch bedingte Durchfälle

5. **Gesamtuntersuchung** (wenn längere Zeit, z. B. Wochen bestehend, und keine sichere Diagnose)
   Magen-Darm-Passage, Irrigoskopie, Endoskopie, Entzündungsreaktionen, seltene Tumoren (Karzinoid, Verner-Morrison), Malabsorption, Bakteriologie, Amöben, Parasiten, evtl. Anazidität, Dysbakterie, blinde Schlinge, Medikamente, Alkohol

eher metabolische Azidose durch den Bikarbonatverlust im Stuhl. Hämokonzentration mit Hämatokritanstieg, Blutdruckabfall, Pulsfrequenzbeschleunigung. In schwersten Fällen hypovolämischer Kreislaufschock.
Allgemeine Therapie. Korrektur der Wasser- und Elektrolytverluste. In leichten Fällen Flüssigkeit als Tee oder (gesalzene) Schleimsuppen. Evtl. Lösung ½ Teelöffel Kochsalz, ¼ Teelöffel Kaliumchlorid, ¼ Teelöffel Na-Bikarbonat, 2 Eßlöffel Glukose auf 1 l Wasser. In schweren Fällen paren-

terale Infusionsbehandlung zum Elektrolyt- und Flüssigkeitsausgleich. Abgepackte Präparate für orale Therapie im Handel. Meist auch Nahrungskarenz günstig (s. S. 112).
Diät. Zunächst Nahrungskarenz, nur Flüssigkeitszufuhr, dann dünner Schwarztee, Schleimsuppen, altes trockenes Weißbrot, Kartoffelbrei, langsamer Aufbau (s. Diät S. 247).

5.2.1 Salmonelleninfektionen

Bei den Salmonellosen gibt es sozusagen 4 Verlaufsformen (s. Tabelle 36), nämlich die gastroenteritische Form, die typhöse Form, die septikämische Form und den Dauerausscheider, der evtl. auch nach einer stillen Feiung oder nach einer sehr leicht verlaufenen übersehenen Infektion auftreten kann.

Infektionsquelle bei Typhus (auch Paratyphus) ist im wesentlichen nur der Mensch – Schmierinfektionen, evtl. auch Fliegen, die über Fäkalien gekrochen sind, Gefahr durch Dauerausscheider. Andere Salmonellen, die gastroenteritische Erscheinungsbilder hervorrufen, sind auch tierpathogen, Erkrankung auch von Rindern, Schweinen, Enten, Mäusen, Ratten etc. Erkrankung durch Genuß infizierter Nahrungsmittel und Getränke. Gefahr vor allem bei längerem Aufbewahren im warmen Zustand (Vorsicht in Großküchen). Hohe hygienische Anforderungen an Küchen und Küchenbetriebe. Hände waschen! Hölzerne Schneidebretter und andere Küchengeräte beachten! Gefahr vor allem bei längerem Aufbewahren warmer, als Nährboden dienender Nahrungsmittel.

5.2.1.1 *Typhus abdominalis* (Tabelle 37)

Inkubationszeit 10 Tage (3–60), in der Regel typhöse Form. Langsamer Beginn, Fieberanstieg ohne Schüttelfrost bis über 1 Woche, dann hohes

Tabelle 36. Salmonellosen

1. **Gastroenteritische Form:** Durchfall, kein Bakteriennachweis im Blut, Fieber, oft mit Schüttelfrost. Von verschiedenen Stämmen hervorgerufen. Paratyphus B verursacht in 50% der Fälle gastroenteritische Form, in 50% typhöse Form; Salm. typhi murium in ca. 95% gastroenteritische, in 5% typhöse Form
2. **Typhöse Form:** Langsamer Beginn, Fieberanstieg ohne Schüttelfrost (bis über 1 Woche) zu hohem Continua zuerst appetitlos, abgeschlagen, eher obstipiert, später erst Darmbefall und Durchfall. Nachweis in 1. Woche im Blut, später Stuhl und Harn. O-Titer über 50, ansteigend
3. **Septikämische Form:** frühzeitig eitrige Organmetastasen
4. **Dauerausscheider**

Tabelle 37. Typhus abdominalis

	Diagnose
1-3 Wochen Inkubation, langsamer Fieberanstieg mehrere Tage, Benommenheit, Allgemeinsymptome, nach 1. Woche Roseolen, manchmal Delirien	Symptome: Verdacht Zunge belegt, Rand oft frei, Kontinuum, Roseolen (wenige) Leber, Milz, vergrößert, Vorsicht bei Palpation
Ty. levissimus (oft bei Kindern) Ty. abortivus	*Labor:* Leukopenie, relative Lymphozytose, Proteinurie, relative Bradykardie, Kultur: Blut 1. Woche, Stuhl 2.-3. Woche Titeranstieg

Therapie: Co-Trimoxazol, Ampizillin, evtl. noch Chloramphenicol (Dosis gering beginnen), Gesamtdosis beachten Steroide bei schwerstem Verlauf
Therapiebeginn nach Abnahme der im Augenblick sinnvollen Kulturflüssigkeiten sofort

Komplikationen: Myokarditis (Tachykardie!), Darmblutungen, Perforationen, Letalität bei Therapie unter 1%, Sepsis mit disseminierten Abszessen.

Kontinuum mit Appetitlosigkeit, allgemeinen Beschwerden, eher Verstopfung, Verwirrtheitszuständen bei hohem Fieber, Kopfschmerzen, relative Bradykardie (Pulsfrequenz nimmt in der Regel pro Grad Fieber um 10 Schläge pro Minute zu).

Meist zunächst Obstipation, erst später Durchfälle, erbspüreeartig.

Leukopenie, wenige Roseolen am Stamm, die gesucht werden müssen, weicher Milztumor (vorsichtige Palpation, Rupturgefahr!). Infektion von Mensch zu Mensch, Schmierinfektionen durch Dauerausscheider, evtl. Infektion über Nahrungsmittel.

Diagnose. Zunächst Blutkultur und Harnkultur; Stuhlkultur ab 2. Woche, Widal-Reaktion mit steigendem Titer (etwas erhöhter Titer auch nach Impfung). Die Verdachtsdiagnose wird aus dem Beschwerdebild gestellt und nach Abnahme von Stuhl und Blut zur Anlegung von Kulturen mit der Therapie begonnen.

Komplikationen. Darmblutungen und Perforation ab der 3. Woche, evtl. Cholangitis, Cholezystitis (die Gallenblase ist Reservoir für Dauerausscheider), evtl. Myokarditis, selten Osteomyelitis, Otitis media etc.

Letalität früher bis 15%, seit Beginn der Antibiotikaära weniger als 3%.

Therapie. Bei Verdacht Krankenhauseinweisung, Isolierung, Meldung bei Verdacht, Erkrankung und Exitus. Antibiotikaangaben verschieden, im wesentlichen Co-Trimoxazol (Bactrim, Eusaprim, Lidaprim, Oecotrim etc.), das in 1–3 Tagen zur Wirkung kommt, oder Ampizillin in hoher Dosierung. Bei Schocksymptomen oder schweren Verläufen anfangs kurzfristig (2–3 Tage) Prednisolon. Bei Versagen oder Sulfonamidunverträglichkeit noch immer Chloramphenicol (Dosen langsam steigern ab 0,5 g auf 3,0 g/Tag, evtl. mehr). Zusätzlich unterstützende Behandlung.

Bei der Frage, ob ein Patient Dauerausscheider ist, müssen mehrfach Duodenalkultur und Stuhlkultur durchgeführt werden (s. Bundesseuchengesetz); in dieser Zeit dürfen keine Antibiotika gegeben werden.

Die Behandlung von Dauerausscheidern erfolgt z.B, mit Co-Trimoxazol etc. 3 Monate, evtl. Ampicillin hochdosiert. Bei bestimmten Berufen (Lebensmittelindustrie, Küchenpersonal) evtl. Cholezystektomie oder Berufswechsel.

Für die Dauerausscheider fast nur S. typhi und S. paratyphi, evtl. Paratyphi A. Problem vor allem in Lebensmittelbetrieben! Lactulosegaben.

Prophylaxe. Vor Reisen in Gebiete, in denen Typhus abdominalis endemisch vorkommt, vorherige Impfung empfohlen.

5.2.1.2 Paratyphus A (auch Salmonella paratyphi A)

Im Verlauf dem Typhus abdominalis ähnlicher als Paratyphus B, gelegentlich auch gastroenteritische Verläufe.

5.2.1.3 Paratyphus B (Salmonella schottmuelleri, S. paratyphi B)

Meist hochfieberhaft mit rascher Entfieberung. Gastroenteritische und typhöse Verläufe möglich (Tabelle 36).
Therapie: Trimethoprim/Co-Trimoxazol, Ampizillin, andere Breitbandpenizilline oder Aminoglykoside.

5.2.1.4 Infektiöse Gastroenteritis durch Salmonellen

Das Krankheitsbild beginnt (6)–12 h bis 2 Tage nach Genuß aus voller Gesundheit (s. auch Lebensmittelvergiftung, S.81); die Beschwerden bestehen in rasch auftretendem Unwohlsein, Erbrechen, heftigen (blutigen) Durchfällen, Kopfschmerzen, schwerem Krankheitsgefühl. Die Durchfälle können zu starker Exsikkose führen. Fieber bis zu 40°C (1–2 Tage), manchmal auch ohne Fieber. Als Komplikationen gelegentlich Thrombosen.

Meist hervorgerufen durch Aufnahme von Lebensmitteln oder Trinkwasser, das durch Tiere oder menschliche Keimträger (meist kürzer als ½ Jahr) infiziert wurden. In Mitteleuropa sind diese enteritischen Salmonellosen die häufigste Lebensmittelvergiftung überhaupt.
Diagnose. Durch Bakteriennachweis im Stuhl, meist hervorgerufen durch *S. enteritidis, S. cholerae suis (S. suipestifer), S. typimurium.* Die Widal-Reaktion ist oft nur schwach, manchmal erst nach 3 Wochen positiv. Genaue Differenzierung nur in Speziallabors möglich. Anzeigepflichtig: Verdacht, Erkrankung und Exitus. Einweisung ins Krankenhaus nur, wenn klinisch erforderlich. Nahrungsmittel und Exkremente sicherstellen und zur Untersuchung einschicken.
Therapie. Bei mittleren bis schweren Durchfällen Flüssigkeits- und Elektrolytzufuhr. Antibiotische Behandlung ist nur bei schweren Verläufen indiziert mit Ampizillin, Co-Trimoxazol. Bei diesen Keimen Dauerausscheidung meist selbstlimitiert, evtl. Laktulose (vgl. Simon u. Stille: *Antibioticatherapie.* Schattauer, Stuttgart 1982).

5.2.2 Cholera

Bei schwerem Verlauf kommt es nach Inkubationszeiten von 18 h bis 6 Tagen zu schwersten, reiswasserartigen Durchfällen, Erbrechen, schwerster Dehydration und Natriumchloridverlust, Kaliumverlust, Kreislaufschädigung, Niereninsuffizienz. Exitus kann im Verlauf von 24 h eintreten. Allerdings verlaufen nicht alle Fälle so schwer, es gibt ganz leicht verlaufende Formen mit nur Durchfällen, manche bleiben überhaupt symptomlos.
Erreger. Vibrio cholerae El-Tor.
Therapie. Flüssigkeits- und Elektrolytersatz. Krankenhauseinweisung. Tetrazykline, Co-Trimoxazol, Ampicillin, Anzeigepflicht. Gelegentlich kleine Epidemien durch Reisende. Eine Schutzimpfung mit abgetöteten Keimen ist möglich und vor Reisen in Gebiete, in denen Cholera vorkommt, zu empfehlen.

5.2.3 Bakterielle Ruhr (Shigellose)

Inkubationszeit von wenigen Tagen. Infektion von Mensch zu Mensch. Höher infektiös als die Salmonellosen! Schon wenige Keime genügen zur Auslösung der Infektion. Nach Beginn der Erkrankung oft schwerste, sehr zahlreiche Durchfälle, zunächst fäkulent riechend, später spermaähnlich riechend, schleimig, eitrig, blutig. Schwere Kreislaufsymptome bis

Schock. Meist kein Fieber, relativ lange Rekonvaleszenz. Shigella dysenteriae macht meist schwerere Krankheitsbilder als die Shigella flexneri und die Shigella sonnei. In Europa überwiegend mit leichterem Verlauf. Später evtl. Reiter-Syndrom, Colitis ulcerosa.
Diagnose. Nachweis der Keime im Stuhl, Widal-Probe nur bei Infektion mit Shigella dysenteriae positiv, bei den anderen nur unregelmäßig und im negativen Fall nicht sicher zu verwerten.
Therapie. Neben Flüssigkeits- und Elektrolytersatz Co-Trimoxazol, evtl. Ampicillin 3 g pro Tag bzw. Tetrazykline. Verdacht, Krankheit und Exitus sind anzeigepflichtig.

Amöbenruhr (s. S. 100).

5.2.4 Yersinienenterokolitis

Infektion mit Yersinia pseudotuberculosis oder Y. enterocolitica. Bild einer enteritischen Erkrankung mit Durchfällen oder als abszedierende, retikulozytäre Lymphadenitis. Die zweitgenannte Form kommt oft bei (männlichen) Kindern und Jugendlichen vor; täuscht in dieser Altersgruppe häufig eine Appendizitis vor.
Differentialdiagnose. Appendizitis, evtl. M. Crohn.
Diagnose. Evtl. Agglutinationsproben im Blut.
Therapie. Bei den septisch-enteritischen Formen Tetrazykline (Chloramphenicol), dann oft keine Antikörperbildung. Lymphadenitische Form heilt oft (nach Operation) von selbst.

5.2.5 Kolienteritis

Für Säuglinge von Bedeutung, hervorgerufen durch die Escherichia coli (0 55, 0 86, 0 111, 0 127 und einige andere). Für den Erwachsenen von Bedeutung, da in letzter Zeit entsprechende Infektionen nachgewiesen wurden (Reisediarrhö). Die Differenzierung der Kolikeime im Stuhl nur im Speziallabor.
Therapie. Heilt meist spontan aus Nahrungskarenz. Bei schweren Durchfällen Flüssigkeits- und Elektrolytersatz; je nach den Verlusten Krankenhauseinweisung – vor allem bei Säuglingen – notwendig, da lebensgefährlich.
Schwerlösliche Sulfonamide Ampicillin, Tetrazyklin, (evtl. auch prophylaktisch).

5.2.6 Postantibiotische Enteritis, Pseudomembranöse Enterocolitis

Nach Therapie mit Breitbandantibiotika (etwa 3–6 Tage nach Therapiebeginn) Auftreten von schweren Durchfällen, Erbrechen und Leberschädigung, Kreislaufschwäche, Fieber, Leukozytose. Manchmal durch Clostridiuim difficile.
Exitus nach 1–2 Tagen möglich.
Therapie. Antibiotika absetzen. Einsatz staphylokokkenwirksamer Antibiotika (insbesondere Vancomycin). Krankenhauseinweisung unerläßlich; evtl. Metronidazol.

5.2.7 Virusinfektion des Darmes

Enterovirusinfektionen. Rota- und auch einige andere Viren können zu fieberhaften Durchfällen führen. Wäßrige Durchfälle mit leichtem Fieber klingen nach wenigen Tagen ab, meist leicht bis mittelschwer. Meist bei Säuglingen und Kleinkindern.
Therapie. Symptomatische Behandlung mit Bettruhe, Dunstwickel, Diät mit Tee und Zwieback, langsam aufbauende Kost, Sedativa, evtl. Spasmolytika.
Diagnose. Nachweis der Erreger im Stuhl (immunologisch, elektronenoptisch).

5.2.8 Mykosen

Selten primäre Darminfektion. Häufig im Gefolge einer Tetrazyklintherapie mit Auftreten von Soormykosen, die beim Kleinkind, beim Schwerkranken und Leukämiepatienten zu fatalen Komplikationen führen können.
Therapie. Moronal, andere Mykostatika, Antibiotika absetzen, da auslösend. Es gibt auch Antibiotika, die mit Mykostatika kombiniert sind.

5.2.9 Lebensmittelvergiftung

Hervorgerufen durch Bakterien (bzw. durch von diesen gebildete Enterotoxine), die sich in Nahrungsmitteln vermehren, oder durch Pilze, Fischgifte, Pflanzengifte, d.h. keine eigentlichen bakteriellen Infektionen, sondern durch Toxine, die von Bakterien vor der Einnahme der Speisen in diesen gebildet wurden. Man unterscheidet demnach bakterielle und toxische Nahrungsmittelvergiftungen (s. auch Tabelle 48).

5.2.9.1 *Salmonellen*

Siehe „infektiöse Gastroenteritis durch Salmonellen" (S. 77).

5.2.9.2 *Staphylokokken*

Einsetzen der Symptome wie Erbrechen, Durchfälle, Dehydratation durch die Flüssigkeits- und Elektrolytverluste nach 1–6 h. Staphylokokkenenterotoxin ist sehr hitzebeständig und übersteht Erhitzen auf 95 °C über 30 min.
Therapie. Nahrungskarenz, Kreislaufbehandlung, Flüssigkeits- und Elektrolytersatz, den Verlusten entsprechend. Genaue Laboratoriumsüberwachung in schweren Fällen notwendig (Elektrolyte, Säure-Basen-Haushalt, RN).

5.2.9.3 *Botulismus*

Ubiquitäres Vorkommen von Clostridium botulinum, vermehrt sich in Fleischwaren, -konserven, auch in Gemüsezubereitungen (Konserven). Inkubationszeit Stunden bis Tage, leichte ambulante bis tödliche Formen. Beginn evtl. mit gastroenterologischen Erscheinungen (Durchfall, Erbrechen, Schwäche, Mattigkeit), hauptsächlich neurologische wie Schwindel, Doppeltsehen, Schluck- und Sprachstörungen, Versiegen von Speichel- und Tränenfluß. Therapie mit trivalentem Botulismus-Antitoxin sobald als möglich. Wiederholung je nach Schwere des Falles, symptomatische Behandlung mit Neostigmin; evtl. künstliche Beatmung, Ernährung. Bei Typ A Letalität 15–30%. Unbedingt Krankenhauseinweisung; verdächtige Speisen sicherstellen. Rückfrage bei Zentrum.

5.2.10 Andere Enteritiden

Campylobacter fetus, weit verbreitet, meist nicht schwer verlaufend; Bild wie akutes Abdomen, bei Kindern oft nur Diarrhö. Schwieriger Nachweis; evtl. Erythromycin.
Balantidien, Lamblien, meist leicht, nicht häufig, Metronidazol.

5.3 Unspezifische Oberbauchsyndrome („non-ulcer dyspepsia"), unspezifische Enteritis, Dysbakterie

Immer wieder ist man als praktizierender Arzt mit Patienten konfrontiert, die über Oberbauchbeschwerden klagen, über Druck und Völlegefühl, Stuhlunregelmäßigkeiten und andere gastrointestinale Symptome, bei denen man aber keine wesentlichen Befunde erheben kann.

Zu denken ist an die verschiedenen Ösophaguserkrankungen, vor allem an die Ösophagitis bei Hiatushernie, die gar nicht so selten ist, an das Ulcus pepticum in Magen und Duodenum, aber auch an die „Gastritis" und die „Duodenitis", an das irritable Kolon, an verschiedene psychische Ursachen, aber auch an Alkohol, Medikamente (z. B. Antirheumatika, Digitalis etc.) und viele andere, oft schwer faßbare Ursachen. Natürlich muß man auch an Karzinome denken im Magen, Pankreas und den anderen intestinalen Organen, an Durchblutungsstörungen, Pankreatitis und seltenere andere Krankheiten.

Bei leichteren Störungen wird man in der Praxis, vor allem bei kürzerer Dauer der Beschwerden nur einen Teil der möglichen Untersuchungstechniken heranziehen und Behandlungsversuche machen, wobei man sich immer klar sein muß, daß eine Behandlung bei nicht sicher festgestellter Diagnose ein Problem für sich darstellt. Da aber vielfach gerade bei Oberbauchbeschwerden eine sichere Diagnose nicht gestellt werden kann und sich andererseits bequeme Diagnosen wie Gastritis finden lassen, muß man gerade bei diesen Patienten, und erst recht dann, wenn sie schon lange als Patienten in die Praxis kommen, sich selbst immer wieder Rechenschaft ablegen.

Ein Problem ist die Gastritis, weil die histologischen Befunde nur ungenau mit den klinischen Symptomen übereinstimmen. Denken muß man bei „Gastritis" an Alkoholwirkung, an antirheumatische oder analgetische Medikamente, an Digitalis und viele andere, die Magenbeschwerden verursachen. Die akute erosive Gastritis macht unklare, aber doch ulkusähnliche Symptome im Oberbauch und tendiert dazu, zu rezidivieren (s. S. 48).

Bezüglich der Duodenitis sind die Untersuchungen noch nicht abgeschlossen. Nach eigener Erfahrung wird sie endoskopisch immer wieder einmal beobachtet.

Antazida können versucht werden, auch Carbenoxolon, H_2-Rezeptor-Antagonisten die nur bei peptischen Ulzera des Duodenums aber auch des Magens, unserer Meinung nach aber auch bei Ösophagitis, evtl. Duodenitis und zur Ulkus-Rezidivprophylaxe verwendet werden sollen. Auch Sucralfat, das antazidisch und schleimhautschützend wirkt, sowie Pirenzepin können versucht werden. Bei Verdacht auf Ösophagitis früh Abendbrot essen, mehrere Stunden vor dem Schlafengehen, damit der Magen entleert ist. Vermeidung von Säurelockern bei allen obengenannten Krankheiten. Metoclopramid bei Ösophagitis.

Bei meteoristischen Beschwerden, Durchfallneigung, muß man neben Gallenwegs- und Leberkrankheiten auch an die Milchzuckerintoleranz (Laktasemangel), Lambliasis, Divertikel und Krankheiten des Pankreas denken. Auch das Überwuchern des Dünndarms durch Darmkeime muß bedacht werden (Dysbakterie).

Nicht vergessen soll man auch die „Tees!", weil man viele leichte Störungen, vor allem bei nervösen Menschen, mit pflanzlichen Aufgüssen über längere Zeit zumindest mildern kann („Phytotherapie", S. 273).

Immer muß es unsere Aufgabe sein sehr potente, aber mit Nebenwirkungen behaftete Medikamente nicht ohne entsprechende gesicherte Indikation zu geben!

Wenn man den Eindruck hat, daß psychische Momente ursächlich sind, was bei diesen Patienten oft vorkommt, sollte man psychologischen Rat einholen und die Patienten auf diese Möglichkeiten – oft eigentlich Notwendigkeiten – aufmerksam machen.

Die bakterielle Besiedelung von Magen und Darm ist nun sehr genau untersucht, und so lange die Azidiätsverhältnisse im Magen normal sind, ist der obere Dünndarm relativ bakterienfrei. In Fällen von Anazidität, Hypoazidität nach Magenresektion, bei langen Schlingen, großen Divertikeln, bei gestörter Peristaltik, wie z.B. bei der Sklerodermie, aber auch durch die Einwirkung von Medikamenten, Abführmitteln, Hyperalimentation und Alkoholexzessen sowie bei chronischen Lebererkrankungen kann es zu einer Besiedlung des Dünndarms mit wesentlich höheren Keimzahlen, vor allem durch Kolonflora, kommen. Verschiedene Bakterien, wie z.B. Enterokokken, Bakteroides, Clostridien und Bifidus können überwuchern und die Gallensäuren dekonjugieren, was die Fettverdauung und Resorption behindert. Störungen der Bakterienbesiedlung finden sich auch auf Reisen, wobei entweder pathogene Keime aufgenommen werden oder die übliche Darmflora durch fremde Keime gestört wird. Bei Leberzirrhosen überwuchern häufig ammoniakbildende Keime.

Allen diesen mehr oder weniger klaren, oft nicht sehr gut faßbaren Erkrankungen sind Verdauungsstörungen, Blähungen, häufig auch Durchfälle eigen, die wechselnd, z.T. abhängig von Nahrungszufuhr oder bestimmten unverträglichen Nahrungsmitteln sind, und sich sehr häufig auf einmalige Gabe eines bakterienwachstumshemmenden Mittels, wie z.B. Co-Trimoxazol oder auch andere Medikamente wie verschiedene schwerlösliche Sulfonamide, aber auch Antibiotika wie Neomycin, Tetrazykline, rasch bessern – wenn aber die auslösenden Ursachen bestehen bleiben, zu

Rezidiven neigen. Sehr häufig kann man mit intermittierenden Gaben der erwähnten oder anderer Medikamente Besserung erzielen (z.B. Metronidazol, medikamentöse Therapie ohne sichere Diagnose ist aber immer riskant). Auch durch Gabe bestimmter Kostformen, die die eine oder andere Bakterienflora begünstigen oder zurückdrängen, wie z.B. saure Milchsorten wie Bioghurt, Joghurt oder auch Laktulose-Präparationen (Laevolac), können nachhaltige Besserungen erzielt werden. Die Rezidivneigung bleibt bei Bestehen der Grundkrankheit natürlich weiter ein Problem. In manchen Fällen von Anazidität hat man den Eindruck, daß die Gabe von Salzsäurepräparationen hilfreich ist, obwohl die gegebenen Mengen in keinem Verhältnis zu den natürlich gebildeten Mengen stehen. „Dysbakterie", die sehr häufig aus Stuhlkulturen diagnostiziert wird, wobei aber oft nicht gewährleistet ist, daß alle im Darm ursprünglich vorhandenen Bakterien proportional oder überhaupt anwachsen, ist eine schwierige Diagnose. Überhaupt ist, abgesehen von dem Nachweis spezifischer Keime (wie Typhus etc.) die Stuhlkultur zum Nachweis von Erkrankungen und zu differentialdiagnostischen Zwecken oft problematisch. Sehr häufig findet man Veränderungen der relativen Prozentsätze der einzelnen Keime nicht als Ursache, sondern als Folge von Erkrankungen.

Alle diese Patienten halten in der Regel eine „Diät" ein, die man mit ihnen besprechen soll (z.B. Allergien, allg. Unverträglichkeiten etc.).

Merke: Das Frühkarzinom macht meist geringgradige Oberbauchbeschwerden. Auch wenn man nicht jede „Dyspepsie" jedesmal endoskopieren kann, darf man die Möglichkeit eines Malignoms nicht aus den Augen verlieren.

Ohne sichere Diagnose bleiben symptomatische, empirische Maßnahmen zwar oft notwendig, aber problematisch (s. S. 116, Tabelle 52).

5.4 Enteritis regionalis (M. Crohn, Ileitis terminalis)

Die Erkrankung ist von unbekannter Ätiologie, zeigt histologisch relativ typische Veränderungen – die jedoch selbst nicht pathognomonisch sind –, kann aber doch weitgehend aus Histologie und pathologischen Präparaten diagnostiziert werden.

Anamnese und Symptomatik. Typischerweise Beginn bei einem jugendlichen Erwachsenen mit Müdigkeit, Schmerzen im rechten Unterbauch, Durchfälle, evtl. auch Gewichtsverlust, mäßiggradiges Fieber, Übelkeit und gelegentlich auch Brechreiz. Die Schmerzen im rechten Unterbauch sind verschieden, häufig erst gegen Abend auftretend, wenn offenbar der Speisebrei die Gegend des unteren Ileum erreicht hat. Durchfälle sind mäßig, ohne auffälliges Blut, meistens aber chemisch (okkultes Blut) nachweisbar. Geringgradige Anämie, mäßiggradige Leukozytose und erhöhte Senkung. Es gibt auch eine akute Form mit sehr schweren akuten Erscheinungen. Gelegentlich imponiert das Bild als Fieber unbekannter Ursache oder unklarer Gewichtsverlust. Auffällig ist das Auftreten von Fisteln (innere und äußere), Abklemmung des rechten Ureters mit Hydronephrose, mäßiggradige Malabsorption, z.T. mit den Zügen des Eiweißverlusts, Dysbakterie, Störungen im Gallensalzstoffwechsel.

Komplikationen. Intestinale Stenosen mit z.T. recht heftigen schmerzhaften peristaltischen Wellen, um diese zu überwinden. Fistelbildungen, praktisch nie freie Perforation.

Untersuchung. Diese ergibt häufig eine palpable Masse im rechten Unterbauch, in jenen Fällen mit Gelenkbeschwerden im Sinne einer ankylosie-

Tabelle 38. Enteritis regionalis (M. Crohn, Ileitis terminalis)

Terminales Ileum Übergreifen auf das Kolon, selten höhere Abschnitte
- ▶ Schmerzen im Abdomen – dauernd oder nahrungsabhängig
- ▶ Durchfälle (Wechsel der Stuhlkonsistenz), Analfissuren
- ▶ Fieber
- ▶ Gewichtsverlust, Übelkeit, Blähungen, Appetitslosigkeit
- ● Eiweißverlust, Fettstühle, Anämie (Eisen-Folsäure-Mangel)
- ▶ Druckschmerz re. Unterbauch, palpable Masse
- ▶ Fisteln in der Analregion
- ▶ Röntgen, Endoskopie (Biopsie), Koloskopie bis unterstes Ileum

- ■ Prednisolon anfangs 50 mg, später 10–15 mg tgl., langsame Reduktion
- ■ Salazopyrin (Azulfidine) 2–4 tgl., evtl. intermittierend
- ■ Diät, evtl. Astronautenkost
- ■ Substition von Eisen, Folsäure
- ■ Evtl. Antibiotika (bei Fisteln, Abszessen, Fieber)
- ■ Chirurgisch nur bei Stenosen, Fisteln, Abszessen, Ileus, schwerstem Verlauf. Perforation, hohe Rezidivquote!
- ■ Therapie mit anderen Immunsuppressiva noch nicht endgültig gesichert

renden Spondylitis sind häufig HLA-B 27 positiv. Amyloidose kann auftreten, häufig Cholelithiasis und Nieren-Oxalat-Steine.
Diagnose. Bei einem mehr oder weniger jugendlichen, aber auch älteren Patienten mit immer wieder auftretenden Durchfällen und abdominellen Schmerzen mit Fieber, Gewichtsverlust, evtl. sogar Fisteln wird man auch an einen M. Crohn denken.
Laborproben sind im wesentlichen unspezifisch, bringen Zeichen der Malabsorption und der Entzündung.
Röntgen bringt sehr gute Befunde, vor allem mit der Methode nach Sellkin mit Einführung einer Sonde in den Dünndarm und Gabe des Kontrastmittels auf diese Weise. Man findet zerstörte Schleimhautstrukturen, Fibrosen und Strikturen, ausgelassene, übersprungene gesunde Areale, insgesamt relativ typisch auch die Irrigoskopie (retrograde Kontrastmitteldarstellung des Kolons mit Ileum). Zusätzlich hohe Koloskopie bis in das Ileum mit Entnahme von Biopsien. Typisch für den M. Crohn ist das mehr oder weniger Freibleiben des Rektums und des unteren Sigmas, wobei man jedoch dort mit einzelstehenden relativ typischen Ulzera auch Veränderungen finden kann.

Besonders schwierig ist die *Differentialdiagnose* bei der granulomatösen Ileokolitis.

Differentialdiagnose auch gegen Tuberkulose, Pilzinfektionen und gelegentlich Yersinien, Appendizitis.
Prognose für die akute regionale Enteritis relativ gut, viele Patienten haben nie mehr Beschwerden; die chronische regionale Enteritis (typischer M. Crohn) ist in der Regel chronisch und rezidivierend. In einigen Fällen kommt es relativ selten zu Rezidiven bzw. hilft der operative Eingriff für lange Zeit, bei anderen treten doch große Belastungen auf.
Diättabelle für M. Crohn und Kolitis (s. S. 249).
Therapie. Prednisolon (45–60 mg) oft recht erfolgreich, Versuch mit ACTH, Salazopyrin bei leichten Fällen zu versuchen. Oft deutliche Besserung, langdauernde Remissionen. Versuch mit Azathioprin, evtl. Metronidazol (Flagyl) kurzfristig, da die Therapie noch nicht ganz gesichert ist. Bei schweren Komplikationen und schlechtem Allgemeinzustand doch Versuch der Operation mit mindestens 50%iger Rezidivrate, auf lange Sicht gesehen wird aber doch ein Großteil der Morbus-Crohn-Patienten operiert. Wachstumsstörungen bei Jugendlichen bringen große Probleme mit sich. Berücksichtigen: Crohns disease activity index (CDAI).

Die Ernährung spielt eine große Rolle, man kann auch elementar und anders zubereitete Diäten in flüssiger Form geben, um die Kalorienzufuhr zu gewährleisten, ebenso mittelkettige Triglyzeride. Evtl. laktosefreie Diät, Milch wird oft schlecht vertragen. Von einigen Autoren wird eine Diät ohne leicht aufschließbare Kohlenhydrate empfohlen (nicht gesichert).

Vermutlich besteht die Erkrankung schon Jahre, ehe wir sie diagnostizieren.

5.5 Malabsorption durch Dünndarmerkrankungen

Malabsorption – Maldigestion:

Maldigestion ist eine Störung der Verdauung durch Ausfall oder wesentliche Verminderung der Enzyme der Bauchspeicheldrüse, der emulgierenden Gallensalze und der Magenfunktion. Fett, Eiweiß und Kohlenhydrate werden nicht aufgespalten.

Malabsorption (Malresorption) ist ein weitgehender Ausfall oder Reduktion der Dünndarmfunktion. Die aufgespaltenen Fette (Neutralfett, Glyzerin und Fettsäuren), Eiweiß (Oligopeptide und Aminosäuren) und Kohlenhydrate (Di- und Monosaccharide) werden – obwohl klein genug aufgespalten – nicht resorbiert.

Maldigestion im wesentlichen bei Pankreasinsuffizienz, Leberinsuffizienz (auch Verschlußikterus), ausgedehnter Magenresektion.

Malabsorption – Spruesyndrom aus verschiedenen Gründen.

Tabelle 39. Malabsorption – Maldigestion

Verminderte Aufnahme von Nahrungsstoffen, Vitaminen evtl. Spurenmetallen
Durchfälle, Fettstühle (meist), Gewichtsverlust, Ödeme? Aszites?
Eisen-, Vitamin B_{12}-, Folsäuremangel: Anämien
In schwerer Form selten, aber leichte Varianten bei den unten genannten Krankheiten kommen öfters vor.

Bei gestörter Verdauung:
Maldigestion bei Pankreasfunktionsstörung, manchmal schwer (Fermentmangel)
Leberkrankheiten (Gallensäuremangel)
Magensekretion (Mischungsstörung Nahrung – Fermente)
Blinde Schlinge nach Magenresektion

Bei gestörter Resorption:
Malabsorption – Spruesyndrom
Milchzuckerintoleranz
Resektionssyndrom
Enteritis regionalis

DD: Sekretin-Pankreozymintest, andere Pankreasdiagnostik, D-Xylosetest, Dünndarmbiopsie, andere Dünndarmdiagnostik, Leberdiagnostik (im wesentlichen Zirrhose, Verschlußikterus)

Maldigestionsproben: Trijodoleintest, Gelatintoleranztest, Stärketoleranztest, PAPA-Test.
Malabsorptionsproben. Aminosäureresorptionstest, Monosaccharidbelastungen, evtl. Dissaccharidbelastungen, B_{12}, Fe.
Globale Tests: Stuhlfettbilanz (Bestimmung nach van de Kamer). Mikroskopische Stuhlauswertung (nur in eindeutigen Fällen brauchbar), Stickstoffbilanz.
(Malassimilation: Oberbegriff für Verdauungs- und Resorptionsstörungen.)

Malabsorption bedeutet mangelhafte Aufnahme von Nahrungsstoffen, Vitaminen, auch Salzen und Spurenelementen, evtl. auch Medikamenten. Der Ausdruck Malassimilation wird als Oberbegriff für 1. Störungen der Verdauung (Maldigestion z. B. bei Pankreaserkrankungen durch Ausfall der Enzyme; nach Magenresektion, durch Ausfall der portionsweisen Entleerung und guten Durchmischung mit den Pankreasenzymen und Gallensalzen und bei Lebererkrankungen durch Ausfall der Gallensalze für die Fettverdauung) sowie 2. Resorptionsstörungen (Malabsorption bei

Tabelle 40. Spezielle Malabsorptionssyndrome (ohne Fettstühle)

Disaccharidunverträglichkeit:
Unverträglichkeit gegenüber Laktose bedingt Unverträglichkeit gegen Milch und laktosehaltige Produkte. Folgen: Durchfälle, Meteorismus und Borborygmus nach Genuß. (Es gibt auch andere Mechanismen der Milchunverträglichkeit). Laktoseunverträglichkeit relativ häufig. Nachweis: Laktosebelastung, Unverträglichkeit gegen andere Disaccharide (z. B. Saccharose – Isomaltose) sehr selten
Monosaccharidmalabsorption: sehr selten angeboren. Säuglinge vertragen keine Milch. Lebensbedrohliche Durchfälle. Gehört in Kinderklinik ebenso wie Durchfälle, die bei Umstellung auf Breikost auftreten und durch Saccharase-Insuffizienz bedingt sind (extrem selten).
Noch seltener: Aminosäuremalabsorption, Vitamin-B_{12}-Malabsorption etc.

Tabelle 41. Malabsorption durch Dünndarmerkrankungen

1. Einheimische Sprue (Glutenenteropathie, Zöliakie)
2. Tropische Sprue
3. M. Whipple
4. Kollagenosen (Sklerodermie)
5. Intestinale Lymphangiektasie
6. Operationsfolgen: Dünndarmresektion (blinde Schlinge)
7. Dünndarmdivertikulose, Dysbakterie
8. Fermentmangel (Disaccharidase, Lactase u. ä.)
9. Seltene isolierte Transportstörungen für Aminosäuren (z. B. Hartnup-Erkrankung) oder Vitamine (z. B. Vitamin B_{12}) und Monosaccharide (alles sehr selten)
10. M. Crohn

der die aufgespaltene Nahrung vom Darm nicht aufgesaugt = resorbiert wird, wie z. B. bei dem Spruesyndrom mit seinen verschiedenen Formen) verwendet. Malassimilation geht mit einer Fettstuhlsymptomatik einher, gleichgültig ob der Ausgangspunkt jetzt eine Pankreaserkrankung oder eine Dünndarmerkrankung etc ist. Während geringgradige Malassimilation häufig ist, ist ein schweres Malassimilationssyndrom selten (Tabelle 39–41). (Meist wird allerdings Malabsorption sowohl als Oberbegriff als auch für die eigentlichen Darmresorptionsstörungen verwendet.) Verdacht kommt auf bei wochenlangen Durchfällen und Gewichtsverlust. Blut im Stuhl und Schmerzen (Koliken) sprechen eher gegen genannte Malabsorptionsursachen. Bester Globaltest: Stuhlfettbilanz (chemisch).

5.5.1 Einheimische Sprue, Glutenenteropathie, Zöliakie

Bei dieser Erkrankung handelt es sich um eine Schädigung der Dünndarmschleimhaut durch einen Eiweißbestandteil im Getreide (Gliadin als alkohollösliche Fraktion des Gluten), der in Mehlen mit einem Gewichtsanteil bis zu 15% vorkommt. Deswegen ist bei dieser Erkrankung die Diät die wichtigste Therapie. Insgesamt scheinen vererbliche Faktoren ebenso eine Rolle zu spielen wie externe Belastungen.

Anamnese und Symptome. Häufig erkranken schon Kinder in den ersten Lebensmonaten bis zum ersten Lebensjahr, wobei diese Erkrankung dann einige Jahre dauert und zu langdauernden Remissionen neigt. Die Erkrankung kann aber auch im Erwachsenenalter, und zwar zwischen 40 und 50 Jahren erstmals auftreten. Bei den Kindern stehen Wachstumsstörung, Gewichtsverlust, Übelkeit, Erbrechen, nervöse Weinerlichkeit bei auffallend aufgetriebenem Bauch, Durchfall- und Fettstühle und Anämie im Vordergrund. Beim Erwachsenen treten die Durchfälle langsam bis plötzlich auf. Patienten verlieren stark an Gewicht, sonst bestehen nur vage abdominelle Beschwerden, evtl. Blähungen, Fett wird schlecht vertragen. Durch die Mangelresorption kommt es zu evtl. Anämien gemischter Ursache (Eisenmangel, Vitamin-B_{12}-Mangel, Folsäuremangel), Glossitis, Stomatitis, es kommt evtl. zu Tetanie, Osteomalazie – Osteoporose durch den Vitamin-D- und Kalziummangel; evtl. kommt es auch zu Blutungen durch Hypoprothrombinämie, auf Grund der mangelhaften Vitamin-K-Resorption. In manchen Fällen (10–15%) fehlen die Durchfälle, und die vorherrschenden Symptome sind Osteoporose, Osteomalazie, Eisenmangel, unklare Anämien, Tetanie und allgemeine Müdigkeit; man muß auch bei den sog. monosymptomatischen Formen an eine Sprue denken.

Tabelle 42. Glutenenteropathie (einheimische Sprue, Zöliakie, selten)

Anamnese:	1. Lebensjahr, oder zwischen 40.–50. Lebensjahr. Auftreten von massigen, fetten Durchfällen, Gewichtsverlust evtl. Ödeme, Anämie. Osteomalazie, Hypoproteinämie und Hypoprothrombinämie
Befunde:	Fettstühle (Nachweis chemisch quantitativ bei standardisierter Fettzufuhr), im Dünndarmröntgen Malabsorptionsmuster, pathologische Resorptionsproben
Sicherung:	Dünndarmbiopsie
■ Therapie:	Konsequente glutenfreie Kost, manchmal anfangs Steroide Vitaminsubstitution (A, D, K) Elektrolyt-, Kalzium-, Phosphorkontrolle (an monosymptomatische Formen denken – mit nur Hypoprothrombinämie, Hypokalzämie (Tetanie), Anämie mit nur geringer Durchfallsymptomatik)

Diagnose. Dünndarmbiopsie (zeigt flache Mukosa), pathologische Xyloseprobe, Nachweis der Steatorrhö durch chemische Bestimmung des Stuhlfettgehaltes und Bilanzuntersuchungen. Untersuchungen eher bei Krankenhausaufenthalt. Indirekt: niedriges Prothrombin, Kalzium, Eiweiß, Eisen. Von gewisser Seite wird neben der ersten Biopsie mit der flachen Mukosa, die Kontrollbiopsie nach Erholung und eine neuerliche Kontrollbiopsie nach neuerlicher Belastung gefordert. Ein Vorgehen das uns zu aufwendig und bis zu einem gewissen Grad gefährlich erscheint. Die Ansichten über die Erholung im Kindesalter gehen auseinander, z. T. wird bei etwa 20% der Fälle berichtet, daß keine weitere Diät mehr notwendig ist.

Therapie. Glutenfreie Kost, die bei Kindern mit Zöliakie in einigen Wochen, bei Erwachsenen oft erst nach Monaten Erfolg hat und in manchen Fällen ganz streng eingehalten werden muß (Achtung auch vor Konserven und anderen Lebensmittelzubereitungen, die vielleicht Mehlbestandteile enthalten, ohne daß der Gehalt der Stoffe offensichtlich ist).

Bei manchen schweren Fällen sollte anfänglich zusätzlich mit Glukokortikoidpräparaten behandelt werden. Es ist vielen Patienten, und noch mehr ihren Angehörigen, so schwer klar zu machen, daß die Patienten nach Erholung und Befundnormalisierung evtl. Schweinefleisch und Essiggurken, aber nicht altes trockenes Brot oder ein Müsli essen dürfen. Große Sorgfalt in der Aufklärung muß aufgewendet werden.

Prognose. In der Regel sprechen die Patienten auf eine streng eingehaltene Diät gut an. Man muß sie darauf aufmerksam machen, daß auch gelegentliche Lockerungen in der Diät, z. B. ein normales Frühstück am Sonntag, den Therapieerfolg vereiteln kann. Im langjährigen Verlauf evtl. Malignome. Es gibt einige Sonderformen, die nicht durch den Glutengehalt der Nahrung ausgelöst werden. Es gibt nationale und evtl. lokale Clubs der Spruepatienten, die Erfahrungsaustausch und Hilfe bieten.

5.5.2 Tropische Sprue

Bei dieser Erkrankung handelt es sich um eine der idiopathischen Sprue symptomatisch ähnliche Erkrankung, die in den Tropen auftritt. Unter den Symptomen imponiert neben der Durchfallssymptomatik vor allem ein Folsäuremangel mit entsprechenden Blutbildveränderungen.
DD: Dünndarmbiopsie.
Therapie. Die Behandlung beruht auf Gaben von Antibiotika (Tetrazykline und Ampicillin) und Folsäure.

5.5.3 Morbus Whipple

Bei dieser Erkrankung kommt es neben der Malabsorptions- und Durchfallssymptomatik (mit Fettstühlen) und Eiweißverlust in den Stuhl (s. exsudative Enteropathie, S. 100) auch zu Gelenkbeschwerden und Lymphknotenschwellung. Die Ursache der Erkrankung ist eine Infektion, da Dauerheilungen nach konsequenten Tetrazyklingaben beschrieben wurden. Diagnose: Dünndarmbiopsie (evtl. auch mit Gastroskop aus tiefem Duodenum).

5.5.4 Zustand nach Resektion
(Tabelle 43)

Nach Dünndarmresektionen, die 1,5 m überschreiten, kann es zu Ausfallserscheinungen kommen, wobei ein Verlust des Jejunums (selten vorkommend) zu verminderter Eisenresorption, Folsäureresorption und einer Einschränkung der Xyloseresorption (nur als Test interessant) kommt, während die Fettresorption durch das Ileum weitgehend kompensiert wird (bezeichnet als oberes Resektionssyndrom). Ein Verlust des Ileums führt vor allem zu einer Störung der Resorption von Vitamin B_{12}, Gallensäuren, aber auch von Fett (unteres Resektionssyndrom).

Tabelle 43. Dünndarmresektionsfolgen

Wenn mehr als 1,5 m reseziert sind.
Oberes Resektionssyndrom (Jejunum):
Rasche Passage, verringerte Resorption von Folsäure, Eisen, D-Xylose, Ileum kompensiert.
Unteres Resektionssyndrom (Ileum):
Mangelerscheinungen B_{12}, Gallensäuren, Fettstühle!
Bei fehlender Ileozökalklappe Symptome verstärkt
Gallensäurebedingte Steatorrhö

Die *Therapie* des oberen Resektionssyndroms besteht in Gaben von kleinen, gut aufgeschlossenen Mahlzeiten, evtl. in Substitution von Eisen und Folsäure. Die Therapie des unteren Resektionssyndroms muß unterscheiden zwischen jenen Fällen, bei denen durch ausgedehnte Resektion des Ileums soviel Gallensäuren verloren werden, daß die Leber den Verlust nicht mehr durch Synthese ausgleichen kann, und solche, bei denen zuviel Gallensäuren in das Kolon gelangen, welche im Ileum nicht resorbiert werden können. Fälle mit zuwenig Gallensäuren müssen durch Substitution von Gallensäuren mit entsprechenden Präparaten (meist Pankreasfermenten) behandelt werden. Wenn zu viele Gallensäuren in den Dickdarm gelangen und durch Bakterien abgebaut werden, wobei die Abbauprodukte den Dickdarm reizen und zu Durchfällen führen, müssen sie chemisch im Darm gebunden werden. Als Therapie bei diesen Fällen verwendet man Austauschharze (Cholestyramin), die Gallensalze binden und sie dadurch der bakteriellen Einwirkung entziehen (Präparate z.B. Cuemid, 3–4mal tgl. 4 g und Quantalan, 3–4mal tgl. 4 g und mehr). Gaben von mittelkettigen Triglyzeriden, die besser resorbiert werden, „Astronautenkost". Neuerdings kontinuierliche Zufuhr von Nährlösungen mit Sonden möglich.

5.5.5 Dünndarmdivertikulose
(s. auch Dünndarmdivertikel S.94)

Große Dünndarmdivertikel multiple, in denen sich Bakterien ansiedeln, die Vitamin B_{12} verbrauchen und Gallensäure entkoppeln, können zu einem echten Malabsorptionssyndrom führen, wobei diese Zustände mit Tetrazyklinen behandelt werden; evtl. operative Sanierung (meist Zufallsbefund).

5.5.6 Spezielle Malabsorptionssyndrome bzw. -störungen
(Milchzuckerintoleranz = Laktasemangel, häufig)

Durch Unverträglichkeit einzelner Disaccharide (z. B. Laktose = Milchzucker, zu 50 g in 1 l Kuhmilch enthalten, aber auch einiger anderer Disaccharide), kann es zu schweren Durchfällen kommen, wenn im Darm die zur Spaltung dieser Disaccharide vorhandenen Enzyme (Disaccharidasen) nicht ausreichen. Angeboren, kann es bei Säuglingen zu schweren lebensbedrohlichen Zuständen kommen, im Erwachsenenalter lediglich zu chronischen Durchfallserkrankungen bzw. Blähungen nach Genuß von entsprechenden disacchardenthaltenden Nahrungsmittel. In der Regel handelt es sich bei diesen Störungen um Laktoseintoleranzen bei Laktasemangel, wobei dieser Zustand in Mitteleuropa bei etwa 10% bei der Bevölkerung erwartet werden kann. Die Betroffenen meiden meistens spontan die entsprechenden Nahrungsmittel.

Die *Diagnose* erfolgt durch Gabe dieser Doppelzucker, die alle Glukose enthalten (Laktose z. B. Doppelzucker aus Glukose-Galaktose), und darauffolgende Untersuchung des Glukosespiegels im Blut wie bei Belastung auf Diabetes. Speziallaboratorien ist die Messung der Enzymaktivität der Dünndarmbiopsie vorbehalten.

Therapie der Disaccharidaseinsuffizienz: Vermeidung der entsprechenden Zucker; Atemtests.

5.6 Dünndarmtumoren
(Tabelle 44)

Benigne. Praktisch meist symptomlos, wenn es nicht zu Blutungen oder Stenosen kommt (durch Invagination), meist Adenome, Lipome (diese meist im Ileum), Angiome.

Tabelle 44. Dünndarmtumoren

Benigne:	Adenome, Lipome, Angiome
Maligne:	Adenokarzinome (sehr selten)
Karzinoid:	Symptome *lokal, systemisch* (Serotoninausschüttung) und durch *Metastasierung* Durchfälle über Jahre, unvermittelt auftretende Gesichtsröte (flush), evtl. asthmatische Beschwerden, Trikuspidalinsuffizienz
▶ Diagnose:	Nachweis des Serotoninmetaboliten 5-Oxyindolessigsäure im Harn
■ Therapie:	Operation (auch der Lebermetastasen wenn möglich), lange Überlebensspannen sind beschrieben

Diagnose. Bei Auftreten entsprechender Komplikationen, meist bei Operation, evtl. endoskopisch oder röntgenologisch.
Maligne. Sehr selten, Adenokarzinome (meist im Duodenum und Jejunum). Symptome wie bei anderen Oberbaucherkrankungen, evtl. intermittierende Invagination.
Diagnose. Durch Röntgen und Endoskopie, Dünndarmsonde nach Sellkin.

Karzinoid. Durchfallserkrankung mit Auftreten von emotionell nicht begründetem Erröten des Gesichts und der oberen Körperhälfte; bei sehr schwerem Verlauf Gewichtsverlust, Kachexie und evtl. auch Veränderungen an der Trikuspidalis. Klinische Symptome erst bei Metastasen.
Diagnose. Durch den Nachweis von 5-Hydroxyindolessigsäure im Harn bei einer Diät, die keine entsprechenden Serotoninmetaboliten enthält, am besten eine Reis-Zuckerdiät für 3 Tage. Normalwert von Hydroxy- und 5-Hydroxyindolessigsäure im Harn 10 mg/Tag, fraglich bis 20 mg/Tag, bei schwerem Befall bis 200 mg/Tag.
Therapie. Entfernen des Primärtumors und der Metastasen, soweit möglich; es bestehen jahrelange Überlebenschancen.

5.7 Dünndarmdivertikel
(Tabelle 45)

5.7.1 Duodenaldivertikel

Kommen mit einer Häufigkeit von 2% vor, bleiben meist asymptomatisch. Wenn Symptome auftreten, kommt es etwa 1 h nach den Mahlzeiten zu Druck im Oberbauch, Völlegefühl, evtl. auch Übelkeit. Bei Füllung des Divertikels und Druck auf das Darmlumen, ebenso wie bei entzündlichen Veränderungen der Divertikelwand auch Dauerbeschwerden, Appetitlosigkeit. Bei Auftreten dieser Symptome muß aber unbedingt nach anderen Ursachen gesucht werden. Oft Papille im Divertikel oder papillennah.
Diagnose. Röntgenuntersuchung, evtl. endoskopischer Nachweis.
Komplikationen. Vor allem bei papillennahem Sitz Druckschädigung des Pankreas mit evtl. resultierender Pankreatitis und Abklemmung des Choledochus. Selten stärkere Entzündung, sehr selten Perforation, dann Mortalität um 50%.
Therapie. Leicht verdauliche Kost; Versuch, durch postprandiale Lagerung das Divertikel zu entleeren. Operation nur bei Komplikationen.

Tabelle 45. Dünndarmdivertikel

a) Duodenum	b) Jejunum – Ileum	c) Meckel-Divertikel
in der Regel asymptomatisch, Beschwerden durch Füllung und Druck auf Darmlumen, Choledochus, Pankreas, Stauung, Entzündung		
Druck im Oberbauch, Völlegefühl, evtl. Übelkeit nach den Mahlzeiten	evtl. Malabsorptionsbeschwerden (B_{12}, Fett)	
■ Lagerungsversuche	■ Bei Malabsorption Tetrazykline, Vitamin B_{12}	
▶ Röntgen, Endoskopie ■ Leichtverdauliche Kost ■ Chirurgisches Vorgehen nur bei Druckschädigung des Pankreas, Abklemmung des Choledochus, stärkere Entzündung, Perforation		Bei Entzündung DD Appendizitis ▶ Röntgen oft schwierig, auch Ulkusblutung möglich ■ Operation

5.7.2 Jejunal- und Ileumdivertikel

Häufigkeit um 0,25%, meist Pseudodivertikel. Auch sie sind meist symptomlos. Hauptbeschwerden durch Füllung und Druck auf das Darmlumen (Substenose) oder chronische Entzündung. Bei starkem Bakterienbefall der Divertikel (meist E. coli) kann es zu Malabsorptionsbeschwerden kommen, weil die Bakterien die Gallensäuren dekonjugieren und diese ihre Funktion bei der Fettverdauung nicht mehr ausüben können. Außerdem verbrauchen die Bakterien Vitamin B_{12}, so daß es zu megaloblastärer Anämie kommen kann.

Diagnose. Röntgen (wobei einzelne Divertikel dem Nachweis durch Darmschlingen entgehen können) endoskopisch.
Komplikationen: wie Duodenaldivertikel.
Therapie. Operation nur bei Komplikationen. Bei Malabsorption 2 Wochen Tetrazykline, Vitamin B_{12}.

5.7.3 Meckel-Divertikel

Rest des Ductus omphaloentericus, der in etwa ⅓ der Fälle Magenschleimhautinseln enthält, in denen sich ein Ulkus bilden kann. Das Divertikel (echtes Divertikel mit Peristaltik, das deswegen auch röntgenologisch oft schwer nachzuweisen ist, weil es das Barium peristaltisch entleert und nicht, wie die Pseudodivertikel, speichert) kann sich entzünden, und dann ist die Differentialdiagnose gegen eine Appendizitis praktisch nicht möglich. Auch Blutungen aus einem Ulkus in einem Meckel-Divertikel kommen vor.
Therapie. Operation.

5.8 Gefäßerkrankungen

5.8.1 Ischämie (Angina abdominalis intermittens Ortner)

Auftreten von Schmerzen und Blähungen vor allem nach raschem Gehen oder größeren Mahlzeiten bei alten Menschen, etwa ¼–½ h nach dem Essen, dauert oft einige Stunden.
  Häufig auch Gewichtsverlust, z. T. durch geringere Nahrungsaufnahme, evtl. auch durch Malabsorption durch verringerte Durchblutung.
Diagnose. Bei Verdacht klinisch, evtl. arteriographisch.
Therapie. Akut Versuch mit Spasmoanalgetika, in schweren Fällen evtl. Gefäßoperation nach vorhergehender Angiographie, um folgenschwere Konsequenzen mit Ischämie oder Infarkt zu verhindern.

5.8.2 Mesenterialgefäßverschlüsse

Verdacht vor allem bei Patienten mit Vorhofflimmern, schwerer Arteriosklerose, allgemeiner schlechter Durchblutung bei kardialer Dekompensation, Schock oder schwerer Hypoxämie bei solchen Patienten, die früher schon an Angina abdominalis gelitten haben.
  Die Verschlüsse betreffen oft Venen und auch Arterien, sind embolisch oder thrombotisch. Bild des akuten Abdomen mit langsam oder rasch auftretenden heftigen Abdominalschmerzen, die anfangs oft kolikartig mit verstärkter Peristaltik sein können, dann zu Dauerschmerz werden, diffuse Druckschmerzhaftigkeit, oft kein sehr eindrucksvoller Befund, blutige Stühle, die oft erst spät kommen. Auftreten eines paralytischen Ikterus.

Darminfarzierung ohne mechanischen Verschluß bei schwerer kardialer Dekompensation möglich.
Diagnose. Klinisch, evtl. Arteriographie, wobei die Interpretation oft schwierig ist, Laparotomie.
Therapie. Bei Verschluß eines Gefäßes möglichst frühzeitige Operation. Bei nicht nachweisbarem Verschluß zuwarten, symptomatische Therapie abhängig vom Gesamtzustand des Patienten und dem vermutlichen Risiko des operativen Eingriffs bei bestehendem sehr großem Risiko der Erkrankung selbst. Entscheidung oft außerordentlich schwierig.

5.8.3 Arteriomesenteriale Duodenalkompression

Bei manchen Patienten, vor allem mageren Individuen, kommt es durch eine abnormal verlaufende A. mesenterica superior zu einer Kompression des Duodenums, mit entsprechenden kolikartigen Schmerzen, Übelkeit und Erbrechen.
Die *Therapie* besteht in Lagerung nach dem Essen, die Beschwerdefreiheit gewährleistet, bzw. evtl. Operation.

5.9 Meteorismus

Meteorismus ist ein häufiges Symptom. Ursachen sind neben dem Luftschlucken (Aerophagie, beim Rauchen, Essen, auch organischen Erkrankungen im Magen, Nervosität), beginnende kardiale Dekompensation, Lebererkrankungen, Gallenblasenerkrankungen, Gärungs- und evtl. Fäulnisdyspepsie.
Therapie mit Ursachenbekämpfung: Herzschwäche beseitigen, Lebererkrankung, Gallenblasenerkrankung, Pankreasinsuffizienz und Laktaseinsuffizienz behandeln, Vermeiden blähender Gemüse, wie Kohl, Bohnen, Zwiebeln, evtl. Einschränken der Kohlenhydrate oder des Eiweißanteils der Nahrung. Medikamentös evtl. antibakteriell oder Metoclopramid. Evtl. hilft ein Sedativum, vermehrte körperliche Bewegung oder die modernen Entschäumer (Dimethylpolysiloxan ohne und mit Zusätzen).

5.10 Nahrungsmittelallergien

Sie kommen in etwa 5% der gastroenterologischen Erkrankungen vor. Hauptursachen sind Milch, Käse, Eier, Schimmelpilze, hefehaltige Nahrungsmittel (auch Brot, Bier), Erdbeeren, Orangen, Fisch, Krebse, Nüsse.

Anamnestisch werden abdominelle Schmerzen, oft krampfartig, Übelkeit, Erbrechen und Durchfall angegeben. Urtikaria kann damit vergesellschaftet sein, ebenso ein Quincke-Ödem oder asthmatische Beschwerden. Manchmal wirken nicht die Nahrungsmittel selbst, sondern deren Abbauprodukte, und eine recht vage Symptomatik kann sich über Tage hinziehen. Wenn es sich nun um ein Allergen handelt, das schwierig zu erkennen ist, genügt evtl. zweimal wöchentliche Exposition, um dauernde Beschwerden hervorzurufen.

Diagnose. Sie wird gestellt durch Eliminationsdiät, wenn der Patient etwa angeben kann, was ihm die Beschwerden macht. Oder Aufbau von einer Basiskost mit Reis, Zucker, Sojaöl, Apfel, Tee und Wasser, wobei dann ein um das andere Nahrungsmittel zugegeben wird, bis man – evtl. – die Ursache findet. Da die Ansprechbarkeit des Organismus wechselt, ist es oft sehr schwer, einen positiven Nachweis zu führen. Auch Hautteste können selten Aufschlüsse bringen. Wenig hält man von der Steigerung der Herzfrequenz nach Coca, die nach Genuß eines als Allergen wirkenden Nahrungsmittels (Medikaments etc.) auftreten soll.

5.11 Parasiten

Relativ häufige Erkrankung vor allem durch Taenia, Ascaris und Oxyuren, evtl. noch Trichura trichuris (Peitschenwurm). Wurminfektionen spielen in unseren Breiten nur eine untergeordnete Rolle. Die Reaktion des befallenen Patienten hängt von der Zahl der Parasiten und von seiner eigenen Reaktion ab. Askariden können bei Kindern durch die Durchwanderung der Lunge schwere Erscheinungen und Dispositionen für schwere Lungenerkrankungen schaffen. Da manche Parasiten fast keine Beschweden machen und jahrelang vorhanden sein können, sollte bei allen unklaren abdominellen Beschwerden, Eosinophilie nach Helminthen gesucht und auch nach evtl. Auslandsreisen (auch Jahre zurück) gefragt werden. Die vielen Gastarbeiter aus den wärmeren europäischen Ländern sollten routinemäßig untersucht werden, wie auch evtl. unsere Urlauber.

5.11.1 Bandwürmer

Häufig Rinderbandwurm (Taenia saginata) seltener Schweinebandwurm (T. solium) und Fischbandwurm, der evtl. eine megaloblastäre Anämie verursacht. Im übrigen kommt es gelegentlich zu Gewichtsverlust, Übelkeit und Durchfällen. Von T. solium können auch Zystenbildungen bei Menschen beobachtet werden.

Diagnose. Nachweis von Eiern im Stuhl oder von ausgewanderten Proglottiden, die bei der T. saginata beweglich sind und meist verkannt werden (rollen sich zusammen), bei Zystizerkosen auch Komplementbindungsreaktion, Hautteste.
Therapie. Yomesan, Filmaron, Acridine, Dichlorophen.

5.11.2 Rundwürmer

5.11.2.1 Ascaris

Ascaris führt zu Lungeninfiltrat während der Durchwanderung, macht im Darm wenig Beschwerden, evtl. Eindringen in den Choledochus, bei Massenbefall evtl. stärkere Beschwerden, bei unterernährten Kindern echte Gefahr. Postoperativ können sie Nähte durchwandern. Nachweis durch Eier im Stuhl.
Therapie. Piperazin, Tiabendazol (Minzolum), Pyrantel (Helmex, Probantin), Mebendazol (Vermox) u. a. Dosierungsvorschriften beachten!

5.11.2.2 Peitschenwurm

Trichuriasis. Macht meist nur wenig Beschwerden bei geringem Befall, sonst Koliken, Leibschmerzen. Eosinopilie.
Therapie. Tiabendazol (Minzolum), Pyrantel, Mebendazol.

5.11.2.3 Oxyuren

Häufig vorkommende Wurmart, die sich in Menschen entwickelt, keinen Zwischenwirt braucht und durch infektiöse Eier aus der Analschleimhaut wieder zur Infektion führt. Der Befall (im Zökum) macht keine besonderen Beschwerden. Nachweis: durch Gewinnung der Eier aus der Analschleimhaut, am besten durch einen aufgeklebten, selbstklebenden Cellophanstreifen, den man direkt auf den Objektträger kleben und mikroskopisch anschauen kann. 3mal Untersuchung am Morgen vor der Defäkation und Bad an aufeinanderfolgenden Tagen bringt 90%igen Nachweis, 5–7mal negative Untersuchung schließt Oxyuren sicher aus. *Therapie* mit Pyrvinium (Molevac), evtl. 2mal andere Mittel wie Tiabendazol, Pyrantel, Mebendazol, Piperazinpräparaten (Vorsicht bei Kindern, die zu Krampf-

anfällen neigen, Epilepsie und Nierenfunktionsstörungen) oder anderen der zahlreichen Präparate.
Hauptschwierigkeit ist die Verhinderung der Reinfektion. Die ganze Familie muß behandelt werden, Toilettendesinfektion, Kochen der Bettwäche und der Pyjama etc.

5.11.2.4 Andere Würmer

Bei Befall mit anderen Parasiten Zuweisung an Fachabteilung wünschenswert, die entsprechende Erfahrung hat.

5.12 Amöbenruhr

In akuter Form (als Dysenterie, d. h. mit schmerzhaften Tenesmen einhergehende Durchfälle, oft blutig-schleimig), und in chronischer Form, die evtl. erst Jahre nach der Exposition auftritt mit breiigen Durchfällen, Bild wie bei Colitis colica mucosa (irritables Kolon), aber auch Allgemeinerscheinungen, Fieber etc. Bei Verdacht Überweisung an Spezialisten zum Amöbennachweis.
Therapie: Nicht nur bei Gewebsinfektion auch Darmlumenbefall, Metronidazol, evtl. Resochin etc. Prophylaxe evtl. kurzfristig Chinolinderivate, Ornidazol etc.

5.13 Lambliasis

Lamblien können im Duodenum entweder keine oder geringe Beschwerden machen, bei starkem Befall aber zu einer Duodenitis führen (oft vergesellschaftet mit Hypogammaglobulinämie). Nachweis durch Eier im Stuhl bzw. durch Duodenalsondierung.
Therapie: Metronidazol.

5.14 Exsudative Enteropathie

Eiweißverlust durch Diathese in den Darm. Manchmal als zunächst ungeklärte Hypoproteinämie imponierend, evtl. mit Aszites (trüb), Ödemen.
DD dieses Symptoms. Nachweis enteralen Eiweißverlustes.
Kommt bei verschiedensten Grunderkrankungen vor wie

Lymphangiectasia intestinalis,
M. Ménétrier (Riesenfaltengastritis),
bei bösartigen Tumoren (vor allem Magenkarzinom), Colitis ulcerosa,
M. Crohn, Sprue, M. Whipple,
nephrotischem Syndrom,
Rechtsherzstauung und vielen anderen Ursachen.
Therapie der Grundkrankheit. Mittelkettige Triglyzeride, weil oft auch ein Malabsorptionssyndrom vorliegt, sonst verminderte Fettgaben, Eiweißgaben parenteral, evtl. Immunglobulingaben bei Infektionen.

5.15 Pneumatosis cystoides

Seltene Erkrankungen mit gasgefüllten Zysten im Abdomen, meist im Darm. Ursache unbekannt (Ulzera, Läsionen?), meist symptomlos.
Diagnose. Röntgen oder bei Laparatomie, keine Therapie, wenn nicht Komplikationen wie Obstruktionsileus etc. (sehr selten) vorliegen.

5.16 Darmtuberkulose

Meist bei bestehender Lungentuberkulose, Durchfälle, manchmal symptomlos. Meist Sitz im Ileum, Zökum, Colon ascendens. Heilt unter tuberkulostatischer Therapie meist gut aus.
Diagnose. Tuberkelbazillen im Stuhl, Nachweis Lungen-Tbc, sehr selten Typus bovinus. Irrigoskopie, Koloskopie. DD: M. Crohn, Karzinom etc.

5.17 Ileus

5.17.1 Mechanischer Ileus

Ätiologie. Meist den Dünndarm und hier eher das Ileum befallend. Ursachen häufig äußere Hernien, Verwachsungen (Hinweis Operationsnarben), seltener Volvulus, innere Hernien, Invagination, evtl. Gallensteine etc.

Symptome
- Kolikartige Schmerzen im Abdomen, Erbrechen (Miserere), Stuhlverhalten (gelegentlich zunächst noch geringe Mengen), Meteorismus
- Zunächst gesteigerte, später erlahmende bis fehlende Darmgeräusche (Übergang in paralytischen Ileus)

- Zeichen der Peritonitis
- Kreislaufsymptome, Tachykardie, Unruhe
- Röntgenaufnahme zeigt Flüssigkeitsspiegel, darüber Gas
- Zunächst keine wesentlichen Laborbefunde (im Verlauf Elektrolytstörungen)
 (auch bei Substenosen ähnliche Erscheinungen, aber geringer)
- Beginn oft im Nabelbereich.

Therapie. Klinikeinweisung. Bei Einklemmung (Zirkulationsunterbrechung!) unbedingt möglichst rasche Operation.

5.17.2 Paralytischer Ileus

Ätiologie. Z. B. postoperativ, Peritonitis, Durchblutungsstörungen, reflektorisch bei Koliken in anderen Organen bei Stoffwechselstörungen etc.

Unbedingt Ausschluß eines vorausgegangenen mechanischen Ileus als Ursache des paralytischen, in diesem Fall sofort Operation.

In jedem Fall bei Ileus Konsilium mit chirurgischem Team.

Therapie. Zunächst Krankenhauseinweisung, Nahrungskarenz, Absaugen, verschiedene die Peristaltik anregende Maßnahmen, evtl. Operation.

5.18 Appendizitis

5.18.1 Akute Appendizitis (s. auch S. 19)

Ätiologie. Ungeklärt, vermutlich u. a. Verstopfung des Lumens und folgende bakterielle Entzündung bis Gangrän und Perforation.

Anamnese und Symptome. Oft zunächst paraumbilikale Schmerzen, allgemeines Krankheitsgefühl, Erbrechen, Anorexie, die abklingen oder auch mehr oder weniger rasch (manchmal in Stunden) zum Vollbild der Appendizitis führen können, mit Schmerzen im rechten Unterbauch, Verstärkung durch Bewegung des rechten Beines, das oft in Schonhaltung bleibt. Meist Stuhlverhaltung, manchmal auch Durchfall. Fieber anfangs meist kaum höher als 38 °C, evtl. rektal 1 °C höher. Zunehmend Zeichen der lokalen Peritonitis mit Schmerzverstärkung, Brechreiz und Erbrechen. Tastbefund ergibt in vielen Fällen relativ gut umschriebenen Druckschmerz, oft, je nach Lage der Appendix nicht ganz an typischer Stelle. Défense musculaire und Loslaßschmerz der lokalen Peritonitis. Meist stärkere Schmerzhaftigkeit bei rektaler Untersuchung. Bei retrozökalen, ins kleine Becken reichenden oder sonstwie anders gelegenen Appendizes atypische evtl. ge-

ringere Druckschmerzen (z. B. seitliche Schmerzen, Schmerzen vor allem bei rektaler Untersuchung.
Differentialdiagnose vor allem gegen solche Erkrankungen, die nicht operiert werden sollen, z. B. akute Gastroenteritis (Durchfälle, höheres Fieber bis 39 °C, Zystopyelitis (Harnbefund), basale Pneumonie, gynäkologische Erkrankungen, Diagnose oft schwierig bei Kindern und bei schleichendem Verlauf bei alten Patienten.
Diagnose. durch die erhobenen Befunde: Fieber bis knapp über 38 °C, bis 1 °C und mehr höhere Rektaltemperatur, Leukozytose um 10000, selten viel höher (Peritonitis!). Anfänglich oft uncharakteristisches Bild (8–12 h). Beobachten, Bettruhe, Nahrungskarenz, Wiederholung des Blutbildes (Leukozyten), bei Verdacht am besten Krankenhauseinweisung.
Therapie. Operation auch bei (hinreichendem) Verdacht, innerhalb von 24–48 h, abgesehen von perakut verlaufenden Fällen. Konservativ nur bei Kontraindikation der Operation aus verschiedenen Gründen. Dann Antibiotika, Absaugen, parenterale Flüssigkeitszufuhr, Behandlung wie bei Peritonitis.
Komplikationen. Perforation, generalisierte Peritonitis, perityphlitischer Abszeß etc.
Prognose. Bei rechtzeitiger Versorgung günstig.

5.18.2 Chronische Appendizitis

Das Vorkommen dieses Krankheitsbildes ist umstritten.

6 Dickdarm

E. Ewe

6.1 Funktion des Dickdarms

Das Kolon wandelt den Chymus aus dem Dünndarm durch Resorption, Sekretion und Bakterieneinwirkung in Stuhl um. Es sezerniert Schleim, hat eine Reservoirfunktion und steuert, durch Propulsion von Darminhalt zu gewissen Zeiten und die Ausstoßung des Stuhls, die Defäkation.

Die wesentlichen Symptome, die vom Kolon ausgehen können, bestehen in *Diarrhö und Obstipation* bei Motilitätsstörungen, *Schmerzen und Druck* bei Spastik, Entzündung oder Passagebehinderung, in *Schleimabgängen* bei Schleimhautirritation und *Blutbeimengungen* bei Entzündungen oder Tumoren oder in einer *Kombination* verschiedener Symptome.

Im folgenden werden diese Symptome, ihre Wertigkeit und die therapeutischen Möglichkeiten abgehandelt und danach die wichtigsten Kolonerkrankungen im Zusammenhang besprochen.

6.2 Untersuchungsmethoden

Die wesentlichen Punkte sollen hier stichwortartig aufgezählt werden, Einzelheiten sind in den speziellen Artikeln abgehandelt (Tabelle 46).

6.2.1 Anamnese

Aus der Anamnese weisen folgende Anagaben auf eine Kolonerkrankung: *Wechsel in den Stuhlgewohnheiten* – akute Enterokolitiden, Karzinom, entzündliche Darmerkrankungen und Divertikulitis.

Die Angabe von *Blut* unmittelbar nach der Defäkation, Auflagerungen von hellrotem Blut auf dem Stuhl oder am Toilettenpapier spricht für eine Blutungsquelle im Analbereich. Blut vermischt mit dem Stuhl oder

Tabelle 46. Untersuchungsmethoden

▶ **Anamnese:**
Wechsel in Stuhlfrequenz und -konsistenz, Bleistiftstuhl, Blut beigemengt, aufgelagert oder nach Defäkation
Schleim: mit oder ohne Blut
Wechsel in den Stuhlgewohnheiten
Schmerz während und nach der Defäkation
Schmerz im linken Unter- und Oberbauch

▶ **Analinspektion:**
Perianale Thrombose, Fissur (schmerzhaft!), Marisken, Hämorrhoiden, Anal- oder Rektumprolaps, Condylomata, Analekzem, Fisteln

▶ **Stuhlinspektion:**

Reiswasserartig	– Cholera
Erbsbreiartig	– Salmonellose
Breiig oder wäßrig mit Blut und Schleim vermischt	– Colitis ulcerosa
Breiig mit evtl. membranartiger Schleimbeimengung	– Colica mucosa
Massig, pastenartig, fettig	– Malabsorption

▶ **Digitale Untersuchung:**
Sphinktertonus, Narben, Papillen, Prostata bzw. Uterus, Polypen oder Karzinom, Skybala, Blut am Finger

▶ **Rektoskopie,** evtl. Biopsie:
Tumoren, Colitis

▶ **Röntgenkontrast** (Wichtig: Vorbereitung!)

● **Stuhlkultur** einsenden
● **Serologie:** bei Salmonellose (Gruber-Widal-Reaktion)
● Stuhl auf Wurmeier (Nativpräparat oder Anreicherung)
● Okkultes Blut (Haemoccult)

Schleim weist auf eine höhergelegene Blutungsursache hin – Karzinom oder auf eine ulzerative Kolitis.

Stuhldrang und *Druck im Rektum* auch nach Defäkation, Schmerzen im linken Unter- oder Oberbauch, Auftreten einige Stunden nach dem Essen, Wechsel von Obstipation (Schafkotstuhl) und Diarrhö deuten auf das Kolon als Ursache, in dieser Konstellation vorwiegend auf eine funktionelle Genese. Starke *Schleimproduktion* ohne Blut weist in die gleiche Richtung.

Ein pathogenetisch ungeklärtes, funktionelles Krankheitsbild ist die *„Proktalgia fugax":* stärkste, anfallsweise Schmerzen im Rektum über einige Minuten; besonders nachts. Es handelt sich um einen Spasmus des Rektums, welcher außer den Schmerzen *keine* klinische Relevanz hat. Das Einführen des Fingers in den Darm (Fingerlinge mitgeben!) kann diese Schmerzattacke verkürzen.

Bleistift- und Kerbenstuhl bedeuten eine Verengung des Lumens im Analbereich oder unterem Rektum und sind Folgen eines erhöhten Sphinktertonus oder auch eines stenosierenden Prozesses wie Karzinom im unteren Darmabschnitt.

6.2.2 Inspektion des Anus und des Stuhles

Eine Reihe von Beschwerden kann durch die Inspektion der Analregion geklärt werden: perianale Thrombose (bläulicher, praller Knoten, der durch Stichinzision wirkungsvoll entleert werden kann), Fissuren, Marisken (Hautfalten), Hämorrhoiden zweiten (treten beim Pressen hervor) und dritten Grades, Anal- oder Rektumprolaps, Condylomata, Fisteln, Analekzem.

Perianale Thrombose und Analfissur sind meist sehr schmerzhaft, während die anderen Veränderungen zu Jucken, Brennen und Nässen führen können.

Die Stuhlbetrachtung kann wesentliche diagnostische Hinweise geben (s. Tabelle 46).

6.2.3 Digitale Untersuchung

Die digitale Untersuchung erfolgt im Rahmen der Allgemeinuntersuchung – am besten, wenn sich der Patient auf einer Liege in Seitenlage mit maximal angezogenen Beinen befindet sowie beim vornübergebeugten Patienten oder auf entsprechenden Untersuchungsstühlen. Ausreichender Gebrauch von Gleitmitteln und langsames, schonendes Einführen des Fingers vermindert die Beschwerden.

Es ist besonders zu achten auf: *Sphinktertonus* (bei Analfissur ist der Tonus maximal erhöht, die Untersuchung ist wegen starker Schmerzhaftigkeit ohne Anästhesie nicht möglich), *Narben, hypertrophe Analpapillen, Prostata* bzw. *Cervix uteri, Polypen* oder *Karzinom*. Skybala lassen sich an der Darmwand zerdrücken und verschieben. Hämorrhoiden sind schwammige, weiche Gebilde und lassen sich in der Regel nicht tasten. Beim Zurückziehen auf *Blut am Finger* achten.

6.2.4 Rektoskopie

Die Endoskopie des Enddarmes ist deswegen so wichtig in der Kolondiagnostik, weil 30–40% aller Kolontumoren im Sichtbereich des Rektoskopes liegen und im Gegensatz zur Röntgenuntersuchung die Schleimhautfarbe, die Verletzlichkeit und feine oberflächliche Veränderungen beurteilt werden können, und weil die Röntgenuntersuchung im Rektumbereich aus Projektionsgründen schwierig und z. T. unzureichend ist.

Vorbereitung: Morgens nüchtern lassen (Vermeidung des gastroduodenokolischen Reflexes). *Kein* Abführmittel (flüssiger Stuhl fließt von oben ständig nach). 1 × Klysma (Pfrimmer) 15 min vor der Untersuchung.

Lagerung: Für die Rektoskopie am günstigsten ist die Knie-Ellenbogen-Lage, die am bequemsten auf speziellen, kippbaren Stühlen erreicht wird (z. B. Rektoskopiestuhl nach Ewe, Herstellerfirma Wolf, Knittlingen, auch für die Steinschnittlage umzubauen). Bei Untersuchungen in Steinschnittlage muß im Gegensatz zur Knie-Ellenbogen-Lage Luft eingeblasen werden, um den Darm zu entfalten, da der Bauchinhalt auf dem Darm ruht. Die 3. Lagerungsmöglichkeit ist die Linksseitenlage (Sims-Lage) mit angezogenem rechten Bein.

Gerät: Die neuen Geräte werden durch eine Kaltlichtquelle beleuchtet, wobei die Glasfibern in der Wand des Instrumentes nach vorne laufen und etwa 2 cm vor dem Ende münden (Fa. Wolf, Knittlingen; Fa. Storz, Tuttlingen). Wesentliches Zusatzinstrumentar ist ein Wattetupferträger, wünschenswert eine Biopsiezange, Absaugrohr, Fernrohrlupe und elektrischer Polypenschnürer.

6.2.5 Koloskopie (partielle, hohe)

Mit der Entwicklung flexibler Koloskope verschiedener Nutzlänge (Fa. Olympus, ACMI, Wolf/Knittlingen) ist die Spiegelung des gesamten Kolons möglich.

Hierbei unterscheidet man zwischen hoher Koloskopie, bei der das gesamte Kolon gespiegelt wird, und der partiellen Koloskopie, bei der das linke Kolon untersucht wird. Die hohe Koloskopie erfordert eine gründliche Vorbereitung mit 2tägiger Nahrungskarenz (klare Flüssigkeit erlaubt) und gründlichem Abführen (X-Prep, Cascara salax am Vortag). Alternativ kann die orale Spülbehandlung mit Mannitol oder Salzlösung durchgeführt werden. In 45 min wird 1 l getrunken bis der Darminhalt frei von geformten Partikeln erscheint. Dies ist meist nach 2–3 h der Fall Zusammensetzung der Lösungen: Na 121, K 10; HCO_3 30; Cl 121 mmol/l – NaCl 25; Na_2SO^4 40; KCl 10; $NaHCO_3$ 20 g aqua dest. ad 1000,0. Alternativ: 5% Mannitol plus 0,25% Ameisensäure als Geschmackskorrigens – nicht bei Polypektomie: Explosionsgefahr.

Die Vorbereitung für die partielle Koloskopie entspricht der der Rektoskopie. Die Ausbeute an pathologischen Befunden ist bei der partiellen

Koloskopie gegenüber der Rektoskopie 2- bis 3mal so groß (ca. 40 versus 15%), der Zeitaufwand für die Untersuchung doppelt so groß (ca. 6 versus 3 min).

6.2.6 Röntgenkontrasteinlauf

Von den verschiedenen Techniken der röntgenologischen Kolondarstellung kann heute – von speziellen Fragestellungen abgesehen – nur noch das Doppelkontrastverfahren als adäquate Methode gelten. Wesentlich für das Gelingen der Untersuchung ist eine ausreichende Vorbereitung, bei der im Gegensatz zur Rektoskopie vorher der gesamte Darm entleert werden muß. Es soll daher am Vortag schlackenarme Kost gegessen werden und 12 h vor der Untersuchung ein Abführmittel gegeben werden (z. B. X-Prep, Cascara salax).

6.2.7 Laboruntersuchungen

Okkultes Blut im Stuhl. Die Bestimmung von okkultem Blut im Stuhl ist durch die Einführung von einfachen Schnellverfahren, die auf einer Blauverfärbung durch Peroxydasereaktion bei Blut im Stuhl beruhen, leicht durchführbar geworden. Eingeführt in die gesetzliche Krebsvorsorgeuntersuchung ist der modifizierte Guajaktest nach Greegor (Haemoccult, Hämo FEC). Es werden je 2 Proben von 3 aufeinanderfolgenden Stühlen untersucht und auf die Felder der Testbriefchen gestrichen. *Eine diätetische Restriktion ist nicht erforderlich. Vitamin C kann den Test falschnegativ machen,* Eisen falschpositiv.

Linksseitige Kolontumoren werden sicherer erfaßt (ca. 80% der Karzinome und ca. 50% der Adenome über 1,5 cm Durchmesser) als rechtsseitige (bakterieller Hb-Abbau).

Der positive Ausfall auch nur auf einem der 6 Testfelder ist eine bindende Verpflichtung zu einer weitergehenden Untersuchung (Tabelle 47).

Stuhlkultur. Die Stuhlproben werden am besten in Röhrchen eingesandt, in deren Deckel ein kleiner Löffel für die Stuhlentnahme eingearbeitet ist.

Die in unseren Breiten wesentlichsten pathogenen Keime des Dickdarms sind die Salmonellen campylobakter Shigellen und Viren (Rota-Viren).

Der Nachweis ist 24 h nach der Einsendung möglich.

Serologische Untersuchungen. Von den serologischen Untersuchungen hat lediglich die Widal-Reaktion (Nachweis spezifischer Antikörper) bei Sal-

Tabelle 47. Vorgehen bei der kolorektalen Vorsorgeuntersuchung. (Nach Gnauck)

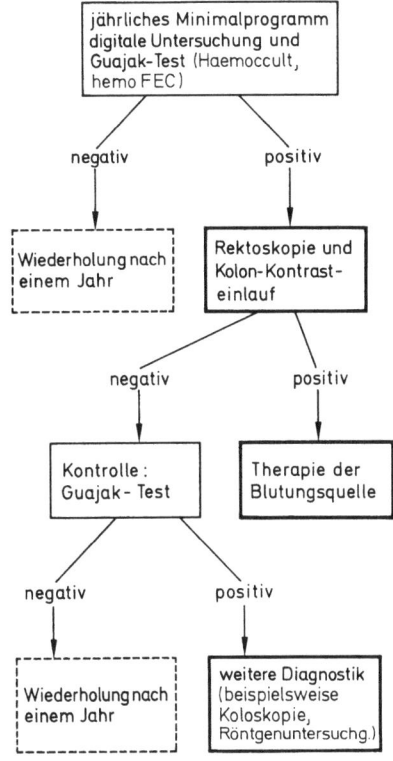

monellose eine praktische Bedeutung. Sie wird 3 Wochen nach der Infektion positiv, während die Salmonella typhosa im Blut bereits in der 1. Woche nachweisbar ist. Wesentlich für den Verlauf der Krankheit ist die Kontrolle der Titerhöhe.

Stuhluntersuchung auf Wurmeier. Der Nachweis von Wurmeiern erfolgt im Nativpräparat oder nach Anreicherung aus einer Stuhlaufschwemmung. Beim Nativpräparat wird der Stuhlausstrich mit Glycerin und Wasser (1:1) angefertigt und mit reinem Glycerin durchsichtig gemacht. Die Wurmeierkonturen heben sich deutlich ab. Bei der Anreicherung wird der Stuhl mit konzentrierter NaCl-Lösung versetzt (Stuhl zu NaCl = 1:10–15). Die spezifisch leichteren Stuhleier steigen an die Oberfläche der Aufschwemmung.

6.3 Diarrhö

Die Diarrhö ist die zu häufige Entleerung zu dünner Stühle und oft Ausdruck funktioneller oder organischer Dickdarmerkrankungen. Treten die Durchfälle nachts auf, wecken den Patienten, spricht dies für das Vorliegen eines organischen Leidens. Die dickdarmbedingten Ursachen der Diarrhö können in zwei große Gruppen aufgeteilt werden:
1) Großvolumige Diarrhö
a) Die Resorptionskapazität ist überfordert (Überlaufdiarrhö). Beispiel: infektiöse Diarrhöen mit toxinbedingter starker Dünndarmsekretion.
b) Die Resorption im Kolon ist gestört, oder osmotisch wirksame, nichtresorbierbare Bestandteile verhindern die Resorption. Beispiel: Kolitis; Milchzuckermalabsorption.
c) Das Kolon sezerniert vermehrt Flüssigkeit. Beispiel: vermehrter Gallensäurenübertritt ins Kolon – chologene Diarrhö; Laxanzien.

2) Kleinvolumige Diarrhö
Hierbei ist die erhöhte Stuhlfrequenz die bestimmende Komponente. Die Ursachen liegen distal im Rektum (und Sigma).
a) Funktionelle Diarrhö, charakterisiert durch vermehrten Stuhldrang und häufige Entleerung kleiner Stuhlmengen.
b) Erkrankungen des Rektums (und Sigmas), häufig begleitet von Tenesmen und Abgang von Schleim, Eiter und Blut. Beispiele: hämorrhagische (ulzerative) Proktitis; Ruhr.

6.3.1 Akute Diarrhö

Die akute Durchfallerkrankung ist die Reaktion auf eine im allgemeinen zeitlich begrenzte Noxe. Sie führt zu wäßrigen oder breiigen, meist übelriechenden Durchfällen, denen oft Schleim (Irritation) oder manchmal Blut (Ausdruck der Entzündung oder Schleimhautnekrosen) beigemengt ist. Meist ist das Allgemeinbefinden beeinträchtigt, oft bestehen gleichzeitig Übelkeit und Erbrechen sowie Fieber.
Merke: Die akute Diarrhö klingt in der Regel mit und ohne Therapie spätestens in einer Woche wieder ab. Das Ergebnis bakteriologischer Untersuchungen des Stuhls oder der Nahrungsmittel kommt daher meist zu spät und ist bei der Spontanheilungstendenz dieser Erkrankung in der Regel überflüssig (im Gegensatz zur chronischen Diarrhö, s. unten).

6.3.1.1 Ursachen

Es gibt zahlreiche Ursachen für die akute Diarrhö. Die häufigsten sind die sog. Nahrungsmittelvergiftungen, wobei die *bakterielle* Nahrungsmittelvergiftung durch Mikroorganismen verursacht wird, die sich im Magen-Darm-Trakt vermehren und dort ihre Toxine freisetzen, während die *toxischen* Nahrungsmittelvergiftungen durch Enterotoxine verursacht werden, die außerhalb des Organismus in der Nahrung gebildet werden (Erregernachweis in der Nahrung, nicht im Stuhl!) und meist hitzestabil sind (s. Tabelle 48). Die meisten dieser Diarrhöen sind „Überlaufdiarrhöen" (s. oben).

Als weitere Ursachen kommen fakultativ Parasiten wie Entamoeba hystolytica, selten auch Lamblien, Ascariden sowie akute Vergiftungen und Schwermetallen (Blei, Quecksilber, Arsen, Chrom) für eine akute Diarrhö in Frage. Es ist ferner zu bedenken, daß chronisch-entzündliche Dickdarmerkrankungen wie die ulzerative Kolitis oder die Kolitis granulomatosa Crohn als akute Diarrhöen beginnen können. Ursache der antibiotikainduzierten pseudomembranösen Kolitis ist das Clostridium difficile.

Anamnestisch muß auch immer noch nach Medikamenten gefahndet werden, die einen akuten Durchfall verursachen können: Digitalis, Zytostatika, Antibiotika, Chinidin, Reserpin, Laxanzien, die evtl. auch „versteckt" in zahlreichen Leber-Gallen-Mitteln enthalten sind, und schließlich auch nach einem Abusus von Genußmitteln (Nikotin, Koffein, Alkohol).

Tabelle 48. Ursachen der akuten Diarrhö („Nahrungsmittelvergiftung")

Toxine von Erregern im Darm gebildet	Toxine außerhalb des Darmes gebildet (hitzestabil)
Salmonellen Campylobakter Shigellen, selten Enteropathogene E. Coli, Viren Clostridium difficile	Staphylokokken, seltener Streptokokken, Clostridium perfringens
Inkubation: (6–) 12–24 (–48) h	2–5 h
Überträger: Haustiere, Ratten, Mäuse, Fliegen, Menschen	Lebensmittelhändler, Küchenpersonal (eitrige Wunden, Nasen-Rachen-Raum)
Symptome: Durchfälle, Fieber, Erbrechen	Heftiger Brechdurchfall ohne Fieber

6.3.1.2 Therapie der akuten Diarrhö (Tabelle 49)

Die meisten akuten Diarrhöen klingen innerhalb 1–3 Tagen, spätestens nach 1, maximal nach 2 Wochen mit und ohne Behandlung wieder ab. Die Therapie ist deshalb im wesentlichen symptomatisch.

1. Rehydratation. Wasser- und Elektrolytverluste durch die Diarrhö sind der wesentliche Faktor für die Allgemeinsympotome: Schwäche, Schwindel, Mattigkeit. Mit einer von der WHO empfohlenen Elektrolyt-Glukose-Trinklösung (Elotrans) läßt sich der Verlust optimal ausgleichen. Je nach Stärke der Diarrhö sind 1–2 l des Gemisches zu trinken.

2. Stopfmittel. Loperamid (Imodium) führt über Beeinflussung der Motilität und Verringerung des Flüssigkeitsverlustes zur symptomatischen Besserung der Diarrhö.

3. Adsorbenzien. Sie sollen die toxischen Produkte aus dem Darm binden (Carbo officinalis, Pektine wie Aplona, Daucaron, Kaoprompt H, Entero-Teknosal).

4. Diät. Es empfiehlt sich, eine „leichte Kost", Reis – Haferschleim, leichte Suppen, zerdrückte Bananen, weiche Eier, Toast mit Butter. Gegen Erbrechen symptomatisch Antiemetika und gegen die Darmkrämpfe Spasmolytika.

Merke: Eine spezifische Medikation, wie die Gabe von schwer löslichen Sulfonamiden, Darmantiseptika (Chinolinpräparate wie Mexaform, Intestopan) oder gar Antibiotika, ist bei der unkomplizierten akuten Diarrhö *nicht* indiziert und obsolet (Nebenwirkungen durch Chinolinpräparate oder Antibiotika; Zunahme der antibiotikaresistenten Stämme).

Tabelle 49. Therapie der akuten Diarrhö

Allgemeine Maßnahmen
1. Rehydratation: Elektrolyt-Glukose-Trinklösung [1–2 l (nach WHO)]
   Elotrans ersatzweise ½ Teel. NaCl, ¼ Teel. KCl, ¼ Teel. Natriumbikarbonat, 2 Eßl. Glukose *oder* 1 Teel. NaCl, 4 Eßl. Rohrzucker jeweils auf 1 l Wasser.
2. Stopfmittel: Imodium bis zu 1 Kapsel nach jedem Durchfall.
3. Adsorbenzien (Carbo officinalis, Kaoprompt H, Entero-Teknosal).
4. Diät: „Leichte Kost", keine speziellen Restriktionen, falls Appetit vorhanden.
5. Antiemetika, Spasmolytika bei Bedarf.

Klinikeinweisung
Bei schweren Verlaufsformen (Tabelle 50) parenterale Substitution von Elektrolyten und Wasser.
Antibiotika besonders bei fieberhaften Formen (Ampicillin – Gentamycin; Bactrim; bei schweren Salmonellosen Chloramphenicol).

Bei schweren Formen der akuten Diarrhö mit Dehydratation und toxischem Bild mit metabolischer, hyperchlorämischer Azidose und Hypokaliämie ist eine Klinikeinweisung erforderlich (Tabelle 50).

6.3.2 Chronische Diarrhö

Die chronische Diarrhö ist ein polyätiologisches Symptom funktioneller oder organischer Störungen bei Erkrankungen des Kolons, des übrigen Magen-Darm-Traktes oder anderer Organsysteme (Tabelle 51).
Merke: Im Gegensatz zum akuten Durchfall soll bei der chronischen Diarrhö umgehend versucht werden, die exakte Diagnose zu stellen (s. Methodik, S. 114, Tabelle 41) und kausal zu behandeln.

6.3.2.1 Organische Erkrankungen des Kolons

Chronisch-infektiöse Erkrankungen. In seltenen Fällen können die unter „bakterielle Nahrungsmittelvergiftung" aufgeführten Erreger ihre normalerweise zeitlich limitierte Wirkung über längere Zeit, d.h. Wochen, beibehalten (Salmonellen; Campylobakter; Staphylokokken; Clostridium Welchii; Rotaviren). Das gleiche gilt für die Protozoen, insbesondere Entamoeba histolytica. Deshalb ist es erforderlich, bei der chronischen Diarrhö im Stuhl und mit serologischen Untersuchungsmethoden nach den Erregern zu fahnden (Einzelheiten s. unter Untersuchungsmethode, S. 108).

Chronische, nichtbakterielle Erkrankungen. Ist die Diarrhö von Blut- und Schleimbeimengungen begleitet, muß in erster Linie an eine *Colitis ulcerosa* gedacht werden. Röntgenbestrahlungen, die eine *Strahlenproktitis* verursachen, gehen ebenfalls mit blutigen Durchfällen einher. Im Gegensatz dazu sind bei einer *Colitis granulomatosa Crohn* in der Regel keine makroskopischen Blutbeimengungen zu beobachten. Zu den primär nicht-

Tabelle 50. Kriterien der Klinikeinweisung

a) Fieber über 39 °C
b) Starke Dehydratation
c) Blutig-schleimige Durchfälle
d) Begleiterkrankungen (z. B. Pneumonie)
e) Therapeutisch unbeeinflußte schwere Diarrhö über 4 Tage

Tabelle 51. Chronische Diarrhö

Exakte Diagnose anstreben!

1. **Länger persistierende „bakterielle Nahrungsmittelvergiftung"**
   - Erregernachweis im Stuhl
   - Serologie

2. **Chronische, nichtbakterielle Entzündungen** – Suche nach
   a) Colitis ulcerosa
   ▶ Blut- und Schleimabgang mit und ohne Stuhl
   b) Strahlenproktitis
   ▶ wie Colitis ulcerosa
   c) Colitis granulomatosa Crohn
   d) Divertikulitis

3. **Tumoren**
   ▶ Schleim- und Blutbeimengung im Stuhl

4. **Funktionelle Störungen**
   Spastisches Kolon
   Colica mucosa

5. **Extrakolische Ursachen**
   Magen, Dünndarm, Pankreas, hormonelle Störungen (z. B. Schilddrüse)
   Metabolisch (Urämie, Diabetes mellitus)

6. **Medikamentös-toxisch**

---

bakteriellen Entzündungen, die eine chronische Diarrhö verursachen können, läßt sich auch noch die subakute oder chronische *Divertikulitis* mit ihren charakteristischen Schmerzen im linken Unterbauch rechnen.

Tumoren. Chronische Diarrhöen mit Schleim- und Blutabgängen, selten Blut- und Schleimabgang ohne Stuhl, finden sich beim Rektumkarzinom, weniger häufig auch bei höhersitzenden Kolontumoren. Kolonpolypen führen selten zu Diarrhö. Eine eingehende Untersuchung bei diesen Symptomen ist unabdingbar (s. Untersuchungsmethoden, S. 109).

6.3.2.2 Funktionelle Störungen

Psycholabile oder neurotische Patienten können unter chronischen Diarrhöen leiden, ohne daß sich ein organpathologischer Befund am Darm erheben läßt (Einzelheiten s. unter 6.5: Irritables Kolon). Die häufigsten Spielarten dieser funktionellen Diarrhö sind die morgendlichen Entleerungen mehrerer breiiger Stühle hintereinander (kleinvolumige Diarrhö), ohne daß dann für den Rest des Tages eine weitere Defäkation erfolgt, oder es besteht eine besonders niedrige Reizschwelle des gastro- bzw. duodenokolischen Reflexes, so daß jede Mahlzeit von Stuhldrang bzw. Defäkation gefolgt wird. Eine weitere Form ist die Darrhö bei spastischem Kolon, die in typischer Weise im Wechsel mit einer Obstipation auftritt. Die Entleerung kleiner, harter, oft mit Schleim überzogener Skybala wechselt mit Phasen von breiigen Durchfällen ab. Als letztes stellt die Colica mucosa eine Sonderform der funktionellen Darmstörung mit chronischer Diarrhö dar. Es werden große Mengen von Schleim produziert, die im Stuhl aufgelagert oder als „Fäden" oder „Schleimhautfetzen" koaguliert als zusammenhängende Schleimmembranen abgesetzt werden.

6.3.2.3 Extrakolische Ursachen der chronischen Diarrhö

Bevor eine Diarrhö auf das Kolon bezogen werden kann, muß eine Vielfalt von anderen Erkrankungen des Magen-Darm-Traktes und anderer Organsysteme ausgeschlossen werden. Sie sollen in diesem Rahmen durch Stichworte aufgeführt werden.

Magen-Darm-Trakt: Nach Magenresektionen und Vagotomie können chronische Durchfälle auftreten, die auf einer Kombination mehrerer Störungen beruhen können: Vagotomie, Sturzentleerung mit beschleunigter Darmpassage, Störung des Zusammenspiels von Gallen- und Pankreasfunktion und Durchmischung mit der Nahrung bei Operation nach Billroth II, Syndrom der blinden Schlinge mit Bakterienüberwucherung (s. Kap. 4, S. 62).

Durchfälle bei Erkrankungen des Dünndarms und Pankreas mit Malabsorption und Maldigestion, s. entsprechendes Kapitel.

Erkrankungen anderer Organsysteme: Eine Vielzahl extrakolischer Erkrankungen können reflektorisch zu einer Diarrhö führen: Erkrankungen des Urogenitaltraktes und andere Erkrankungen im Beckenbereich; Erkrankungen der Gallenwege und des Pankreas, der Leber und des Magens. Hormonelle Störungen bei Hyperthyreose; M. Addison; Karzinoidsyndrom; metabolisch bei der Urämie und manchen Fällen von Diabetes mellitus mit Neuropathie; selten zentralnervös bei neurologischen Erkrankungen wie Tabes dorsalis und intrakraniellen Prozessen. Letztlich auch, wie bei den akuten Diarrhöen: medikamentös oder toxisch (s. dort).

6.3.2.4 Therapie der chronischen Diarrhö

Die kausale Behandlung der chronischen Diarrhö richtet sich nach den verschiedenen Ursachen (Tabelle 52).

Tabelle 52. Therapie der chronischen Diarrhö

■ **1. Kausal**
Beseitigung der Ursache
Salmonelleninfekte: Ampicillin; Campylobakter; Erythromycin
Ascariden, Oxyuren: Piperazin-Präparate
Bandwürmer: Yomesan

■ **2. Symptomatisch**

Diät	schlackenarm, milde gewürzt. Individuelle Unverträglichkeiten berücksichtigen! Alternativ Quell- u. Faserstoffe, besonders bei funktioneller Diarrhö.
Vermeidung von Noxen	Genußgifte (Nikotin, Kaffee, Alkohol). Medikamente (s. Text). Laxanzienhaltige Leber-Galle-Abmagerungsmittel s. Tabelle 55
Adsorbenzien	Pektine (Aplona), Lignin (Arobon, Daucaron), Carbo medicinalis (3–4 Teelöffel tgl.), Entero-Teknosal; Kaoprompt H
Spasmolytika, Sedativa	(besonders bei funktioneller Diarrhö), Belladonna-Präparate, Sedativa, Psychopharmaka
Antidiarrhoika	Loperamid (Imodium) 3–6 Kapseln tgl. Tinctura opii simplex, 5–10 Tropfen 3 × tgl.
(Umstimmungstherapie)	Die Beeinflussung einer sog. „Dysbakterie" mit sog. physiologischer Darmflora ist problematisch (B. subtilis, E. coli, Acidophilus lactis)

Bei Wurmbefall mit Ascariden oder Oxyuren eignen sich Piperazin-Präparate: bei Oxyuren 4tägige Kur über den Tag verteilt (morgens – mittags – abends); bei Ascariden 1 Tagesdosis abends, eine weitere am nächsten Morgen. Bei Obstipation sollten Laxanzien gegeben werden.

Die Bandwurmbehandlung erfolgt durch Präparate wie Yomesan, wobei die gesamte Dosis nach dem Frühstück eingenommen wird. Die Behandlung der chronisch-entzündlichen Darmerkrankungen – Colitis ulcerosa, Colitis granulomatosa Crohn – und der Divertikulitis s. unten.

Bei einem Teil der Fälle mit chronischer Diarrhö wird man trotz sorgfältiger Diagnostik keine faßbare Ursache für die Diarrhö finden. Bei diesen Fällen, ferner für die Patienten mit funktionellen Durchfällen und solche, bei denen eine kausale Therapie nicht oder nicht ausreichend anspricht, versucht man eine *symptomatische Therapie der chronischen Diarrhö* (s. Tabelle 52): Die therapeutischen Maßnahmen sollten etwa in der angegebenen Reihenfolge durchgeführt werden. Es sei noch einmal hervorgehoben, daß eine Reihe von Medikamenten zu Durchfällen führen kann und daß in zahlreichen Leber-Galle-Medikamenten, Abmagerungs- und Schlankheitsmedikamenten sowie in „Blutreinigungstees" Laxanzien enthalten sind.

6.4 Obstipation

Die Stuhlverstopfung ist die zu seltene oder nur durch künstliche Maßnahmen (Laxanzien, Einläufe) zu bewirkende Stuhlentleerung. Die Ursachen der Obstipation können mannigfaltig sein. Sie reichen von den organischen Ursachen wie Kolonanomalien, entzündlichen und tumorösen Erkrankungen des Kolons über reflektorische oder mechanische Beeinflussung des Kolons durch umgebende Organe hin bis zu den zahlenmäßig sehr viel häufigeren funktionellen Formen. Eine Zusammenstellung der verschiedenen Ursachen ist in Tabelle 53 gegeben.

Tabelle 53. Ursachen der Obstipation

Organische Ursachen	
Anomalien:	Dolichokolon – angeborene Kolonverlängerung (Doppelflintencolon, Sigma elongatum)
	Kongenitales Megakolon (M. Hirschsprung und Abortivformen)
Stenosen:	Karzinom
	Divertikulitis
	M. Crohn
	Kotsteine
	Raumverdrängende Prozesse aus der Umgebung
Systemerkrankungen, Stoffwechselstörungen	Endokrinopathien: Hypothyreose, Hyperparathyreoidismus,
	Hypokaliämie verschiedener Genesen,
	reflektorisch bei Erkrankungen von Bauchorganen, Erkrankungen des Sakralplexus
Iatrogen, Drogen:	Bariumsulfat (Röntgenuntersuchung)
	Sedativa
	Psychopharmaka
	Gewisse Antihypertonika
	Anticholinergika
	Opiate
	Antazida wie Calcium carbonicum,
	Aluminiumhydroxid
Funktionelle Ursachen	Habituelle Obstipation
	Dyschezie (fehlender Stuhldrang bei gefüllter Ampulle)
	Ungünstige Lebensweise (schlackenarme Diät, sitzende Tätigkeit)
	Psychovegetative Einflüsse
	Kolonatonie
	Passagere Obstipation

6.4.1 Organische Ursachen

6.4.1.1 Anomalien

Malrotation, „Senkkolon", Duplikationen des Kolons haben keinen nachweisbaren Einfluß auf die Defäkation. Bei den nicht seltenen Fällen von Längenanomalien (ca. 16%), bei denen im Sigma- und Deszendensbereich große Schlingenbildungen entstehen (Payer-Doppelflinte, Dolichokolon), scheint eine Prädisposition für eine Obstipation vorzuliegen. Die Behandlung solcher Fälle ist oft schwierig, zu einer Resektion des überlangen Segmentes wird man sich aber erst als Ultima ratio entschließen.

6.4.1.2 Kongenitales Megakolon (Morbus Hirschsprung)

Durch das Fehlen von Ganglienzellen in einem Rektum- oder Sigmoidsegment kommt es zu einer Dauerkontraktion der Muskulatur und damit zu einer Stenose mit proximaler Erweiterung des Kolons. In der Rektumbiopsie läßt sich das Fehlen von Ganglienzellen mikroskopisch oder ein erhöhter Acetylcholingehalt histochemisch nachweisen. Die Therapie ist chirurgisch.

Es gibt Abortivformen des M. Hirschsprung, bei denen oligoganglionäre Segmente bestehen, und erworbene Megakolonformen (organische Stenosen, zentralnervöse Erkrankungen, chronischer Laxanzienabusus, Hypothyreose). Eine schwierig gegen den M. Hirschsprung abzugrenzende Form ist das „idiopathische" oder „psychogene" Megakolon, das meist im 3.–4. Lebensjahr beginnt, oft von Enkopresis begleitet ist, relativ wenig subjektive Symptome macht und bei denen ein normaler Ganglienzellgehalt in der Schleimhaut gefunden wird. Die Behandlung ist konservativ (s. unten).

6.4.1.3 Stenosen

Die häufigste Ursache erworbener Stenosen im Kolon sind maligne Tumoren (s. unten). Selten können raumverdrängende Prozesse – bösartige und gutartige – im kleinen Becken zu einer Stenosierung führen. Eine andere, bei Unterlassung der rektalen Untersuchung leicht zu übersehende Ursache einer Obstipation bei alten Patienten ist das Vorhandensein von Kotsteinen („fecal impaction"), deren digitale Entfernung eine dankbare, wenn auch nicht immer ganz einfache Aufgabe ist.

6.4.1.4 Systemerkrankungen

Eine größere Anzahl von Erkrankungen verschiedener Organsysteme kann eine Obstipation hervorrufen (s. Tabelle 53).

6.4.1.5 Drogen, iatrogene Obstipation

Ähnlich wie bei der Diarrhö muß man daran denken, daß eine Reihe von Medikamenten die Kolonmotilität beeinflussen und zur Obstipation führen kann. Bei der iatrogenen Obstipation trifft man bei der Anamnese der Obstipierten immer wieder auf folgenden Ablauf der Ereignisse: Wegen irgendeiner Obstipationsursache werden Laxanzien verschrieben, die zu einer Darmentleerung führen. Danach dauert es im Normalfall 2-3 Tage, bis der Darm wieder gefüllt ist (die ersten unverdauten Nahrungsreste erscheinen normalerweise nach etwa 24 h im Rektum). Dieses Intervall erscheint dem Patienten zu lang, er hält sich für obstipiert und nimmt wieder sein Abführmittel. Damit ist ein Circulus vitiosus in Gang gesetzt, den zu unterbrechen eine der Hauptaufgaben der Obstipationsbehandlung ist (s. unten).

6.4.2 Funktionelle Ursachen

6.4.2.1 Habituelle Obstipation

Für die weitaus häufigste Form der Obstipation, die habituelle Obstipation, findet sich kein organpathologisches Korrelat. Die Ursachen für die funktionelle Obstipation liegen zu einem Teil sicherlich in der Überbewertung der „ausreichenden Entleerung" und der Gleichsetzung von Gesundheit und guter und reichlicher Stuhlentleerung. Albrecht von Haller (1765) über die Obstipation: „Es wird fauliges Wasser von den Fäzes resorbiert, das das Blut mit ranziger Substanz füllt, die Fieber, Blutung, Auszehrung und Krankheit erzeugt". Die Klistierspritze war in der Barockzeit das Symbol des Arztstandes. Es wird auch heute noch vielfach von den Patienten angenommen, daß aus dem Stuhl toxische Substanzen resorbiert werden. Dies ist nicht der Fall. Die Beschwerden, die bei starker Obstipation auftreten können, wie Völlegefühl, Appetitlosigkeit, Druck, Schmerzen sind mechanischen und nicht toxischen Ursprungs. Sie verschwinden unmittelbar nach der Darmentleerung und können durch in den Darm eingebrachte Ballons imitiert werden. Verschiedene Faktoren begünstigen die Entstehung der Obstipation oder lösen sie aus.

6.4.2.2 Dyschezie

Bei dieser Form fehlt der Stuhldrang trotz des adäquaten Reizes durch eine mit Stuhl gefüllte Ampulla recti. Dieses Phänomen tritt nach langjähriger häufiger Unterdrückung des Stuhldranges auf, wie es bei morgendlicher Hast im Berufsleben oder bei unhygienischen Verhältnissen, z. B. in der Schule, schon in der Kindheit der Fall sein kann.

6.4.2.3 Diät, Lebensweise

Unregelmäßige Eß- und Lebensgewohnheiten fördern eine Obstipation. Ist die Diät reizlos, schlackenarm oder leicht resorbierbar, entsteht mangels Substanz eine Obstipation. Als erwünschter Effekt wird ein wochenlanges stuhlfreies Intervall bei den Astronauten durch die schlackenfreie „Astronautennahrung" errreicht. Eine vorwiegend sitzende Tätigkeit und mangelnde körperliche Bewegung sind häufig von Obstipation begleitet.

6.4.2.4 Psychovegetative Faktoren

Die psychovegetative Stimmungslage hat wesentlichen Einfluß auf die Entleerungsfunktion des Kolons, Schleimsekretion und Motilität werden bei Furcht, Schmerz, Angst und Depression herabgesetzt, während umgekehrt Ärger, Feindseligkeit, seelische Spannung – bewußt oder unbewußt – zu einer Spastik führen können. In beiden Fällen ist eine Obstipation die Folge.

6.4.2.5 Kolonatonie

Im Alter nimmt der Muskeltonus des Kolons ab, wodurch die Gefahr der Bildung von Kotsteinen besteht, die zu einer Verlegung des Darmlumens führen können. Eine andere Form der Atonie oder besser Hypotonie ist bei Patienten mit schlaffen Bauchdecken gegeben, wie z. B. bei Multipara. Hierbei reicht die Bauchpresse nicht aus, die Defäkation zu bewerkstelligen. Durch chronischen Laxanzienabusus und Schädigung der intramuralen Ganglien und der Darmmuskulatur kommt es im Laufe der Jahre ebenfalls zu einer mitunter sehr ausgeprägten Darmatonie, dem sog. Laxanzienkolon.

6.4.2.6 Passagere Obstipation

Eine Reihe von Umständen begünstigt das Auftreten einer Obstipation. Bei Reisen mit Umstellung des Lebensrhythmus und des Essens tritt häufig eine Obstipation auf. Allgemeinerkrankungen mit Bettruhe und Appetitlosigkeit sind oft von Obstipation begleitet. Sie findet sich ferner bei Leuten, die das Rauchen aufgeben sowie postdiarrhoisch nach Gastroenteritis und ferner in der Schwangerschaft.

6.4.3 Therapie der Obstipation

Es ist erstaunlich, wie viele Menschen, besonders Frauen, regelmäßig Laxanzien nehmen, häufig „harmlose, pflanzliche" Mittel und Tees, die jedoch in der Regel Drastika wie Cascara, Aloe, Senna oder Frangula enthalten. Diese Substanzen sind deswegen zu meiden, da sie zu folgenden Nebenwirkungen führen können:
1. Melanosis coli. Der dabei auftretenden Dunkelfärbung der Schleimhaut kommt für sich allein keine wesentliche Bedeutung zu. Sie ist reversibel.
2. Morphologische Veränderungen der Muscularis propria und mucosae sowie der Ganglienzellen bei langem Gebrauch. Endstadium dieser Entwicklung ist die unbeeinflußbare Darmatonie, das „cathartic colon".
3. Kaliummangel. Das Kolon sezerniert größere Mengen von Kalium. Wird eine Sekretion durch Laxanzien gesteigert, kann es zu Kaliummangelsyndromen kommen, die durch einen sekundären Hyperaldosteronismus noch akzentuiert werden.

Es sollte daher versucht werden, von Abführmitteln und Einläufen loszukommen und die Physiologie der Defäkation wieder herzustellen.

Das Prinzip der Obstipationsbehandlung besteht in der Erziehung des Patienten und seines Darmes etwa nach folgendem Schema, das sich bei uns so bewährt hat, daß wir es hektographieren ließen und dem obstipierten Patienten mitgeben (Tabelle 54).

In manchen Fällen sind besondere Maßnahmen notwendig: bei Kaliummangel Kaliumsubstitution: als *Brausetabletten* (z.B. Kalinor 2mal 1 Tablette) oder Brühgranulat (Rekawan, 1- bis 3mal 1 Teelöffel).

Bei spastischer Obstipation zusätzlich zum Grundschema: Spasmolytika (Papaverin; Hyoscyamin) Anticholinergika (Belladonna) evtl. Sedativa (Phenobarbital) oder Psychopharmaka.

Atonie: Zusätzlich zum Grundschema Prostigmin 3mal 15 mg täglich.

Tabelle 54. Therapie der habituellen Obstipation

1. Morgens vor dem Aufstehen 3 min Bauchmassage entlang dem Dickdarmverlauf: knetende Bewegungen rechts unten→rechts oben→links oben→links unten. Bei schlaffen Bauchdecken Gymnastik: auf dem Boden liegend 10mal Aufsitzen, dabei die Beine auf dem Boden lassen. 10mal die Beine mit gestreckten Knien in der Hüfte beugen.
2. Auf nüchternen Magen ein Glas Fruchtsaft mit zwei Teelöffeln Milchzucker.
3. Frühstück: herzhaft (Vollkornbrot, Bohnenkaffee). Vor oder zum Frühstück 2 Eßlöffel Leinsamen, ganz oder geschrotet (Linusit) oder Weizenkleie, am Abend vorher einweichen. Raucher: 1 Zigarette.
4. *Wichtig:* Danach Versuch einer Darmentleerung von mindestens 5 min, auch bei fehlendem Stuhldrang. Eventuell Bauchpresse durch Schemel unter den Füßen und manuellen Druck auf den Leib unterstützen.
5. Körperliche Bewegung, besonders bei Patienten mit sitzender Tätigkeit (Gehen zur Arbeitsstätte; eine Station früher aussteigen; Auto stehen lassen). Atemgymnastik: 4 Schritte ein-, 6 Schritte ausatmen.
6. Übrige Mahlzeiten: Schlackenreich (Gemüse, Obst, Salate, Vollkornbrot), ferner Joghurt, Quark und ausreichend trinken.
7. Abends 2 Eßlöffel Leinsamen oder Weizenkleie (s. oben).
   Merke: Diese Maßnahmen sind konsequent mindestens 3 Tage lang durchzuführen, die Darmentleerung muß sich erst wieder einspielen.
   Falls nach 3 Tagen kein Erfolg:
8. Zusätzlich zu 1–7 morgens 1–2 Teelöffel Karlsbader Salz in den Saft oder ein Glas lauwarmes Wasser.
   Wenn nach weiteren 2 Tagen noch kein Stuhlgang:
9. Klystier (1mal Klysma Pfrimmer) oder auch Einlauf mit lauwarmem Seifenwasser und weiter Punkt 1–8.
   Orale Abführmittel sind verboten da sie den circulus vitiosus wieder in Gang setzen.
10. 2 Wochen nach Behandlungsbeginn den Patienten anrufen oder kommen lassen: Ermunterung, Psychotherapie.

Dyschezie: Zusätzlich zum Grundschema zu Beginn der Behandlung CO_2-freisetzendes Zäpfchen.

6.5 Irritables Kolon

Die Bezeichnung irritables Kolon umfaßt Begriffe wie: spastisches Kolon; Reizkolon; Kolonneurose; Colica mucosa; Colitis mucosa; funktionelle Diarrhö; Syndrom der linken Flexur.

Allen ist gemeinsam, daß der funktionelle Beschwerdekomplex auf das Kolon bezogen wird. Obwohl eine strenge und gesetzmäßige Zuordnung von Beschwerden zum irritablen Kolon im Sinne eines umschriebenen Syndroms nicht existiert, kann folgende Symptomatik als relativ charakteristisch gelten:

Anamnestische Hinweise. *Schmerzen im linken Ober- und Unterbauch,* die vom Druck bis zu heftigen krampfartigen Schmerzen reichen können. *Druck im Enddarmbereich,* evtl. mit Stuhldrang verbunden, der nach der Defäkation noch weiter anhält, *Wechsel von Obstipation* mit kleinen, harten, schleimüberzogenen Skybala („Schafkotstuhl") *und Diarrhö* mit breiigen Stuhlentleerungen. Oft besteht gleichzeitig eine Aerophagie als weitere neurotische Störung, was zu Blähungen, Borborygmi und Flatulenz führt. Bei vermehrter Kolonspastik und einem relativ scharfen Knick im Bereich der linken Flexur kann es zum sog. Syndrom der linken Flexur kommen, das zu recht quälenden *Schmerzen im linken Oberbauch* führen kann, welche sich bis zu subileusartigen Erscheinungen steigern können. Typischerweise treten die Schmerzen einige Zeit nach dem Essen auf, wenn die verschluckte Luft bis in das Kolon gelangt ist.

Häufigkeit und *Dauer* der Beschwerden am irritablen Kolon sind sehr *variabel* und können von gelegentlichen kurzdauernden bis zu fast ständig bestehenden Schmerzen reichen. Meist verstärken sich die Beschwerden bei emotionellem Streß.

Eine besondere Form des irritablen Kolons ist die Colica mucosa, fälschlicherweise auch Colitis mucosa genannt, die bei der Irritation des Kolons zu einer Überproduktion von Schleim führt. Dieser ist dem Stuhl entweder beigemengt oder geht membranartig zusammenhängend ab. Die besorgten Patienten sprechen vom Abgang von Schleimhautfetzen und bringen nicht selten derartige Gebilde in einem Glas zur Begutachtung mit. Diese Form ist auf eine Nahrungsmittelallergie bezogen worden, ohne daß bisher sichere Beweise dafür vorliegen.

Befunde. Dem irritablen Kolon läßt sich häufig ein *psychischer Typus* zuteilen: es handelt sich um gespannte, beherrschte, penible Patienten, die eine strenge Kontrolle über ihre Impulse, Gefühle und Triebe zu halten versuchen. Nicht selten bestehen zwanghafte Tendenzen.

Bei der *Untersuchung* läßt sich meist das *Sigmoid* als derbe, *druckempfindliche Walze* im linken Unterbauch tasten. Die körperliche Untersuchung ist sonst vielleicht mit Ausnahme eines Meteorismus unauffällig. Bei der Rektoskopie kann die Spastik so ausgeprägt sein, daß das Instrument sich nicht vorschieben läßt. Die Schleimhaut ist normal. Röntgenologisch fällt eine vermehrte Haustrierung auf, manchmal werden sägezahnartigen Konturen besonders im Deszendens sichtbar. Nach Ablassen des Kontrastmittels ist die Entleerung nicht selten so vollständig, daß kein Beschlag mehr sichtbar ist. Sonst imponiert die Schleimhaut „irritiert" als Ausdruck erhöhten Muskeltonus.

Differentialdiagnostisch müssen verschiedene Erkrankungen ausgeschlossen werden. Das irritable Kolon ist eine *Diagnose per exclusionem:* maligne oder benigne Tumoren; Entzündungen; vaskuläre Prozesse des Magen-Darm-Traktes; kardiale Erkrankungen; neurologische Störungen, insbesondere radikuläre Syndrome; Stoffwechselstörungen (Hyperlipidämie, Porphyrie); Intoxikation (Blei). Deswegen sollte die Diagnose irritables Kolon am Ende einer sorgfälgien Diagnostik stehen.

Therapie. An erster Stelle der Behandlung steht die Beruhigung des Patienten und die Erläuterung der pathophysiologischen Zusammenhänge zwischen Psyche und Spastik, wenn die funktionelle Natur des Leidens erwiesen ist. Da es kaum möglich ist, eine Persönlichkeitsstruktur grundlegend zu ändern, muß man versuchen, symptomatisch oder bestenfalls halb-kausal Linderung zu schaffen. Viele im Behandlungsschema der Obstipation angegebene Maßnahmen eignen sich auch für die Behandlung des irritablen Kolons, in erster Linie die schlackenreiche Kost bei Beachtung individueller Unverträglichkeit und besonders auch die Einnahme von Quell- und Faserstoffen wie Weizenkleie, Leinsamen etc. Spasmolytika und Psychopharmaka sollen nicht ständig, sondern nur intermittierend beim Auftreten besonders starker Beschwerden genommen werden.

Als halb-kausale Therapie empfehlen wir den neurotisch-gespannten Patienten die Erlernung des autogenen Trainings, der sog. „konzentrativen Selbstentspannung"! Dies kann entweder in entsprechenden Institutionen oder Kursen geschehen oder auch im Selbststudium (z. B. D. Langen: *Autogenes Training für Jedermann.* Gräfe und Unzer, München.

6.6 Blut im Stuhl

Das Symptom „Blut im Stuhl" wird häufig geklagt, es ist das häufigste Symptom, das den besorgten Patienten zum Arzt führt. Von 1000 Patienten, die uns zur Rektoskopie überwiesen wurden, gaben ca. 50% an, Blut im Stuhl zu haben oder gehabt zu haben. Unter diesen hatten 24 ein Rektumkarzinom und 49 eine Colitis ulcerosa. Der Rest litt an lokalen, analen Erkrankungen, vorwiegend Hämorrhoiden. Diese Konstellation zeigt mit aller Deutlichkeit die Wertigkeit und Problematik des Symptoms Blut im Stuhl auf: Es ist in den weitaus meisten Fällen harmloser Nebenbefund, es kann aber auch Ausdruck einer schweren organischen Erkrankung sein und fordert damit unbedingt eine sorgfältige Abklärung (Tabelle 55).

Blut kann im wesentlichen in drei Erscheinungsformen im Stuhl auftreten:

Tabelle 55. Blut im Stuhl

1. Sichtbar
   auf dem Stuhl bei Hämorrhoiden, Analprolaps, Fissuren, Rhagaden, Thrombosen, tiefsitzendem Karzinom
   beigemengt bei Colitis ulcerosa, Karzinom (evtl. mit Schleim)
2. Okkult bei Polypen, Karzinom
3. Meläna (Teerstuhl) (50–100 ml Blut)
   Blutungsquelle meist Ösophagus, Magen, Duodenum, selten Kolon bei Divertikulitis, Tumoren, Colitis ulcerosa

---

1. sichtbares Blut, dem Stuhl aufgelagert, angelagert oder mit ihm vermischt, am Toilettenpapier oder in die Toilettenschüssel tropfend,
2. okkultes Blut, nur chemisch nachweisbar,
3. Teerstuhl (Meläna).

6.6.1 Sichtbares Blut

Aus der Art der Auflagerung oder Beimengung können wichtige Rückschlüsse auf die Herkunft des Blutes gezogen werden. Blut, dem Stuhl aufgelagert, am Toilettenpapier sichtbar, das Abtropfen von Blut nach der Defäkation, ferner die hellrote Farbe des Blutes weisen auf seine Herkunft aus dem Bereich des Analkanals und der unteren Rektumabschnitte und somit auf ein proktologisches Leiden hin (Hämorrhoiden, Analprolaps, Fissuren, Rhagaden, Thrombosen, tiefsitzendes Karzinom).

Blutbeimengungen zum Stuhl, besonders wenn außerdem noch Schleim beigemischt ist, lenken insbesondere beim Wechsel in den Stuhlgewohnheiten oder bei chronischen Diarrhöen den Verdacht auf das Vorliegen eines Karzinoms oder einer Colitis ulcerosa (s. unten).

6.6.2 Okkultes Blut

Okkultes Blut im Stuhl bedeutet, daß Blut nicht sichtbar im Stuhl in einer Menge vorhanden ist, die oberhalb der Nachweisgrenze der entsprechenden Tests wie Haemoccult, Hämo FEC liegen. Das Blut stammt in der Regel aus den linken Anteilen des Kolons. Kleinere Blutungen aus dem Magen und Dünndarm, von massiven Blutungen einmal abgesehen, z. T. auch aus dem rechten Kolon, machen den Test nicht positiv, da das Hämoglobin enzymatisch gespalten und resorbiert wird. 1–4% der Erwachsenen über 45 Jahre haben eine positiven Stuhltest auf okkultes Blut. 2 ml Blut/

24 h reichen aus, ihn bei linksseitigem Sitz des Tumors positiv zu machen. Bei organischen Veränderungen sind die häufigsten Blutungsquellen Karzinome und Adenome, die als Präkanzerosen gelten und die der endoskopischen Abtragung zugänglich sind. In ca. 50% findet sich kein schwerwiegender pathologischer Befund (falsch-positive Ergebnisse).

Das Vorgehen beim positiven Test ist in Tabelle 47 dargestellt.

6.6.3 Meläna

Ein Teerstuhl entsteht, wenn mehr als 50–100 ml Blut in den Magen-Darm-Trakt gelangen. Das Hämoglobin wird durch Salzsäure oder Darmbakterien verändert, so daß es eine schwärzliche Farbe annimmt. In der Regel besagt das Auftreten von Teerstuhl, daß die Blutungsquelle oberhalb des Colon transversum lokalisiert ist. Von dieser Regel gibt es wesentliche Ausnahmen: Bei massiven Blutungen, z. B. aus einem Ulcus duodeni, kann die Magen-Darm-Passage so schnell sein, daß das Blut hellrot entleert wird. Umgekehrt kann eine Blutung aus dem Hämorrhoidalbereich als Teerstuhl wieder zu Tage treten, wenn das Blut beim liegenden Patienten in die Ampulla recti läuft, dort länger verweilt und bakteriell zersetzt wird, z. B. durch Verletzungen mit dem Thermometer bei abends im Bett vorgenommenen Temperaturmessungen.

Eine Schwarzfärbung des Stuhls kann jedoch auch durch bestimmte Nahrungsmittel hervorgerufen werden wie Heidelbeeren, rote Beete, aber auch durch Medikamente, besonders Eisen, ferner Aktivkohle und Wismut. Alle diese Substanzen geben negative Reaktionen auf Blut außer Eisen, das den Test aber nur schwach positiv macht und erlauben somit die Unterscheidung, wenn die Anamnese unsicher ist.

Ursachen einer Meläna aus dem Kolon sind im wesentlichen die Divertikulose – Divertikulitis, gut- oder bösartige Tumoren, Colitis ulcerosa. Der obere Magen-Darm-Trakt – besonders Ösophagus, Magen und Duodenum – ist jedoch viel häufiger die Quelle einer Meläna als das Kolon.

6.7 Chronische ulzerative Kolitis (CUC)

Pathologie. Bei der CUC ist der entzündliche Prozeß mehr oberflächlich auf die Mukosa und die Krypten beschränkt. Die Schleimhaut ist hyperämisch, leicht verletzlich und ödematös. Bei schweren, chronischen Formen kommt es zu Bildungen von Pseudopolypen. Die Erkrankung befällt meist das Rektosigmoid und hat die Tendenz, nach oben fortzuschreiten.

Das Ileum kann über eine kurze Strecke mitbefallen sein („back wash ileitis"). Die mildeste Sonderform ist die *hämorrhagische Proktitis,* die nur auf das Rektum beschränkt ist und etwa ⅓ aller Fälle mit CUC ausmacht. Während die schwerste Sonderform das *toxische Megakolon* ist, bei dem eine lebensbedrohliche Dilatation des Kolons, besonders des Transversums, mit schweren toxischen Allgemeinsymptomen und Perforationsgefahr eintritt sie ist zum Glück selten ($=1\%$). (Tabelle 56).

Symptome. Das Leitsymptom stellen die blutig-schleimig-eitrigen Durchfälle dar, die in schweren Fällen über 20mal am Tag und auch nachts auftreten und mit Tenesmen einhergehen. In der Regel wechseln Phasen der Remission mit Exazerbationen. Zu den Allgemeinsymptomen zählen bei schweren Verlaufsformen: Appetitlosigkeit, Müdigkeit, Abgeschlagenheit, Schwäche, subfebrile Temperaturen, Gewichtsabnahme, BSG-Erhöhung, Leukozytose, Anämie, Elektrolytstörungen, insbesondere Hypokaliämien und Exsikkose, Hypoproteinämien. Bei den häufigeren leichten Verlaufsformen wie der hämorrhagischen Proktitis und der linksseitigen Kolitis werden alle diese Allgemeinsymptome nicht beobachtet. Sie manifestieren sich lediglich in der Diarrhö.

Diagnose. Den wesentlichen Hinweis gibt das Symptom: blutig-schleimige Durchfälle. Die Rektoskopie zeigt den typischen Aspekt geröteter, granulierter, verletzlicher, ödematöser Schleimhaut, die normale Gefäßzeichnung ist aufgehoben. Mit der Koloskopie und dem Kolonkontrasteinlauf kann die Ausdehnung des Prozesses festgestellt werden. Man sieht sägezahnähnliche, angenagte Konturen, „Kragenknopfabszesse", Verlust der Haustrierung und ein starres Rohr bei chronischem Verlauf sowie Pseudopolypen.

Komplikationen. Die CUC kann zu massiven Blutungen, Perforationen mit Peritonitis und bei langem Verlauf zu Karzinombildung führen. Extrakolische Komplikationen sind: Pyoderma gangraenosum. Erythema nodosum, Arthritis, Iridozyklitis, Endokarditis, chronisch unspezifische He-

---

Tabelle 56. Chronische ulzerative Kolitis

Am häufigsten Rektosigmoid befallen, Fortschreiten nach oben möglich
Blutig-schleimig-eitrige Durchfälle, Tenesmen.
Rektoskopie (Schleimhaut granuliert, gerötet, ödematös verletzlich, eitrige Beläge)
Röntgen (Haustrenverlust, Kragenknopfabszesse, Sägezahnkonturen)
Cave: Blutung, toxisches Megakolon, Karzinombildung!

patitis, sklerosierende Cholangitis. Bei Beginn der Erkrankung in der Kindheit ist das Wachstum verzögert.

Prognose. Die Prognose ist gut bei der hämorrhagischen Proktitis, die nur in etwa 10% der Fälle nach oben weiter fortschreitet. Sie ist schlecht beim toxischen Megakolon und bei den üblichen Formen zweifelhaft. Der Verlauf zieht sich mit wechselnder Aktivität des Prozesses über Jahre hin, weniger als ein Viertel der Fälle heilt aus. Bei über 10jährigem Verlauf nimmt die Karzinomgefahr stark zu, allerdings nur bei ausgedehntem Kolonbefall und schweren, chronischen Verläufen. Bei der hämorrhagischen Proktitis beispielsweise ist die Karzinominzidenz nicht erhöht.

Therapie
Die Behandlung von Patienten mit CUC, d.h. einem extrem chronisch verlaufenden Leiden, kann in der Regel ambulant erfolgen, nur schwerere Formen erfordern stationäre Aufnahme.

Konservative Behandlung (Tabelle 57). Die Grundlage der Kolitisbehandlung ruht auf den Medikamenten Salazopyrin (Azulfidine, Colopleon) und den Kortikosteroiden. Die Basistherapie besteht in einer Langzeitbehandlung mit 3 g Salazopyrin. Es gelangt praktisch unresorbiert in das Kolon, wo es bakteriell gespalten wird und die 5-Aminosalizylsäure, der wirksame Bestandteil, sowie Sulfapyridin freigesetzt wird. Bei starken Diarrhöen in akuten Stadien muß deshalb höher dosiert werden: 5–6 g täglich. Nebenwirkungen von Salazopyrin sind Übelkeit, die durch einschleichende Dosierung unter Umständen vermieden werden kann. Selten treten allergische Komplikationen auf. Bei Salazopyrinunverträglichkeit und linksseitiger Kolitis stehen heute Azulfidine Klysmen zur Verfügung, sowie seit kurzem auch die 5-Aminosalizylsäure als Zäpfchen (Salofalk).

Bei Exazerbationen und schweren Verlaufsformen müssen zusätzlich Kortikosteroide gegeben werden: Als Anfangsdosis wurden 40 mg Predni-

---

Tabelle 57. Therapie der Colitis ulcerosa

Salazopyrin (Azulfidine, Colopleon) 3 g täglich, bei schweren Durchfällen 5–6 g täglich.
Kortikosteroide: Bei schweren Verlaufsformen zusätzlich Prednison 40 mg täglich.
  Langsame Reduktion (z. B. 10 mg/Woche), nach Ansprechen auf die Behandlung.
  Bei distalem Befall: Steroidhaltige Klysmen.

Diät: Kalorien- und eiweißreich, keine speziellen Restriktionen. Ballast- und Quellstoffe
  bei gleichzeitiger Stuhlverstopfung.

Operative Behandlung: Kolektomie bei schweren therapieresistenten und toxischen
  Formen, insbesondere bei langem Verlauf und ausgedehntem Befall.

son oder Prednisolon als ausreichend wirksam ermittelt, bei Ansprechen wird langsam, z. B. 10 mg/Woche, ausgeschlichen.

Bei linksseitiger Kolitis hat die lokale Applikation von Steroiden als Klysmen (Betnesol, Phoscortril-Klys ein Klysma abends) den Vorteil der stärkeren Wirkung bei geringeren Steroidnebenwirkungen, verglichen mit einer äquivalenten oralen Gabe.

Die Erfolge einer symptomatischen Durchfallsbehandlung mit Loperamid (Imodium) oder Tinctura opii sind zweifelhaft. Überdies steigert diese Behandlung die Gefahr, daß sich ein toxisches Megakolon entwickelt.

In der *Remission* verhindert die weitere Einnahme von 2–3 g Salazopyrin in den meisten Fällen des Rezidiv. Diese Behandlung sollte mindestens 1 Jahr fortgeführt werden, andere Autoren empfehlen eine lebenslange Salazopyrintherapie.

Diät. Ein Einfluß einer speziellen Diät auf den Krankheitsverlauf oder die Ausheilung ist nicht erwiesen. In akuten Phasen und schweren Verläufen kann eine parenterale Ernährung oder die Gabe von Elementardiäten mit dazu beitragen, das akute Stadium zu überwinden. Insbesondere die totale parenterale Ernährung garantiert die ausreichende kalorische bilanzierte Versorgung schwerkranker Patienten.

Wichtiger als diätetische Restriktionen ist bei der milder verlaufenden Kolitis die Einhaltung einer Diät, die kalorienreich ist und ausreichend hochwertiges Eiweiß enthält. Bei der nicht selten gleichzeitig bestehenden Stuhlverstopfung – die Diarrhö besteht aus Blut und Schleim – sind Quell- und Faserstoffe indiziert. Die Vorstellung, durch eine schlackenarme Diät das Kolon zu schonen, oder umgekehrt durch eine ballastreiche Kost das Kolon zu reizen, ist obsolet.

Chirurgische Therapie. Die totale Kolektomie beseitigt die Kolitis und ihre Komplikationen, die Gefahr des Fortschreitens in den Dünndarm besteht nicht. Man kann also Patienten mit einer CUC heilen, muß allerdings den Tribut einer verstümmelnden Operation dafür zahlen. Eine Teilresektion bei Befall eines Teils des Kolons ist nicht zu befürworten, da die Rezidivgefahr und ein weiteres Fortschreiten der Erkrankung zu groß ist. Allerdings wird z. Zt. die Belassung des Rektums und die Durchführung einer kontinenzerhaltenen Operation propagiert, falls die Veränderungen im Rektum nicht zu ausgeprägt sind. Bei allen schweren Verlaufsformen und Komplikationen sowie bei langem Verlauf – Karzinomgefahr! – ist die Kolektomie zu erwägen. Die Versorgung der Ileostomie ist heutzutage durch die Anwendung von Klebebeuteln und Karajaharz wesentlich erleichtert worden.

6.8 Colitis granulomatosa Crohn

Es ist erst in den letzten Jahren klar geworden, daß viele der CUC zugeschriebenen Kolitisfälle der regionalen Enteritis (M. Crohn) zugehören. In etwa 40% befällt der M. Crohn das terminale Ileum, in weiteren 40% sind Ileum *und* Kolon befallen, und in 20% ist das Kolon allein und seltener andere Magen-Darm-Anteile von der Mundhöhle an betroffen (Tabelle 58).

Der M. Crohn ist eine unspezifische, granulomatöse, meist segmentäre, in Schüben verlaufende, chronische Darmentzündung unbekannter Genese mit ausgeprägter Neigung zur Fistelbildung.

Pathologie. Im Gegensatz zur CUC sind alle Wandschichten entzündlich befallen, der Prozeß dehnt sich auf das angrenzende Mesenterium und die Lymphknoten aus. Typisch sind tiefe, longitudinale Ulzera und die sog. „Kopfsteinpflaster"-ähnliche Oberfläche, die aus den longitudinalen Ulzera und ödematösen Schleimhautinseln resultieren. Die ersten Veränderungen bestehen in aphtenähnlichen Läsionen. Die Histologie zeigt entzündliche Schleimhautveränderungen, die die Submukosa einbeziehen und Epitheloidzellgranulome mit Riesenzellen enthalten können.

Symptome. Die Symptome ähneln der CUC. Bei den Diarrhöen werden lediglich in der Regel die Blutbeimengungen vermißt. Ein anderes wichtiges Unterscheidungsmerkmal zur CUC ist die häufige Aussparung des Rektums. Während die CUC im Rektum beginnt und aufsteigt, beginnt der M. Crohn des Dickdarms meist im Zökum und steigt ab. Die Neigung zur Fistelbildung und zur Stenosierung ist sehr viel größer als bei der CUC. Anale Komplikationen wie Analfissuren und Analfisteln sind häufig und werden bei Rektumbefall in ca. 80% (!) gefunden.

Diagnose. *Röntgenologisch* wird ein pflastersteinähnliches Relief sichtbar, die Verdickung der Darmwand resultiert in einer Starre des Darmes, das Darmlumen ist eingeengt – „Bandzeichen" – und befallene Abschnitte

Tabelle 58. Colitis granulomatosa Crohn

20% Ileum, 60% Ileum und Kolon, 20% Kolon allein, re. Kolon bevorzugt befallen
▶ Diarrhöen ohne Blut, Tenesmen, Analfissuren und -fisteln
▶ Röntgen: Wandstarre, Lumen verengt, kopfsteinpflasterartiges Relief, länglich, tiefe Ulzera; Stenosen; „skip lesions"
Cave: Stenosen, Fisteln, anale Komplikationen!

wechseln typischerweise mit unbefallenen („skip lesions"). Ist das Ileum mitbefallen, ist sein Lumen eng im Gegensatz zur CUC, wo bei einer „back wash ileitis" das Lumen klafft.

Endoskopisch sind aphthoide Läsionen in normal erscheinender Schleimhaut die frühesten Zeichen, der nächste schwere Grad sind solitäre Ulzera, bis schließlich auch die gesamte Schleimhaut erfaßt sein kann. Die Ulzera beim M. Crohn sind im Gegensatz zur Colitis ulcerosa meist tief und länglich. Die charakteristischen epitheloidzellhaltigen Granulome mit Langhans-Riesenzellen finden sich nicht selten in der makroskopisch unveränderten Schleimhaut. *Klinische Merkmale* sind die Durchfälle ohne Blut, Fieber, allgemeine Krankheitszeichen, Schmerzen und anale Komplikationen. Die extraintestinalen Manifestationen entsprechen der CUC. Relativ häufig sind Arthritiden, Erythema nodosum und Iritis.

Komplikationen. Die häufigsten Komplikationen sind Stenosierungen des Darmes sowie anale Komplikationen und Fistelbildungen. Entgegen früherer Auffassung kann auch bei der Colitis granulomatosa Crohn – allerdings nur selten – ein toxisches Megakolon entstehen. Massive Blutungen sind ebenfalls selten. Die extrakolischen Komplikationen entsprechen der CUC.

Therapie (Tabelle 59)
Bei aktiver, florider Erkrankung sind Kortikosteroide das Mittel der Wahl. Die Anfangsdosis beträgt 40–60 mg Prednison oder Prednisolon, nach Ansprechen langsame Dosisreduktion (z. B. 5 mg/Woche) auf 5–10–15 mg täglich, je nach individuellem Verlauf. Versuchsweises Absetzen der Steroidmedikation erst nach mehrmonatiger Remission.

Die Wirkung von Salazopyrin beim M. Crohn des Kolons ist weniger sicher als bei der Colitis ulcerosa, die Dosierung beträgt auch hier 3 g täglich.

Die Wirkung von Immunsuppressiva ist noch nicht endgültig gesichert.

Bei Fistelbildung, besonders bei analen Fisteln ist ein Behandlungsversuch mit Metronidazol (Clont) 10–15 mg/kg KG über 3 Monate gerechtfertigt.

Tabelle 59. Therapie der Colitis granulomatosa Crohn

Konservativ:	Zuckerarme, ballastreiche Diät
	Prednison im floriden Stadium
	Salazopyrin bei milden Verläufen evtl. in Kombination mit Prednison
Chirurgisch:	Bei Komplikationen (Ileus, Fisteln)
	Hohe Rezidivquote

Diät: Patienten mit M. Crohn essen durchschnittlich 2- bis 3mal soviel Zucker und verfeinerte Kohlenhydrate wie die Normalbevölkerung. Die Substitution dieser raffinierten und schlackenarmen Kohlenhydrate durch Ballast- und Faserstoffe verbesserte den Krankheitsverlauf.

Parenterale Ernährung und Elementardiät bessert in der akuten Phase das Krankheitsbild und vermag die Sekretion aus Fisteln zum Versiegen zu bringen. Einen wesentlichen Einfluß auf den weiteren Verlauf hat sie jedoch nicht.

Operative Behandlung. Wegen der hohen Rezidivneigung von ca. 50% wird die Indikation zur Resektionsbehandlung bei M. Crohn streng gestellt. Die wichtigsten Indikationen sind die Stenose mit Ileus und die Fistelbildung. Das Rektum kann in den meisten Fällen belassen werden.

Prognose. Die Prognose der Colitis granulomatosa Crohn entspricht etwa der der CUC, allerdings ist die Komplikationsrate an Fisteln und Obstruktionen größer.

Schwangerschaft und Colitis ulcerosa und Colitis granulamatosa Crohn
Das Haupterkrankungsalter der chronisch-entzündlichen Darmerkrankungen fällt in den Bereich der fortpflanzungsgünstigen Jahre. Neuere Untersuchungen haben zu folgenden Ergebnissen geführt:

Die Fertilität ist nur bei schweren Krankheitsverläufen herabgesetzt, bei denen häufig auch die Periode ausbleibt, entspricht aber sonst derjenigen der Normalbevölkerung. Schädigungen des Kindes – Unreife, Untergewicht, Mißbildungen –, Abort und Totgeburt treten nicht gehäuft auf.

Die Schwangerschaft kann sich ungünstig oder günstig auf die Kolitis auswirken: Etwa ⅓ der Patienten in Remission erleidet eine Exazerbation, am häufigsten im ersten Trimester, einige wenige im Wochenbett. War die Kolitis zu Beginn der Schwangerschaft floride, bessert sie sich in einem Teil der Fälle. Bei der Mehrzahl bleibt sie unverändert. Bei Frauen, die an einem schweren M. Crohn litten, war der Schwangerschaftsverlauf ungünstiger.

Obwohl Sulfapyridin, die Sulfonamidkomponente des Salazopyrins, in die Muttermilch übergeht und Bilirubin aus der Eiweißbildung verdrängt, ist die aufgenommene Dosis so gering, daß beim Kind kein Kernikterus zu erwarten ist und Salazopyrin während des Stillens unbedenklich weitergegeben werden kann. Salazopyrin und Steroide können und sollen also in der Schwangerschaft in der erforderlichen Dosierung weiter verabreicht werden. Es traten unter dieser Behandlung nicht vermehrt Mißbildungen oder Fehlgeburten auf.

6.9 Divertikulose, Divertikulitis

6.9.1 Divertikulose

Divertikel sind Mukosaausstülpungen, die sich durch die Darmwand nach außen vorwölben (sog. falsche Divertikel) und vorwiegend im Sigmoid lokalisiert sind. Die Divertikelbildung nimmt im Alter zu: mit 50 Jahren haben etwa 20%, mit 80 Jahren über 50% aller Menschen Kolondivertikel. Die Divertikulose per se hat keine klinische Relevanz, sie macht keine Beschwerden und stellt einen Nebenbefund dar. Eine Tendenz zur malignen Entartung besteht nicht.

Komplikationen. Es können zwei Komplikationen eintreten:
1. Eine massive Blutung, die meist plötzlich auftritt, wobei helles Blut ausgeschieden wird. Schmerzen bestehen nicht. Die Blutung steht meistens spontan; diese Komplikation ist selten.
2. Entzündung des Divertikels und seiner Umgebung – Divertikulitis.

6.9.2 Divertikulitis

6.9.2.1 Akute Divertikulitis

Die akute Divertikulitis tritt mit den Zeichen eines akuten intraabdominellen Ereignisses auf, das im linken Unterbauch lokalisiert ist. Die Symptome ähneln einer Appendizitis, so daß man auch von einer „linksseitigen Appendizitis" spricht. Es bestehen Druckschmerzen, Abwehrspannung,

Tabelle 60. Divertikulitis

Akute Divertikulitis
- „linksseitige Appendizitis" Leukozytose, meist Obstipation, seltener Diarrhö
- Endoskopie, Kontrasteinlauf mit wäßrigem Kontrastmittel.
  DD: Sigmakarzinom! Ischämische Kolitis
- Therapie: Breitbandantibiotika, parenterale Ernährung, Wasser, Elektrolyte, Analgetika und Spasmolytika, chirurgisch bei Komplikationen (Fisteln, Perforation, Abszeß, mechanischer Verschluß, Blutung, Rezidiven)

Chronische Divertikulitis
   DD: Sigmakarzinom besonders wichtig!!
- Stuhlregulierung (Tabelle 54)
- Antibiotika (Tetrazykline)
- Heute Tendenz zur Frühoperation

Fieber und Leukozytose. Meist tritt eine Obstipation auf, seltener eine Diarrhö. Es können sich ein Abszeß, eine Peritonitis oder Fisteln, evtl. mit Durchbruch in die Blase ausbilden und ein mechanischer Kolonverschluß auftreten (Tabelle 60). *Differentialdiagnostisch* ist in erster Linie ein Sigmakarzinom in Erwägung zu ziehen. Das spezifische diagnostische Vorgehen besteht in einer Koloskopie und in einem Kontrasteinlauf, sofern der Zustand des Patienten dies zuläßt. Die Behandlung ist primär konservativ und sollte stationär erfolgen: Breitbandantibiotika, zunächst parenterale Ernährung mit Wasser- und Elektrolytausgleich, Magensonde, um die Luft abzusaugen. Ferner sind bei Bedarf Analgetika und Spasmolytika angezeigt. Eine chirurgische Intervention bei der akuten Divertikulitis ist bei folgenden Komplikationen indiziert: Abszeßbildung, Perforation, Fistelbildung, mechanische Obstruktion, unstillbare Blutung.

6.9.2.2 Chronische Divertikulitis

In der Regel heilt die akute Divertikulitis aus. In manchen Fällen treten jedoch rezidivierend mildere Attacken von Divertikulitis auf. Die differentialdiagnostische Abgrenzung gegen ein Karzinom ist dann besonders wichtig. Die Behandlung der Schübe erfolgt mit Antibiotika (Tetrazykline, Bactrim). Die prophylaktisch wichtigste Maßnahme ist die Stuhlregulierung (s. Tabelle 54). Es besteht heute die Tendenz zur frühzeitigen Operation, wenn eine Rezidivneigung besteht.

6.10 Kolontumoren

Tumoren des Dickdarms sind häufig. Der Befall mit Polypen wird relativ konstant bei 7–10% aller Menschen über 30 Jahre gefunden. Das Kolonkarzinom ist einer der häufigsten malignen Tumoren überhaupt und der häufigste des Magen-Darm-Traktes. Ca. 5% aller Menschen in der Bundesrepublik entwickeln ein Dickdarmkarzinom. Die nie ganz gelöste Kontroverse, ob Karzinome primär sind oder aus Polypen entstehen, ist heute bei dem Stand angelangt, daß man annimmt, daß die meisten der Kolonkarzinome aus adenomatösen oder villösen Polypen hervorgehen und dieses um so häufiger, wenn sie breitbasig aufsitzen, und je größer ihr Durchmesser ist. Demgegenüber haben die häufigen, kleinen hyperplastischen Polypen keine maligne Potenz.

6.10.1 Adenome (Polypen)

Pathologie. Den Hauptteil der Kolonpolypen stellen die kleinen, hyperplastischen Polypen, auch Knospen genannt. Sie haben einen Durchmesser unter 5 mm und sind von normal erscheinender Schleimhaut überzogen. Die adenomatösen Polypen sind in ihrer Erscheinungsform variabler, ihr Durchmesser reicht von kleinen Polypen (3 mm) bis zu großen gelappten Polypen bis 5 cm Durchmesser und mehr. Seltener sind die papillären oder villösen Adenome, die von schwammartiger Beschaffenheit sind und relativ häufig maligne entarten. Selten sind ferner Lipome, Leiomyome, Lymphosarkome und Neurofibrome (Tabelle 61a).

Hauptlokalisationen der Polypen sind Rektum und Sigma, sie nehmen mit fortschreitendem Alter zu und haben ihren Häufigkeitsgipfel bei etwa 60 Jahren.

Eine Sonderform ist die *familiäre Polyposis,* bei der Hunderte von Polypen den Dickdarm besiedeln. Es handelt sich um adenomatöse Polypen, eine maligne Entartung tritt im Laufe der Jahre praktisch gesetzmäßig ein. Die Behandlung besteht in einer Kolektomie, wobei man bis zur Pubertät warten kann, da die maligne Entartung erst später eintritt.

Klinik. Polypen verursachen in der Regel keine subjektiven Beschwerden. Sie können aber Ursache einer okkulten, selten auch einer stärkeren Blutung sein.

Therapie. Alle endoskopisch erreichbaren Polypen, insbesondere die größeren adenomatösen, sollten mit der elektrischen Schlinge abgetragen werden. Bei gestielten Polypen mit einem Durchmesser von unter 2 cm kann dieser Eingriff auch ambulant durchgeführt werden. Kleinere Polypen können mit dem Thermokauter koaguliert werden. Stellt sich bei der histologischen Untersuchung des Adenoms heraus, daß eine Atypie Grad III („fokales Karzinom") vorliegt, bleibt die Polypektomie der kurative Eingriff, eine chirurgische Nachresektion ist nicht erforderlich. Das gilt sogar dann, wenn das Karzinom bis in den Polypenstiel vorwächst, aber histologisch gesichert im Gesunden abgetragen wurde.

Tabelle 61a. Polypen des Dickdarms

Je größer und breitbasiger, desto gefährlicher.
Jeder Polyp muß entfernt werden – endoskopisch (meist) oder chirurgisch (selten).
Jeder entfernte Polyp ist ein verhindertes Karzinom.

6.10.2 Malignome

Pathologie. Die meisten Dickdarmmalignome sind Adenokarzinome. Maligne Melanome und Sarkome sind selten. Der Häufigkeitsgipfel ist etwa 10 Jahre später als bei den Rektumpolypen (Verteilung der Lokalisation s. Abb. 8). Dabei ist bemerkenswert, daß zwei Drittel der Kolonkarzinome im Bereich des tastenden Fingers und des Rektoskops liegen (Tabelle 61 b).

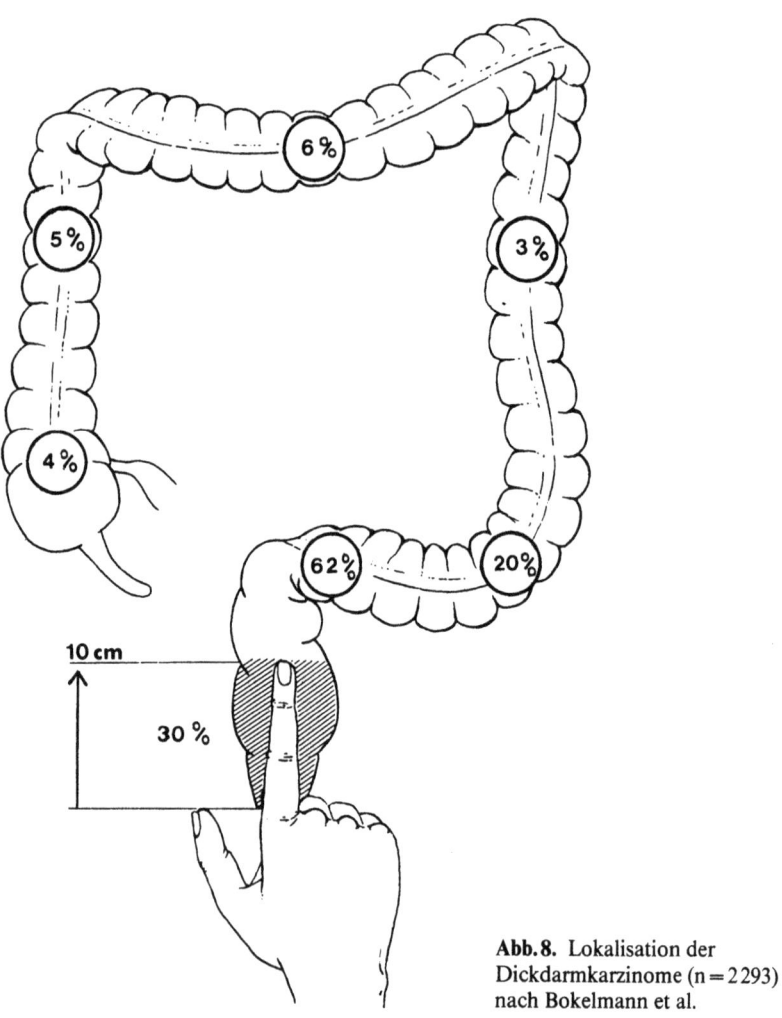

Abb. 8. Lokalisation der Dickdarmkarzinome (n = 2293) nach Bokelmann et al.

Tabelle 61 b. Dickdarmmalignome

Langsames Wachstum
⅓ der Kolonkarzinome werden durch sorgfältige digitale Untersuchung und Rektoskopie entdeckt
- ▶ Wechsel in Stuhlgewohnheiten, Auflagerung von Schleim, Blutbeimengung
- ▶ *Spät:* Allgemeinsymptome, palpabler Tumor
- ■ *Kolektomie* (Fünfjahresheilung 90% beim symptomfrei gebliebenen Karzinom, 45–70%, wenn Symptome)
- ■ Palliative operative Maßnahmen

Klinik. Rektumkarzinome wachsen langsam. Die ersten subjektiven Symptome sind Wechsel in den Stuhlgewohnheiten mit Auftreten von Obstipation und bisweilen Diarrhö. Es werden Ablagerungen von Schleim und Blutbeimengungen angegeben. Intermittierend können krampfartige Schmerzen im Abdomen auftreten und erstes subjektives Zeichen einer Stenosierung darstellen. Erst spät kommt es zu allgemeinen Symptomen wie Gewichtsabnahme und allgemeinem Verfall. Dann ist auch bereits oft ein Tumor im Abdomen tastbar. Das Kolonkarzinom wird auch heute noch leider häufig spät erfaßt, da die Symptome vom Patienten und vom Arzt häufig nicht richtig gewertet werden. Eine Verbesserung der Situation ist durch den Ausbau der Vorsorgeuntersuchung zu erreichen. Die Metastasierung erfolgt bevorzugt in Lunge, Leber und Knochen.

Therapie. Die Behandlung ist operativ. Etwa 90% aller Kolonkarzinome sind operabel, allerdings nur etwa 65% operativ kurabel. Die Fünfjahresheilung beim Karzinom des Rektumsigmoids, die durch Vorsorgeuntersuchung diagnostiziert wurden, liegt bei 90%, während die Heilungsquote nach Operation bereits symptomatischer Karzinome bei 45–70% liegt.

Die Bestrahlung von Rektumkarzinomen mit dem Körperhöhlenrohr wird an manchen Röntgenzentren mit unterschiedlichem Erfolg durchgeführt.

Eine palliative Maßnahme bei inoperablen Rektumkarzinomen, beispielsweise bei alten Patienten, ist die Anlage eines Anus praeter naturalis oder die Erhaltung der Gangbarkeit des Rektums durch regelmäßige Abtragung des nachwachsenden Karzinoms mit der elektrischen Schlinge oder – einfacher – die lokale Zerstörung des Tumors durch Vereisung mit Kryothermiesonde.

7 Leber

P. H. Clodi

7.1 Diagnose von Lebererkrankungen in der Praxis

7.1.1 Anamnese

Ersten Hinweis auf Vorliegen einer Lebererkrankung geben Ikterus, deutlich palpable Leber und eine Reihe von Allgemeinsymptomen, wie Druck im rechten Oberbauch, Appetitlosigkeit, Gewichtsverlust, Alkoholanamnese, Alkoholintoleranz, Libido- und Potenzstörungen, Aszites, sowie die Angaben über Fettunverträglichkeit, dunklen Harn und acholischen Stuhl. Bei bestehendem Verdacht kann eine Harnuntersuchung, die vermehrtes Urobilinogen oder Bilirubin nachweist, schon die Richtung der Diagnostik lenken.

Abgesehen von typischer Hepatitis, evtl. typischer Leberzirrhose oder Metastasenleber sind für die Sicherung der Diagnose Laboruntersuchungen, Ultraschalluntersuchung sowie oft auch eine Leberpunktion notwendig.

Selbst bei nur vorübergehendem Auftreten von z. B. erhöhten Transaminasen, muß man an die Möglichkeit einer subklinisch verlaufenden Hepatitis oder an einen toxisch nutritiven Schaden (z. B. Alkohol, Medikamente, auch Abführmittel, Chemikalien) denken.

Wir wissen durch neuere Untersuchungen bei Laborpersonal, daß als einziges faßbares Zeichen einer Infektion – und damit vermutlich auch Infektiosität – sogar nur ein Anstieg der Hepatitismarker (bekannt für Hepatitisvirus A und B) ohne Veränderung der Fermente und ohne subjektive Beschwerden nachweisbar sein kann. Durch sorgfältige Anamnese muß man sich über die Möglichkeit einer Infektion bzw. einer toxisch-nutritiven Schädigung informieren und eine genaue Verlaufsbeobachtung durchführen. Zum Ausschluß einer Lebererkrankung dienen die üblichen Laborproben, wobei man je nach Schwere des Verdachtes alle möglichen Proben heranziehen soll, bis – natürlich nur wenn indiziert – zur Laparoskopie und/oder Leberpunktion. Für die Routinetestung eignen sich besonders GPT, GOT und γ-GT, mit denen man einen hohen Prozentsatz Lebererkrankungen erfassen kann.

Nach Ablauf von akuten Erkrankungen muß man in den entsprechenden Intervallen (Wochen wenn pathologisch, Monate wenn normal) die Laborproben und die Lebergröße kontrollieren und die Möglichkeit einer Chronifizierung, die schleichend verläuft, im Auge behalten. Man muß die Hepatitismarker, für die Hepatitis B, Hepatitis A und immunologischen Proben, die auf chronische Hepatitiden hinweisen können, bestimmen. Bei dem Verdacht auf chronische Hepatitis und Leberzirrhosen muß man auch an die Sonderformen denken (primäre Siderophilie – Hämochromatose, M. Wilson, Porphyria cutanea tarda etc.), aber auch an medikamentös-toxische Einwirkungen, an Abführmittel, die Oxyphenylisatin enthalten und natürlich immer auch an den Alkohol. Durch genaue Anamnese, Erhebung des körperlichen Befundes und Einholung der notwendigen Laborproben, kann man auch in der Praxis die meisten Lebererkrankungen mit hoher Wahrscheinlichkeit diagnostizieren und die Patienten zur Sicherung der Diagnose bzw. zur Behandlung gezielt zuweisen (Tabelle 62–65).

7.2 Untersuchungsmethoden

7.2.1 Untersuchung in der Praxis

Inspektion. Man findet bei vielen Lebererkrankungen (aber auch bei hämolytischen Anämien) eine deutliche Gelbverfärbung der Haut, jedoch nicht obligat. Neben diesem Ikterus, der bei Hepatitis eher rötlich (Rubinikterus) und bei Verschlußikterus eher grünlich (Verdinikterus) ist, findet man bei chronischen Lebererkrankungen eine Reihe von Hautzeichen. Ikterus beginnt in den Skleren. *Lebersternchen:* Sternartig auseinanderlaufende Gefäßreiserchen, die bei zentralem Abklemmen abblassen und sich nach Aufhebung des Druckes von zentral her wieder füllen. Lebersternchen finden sich vorwiegend im Gebiet der V. cava superior, bei Leberzirrhose, chronischer Hepatitis, selten ohne Lebererkrankung bei jungen Leuten, in der Pubertät und Gravidität. *Palmarerythem:* Rotfärbung der Palma (Zirrhose, selten auch bei Schwangeren). Weiße Fingernägel als Symptom der Hypoproteinämie (Zirrhose), ferner die Lackzunge (Zirrhose), Caput medusae, weiblicher Behaarungstyp. Eine Dupuytren-Kontraktur findet man überzufällig häufig bei Leberzirrhose, man findet sie aber auch bei anderen Erkrankungen.

Tabelle 62. Untersuchungsmethoden bei Leberkrankheiten

▶ **1. Inspektion:**
Ikterus, Lebersternchen, Palmarerythem

▶ **2. Palpation:**
Größe (in cm angegeben),
Konsistenz erhöht bei chronischer Hepatitis, Zirrhose, stark erhöht bei Malignität, weicher bei Fettleber, Amyloidleber,
harter Rand bei Zirrhose,
stumpfer Rand bei Fettleber,
Druckschmerz bei kardialer Stauung, akuter Hepatitis, Cholangitis,
kein Druckschmerz bei Zirrhose, chronischer Hepatitis, Malignom

▶ **3. Perkussion:**
Leberdämpfung, Aszites

▶ **4. Ultraschall** (Sonographie) in Hand erfahrener Untersucher wichtig Technik (s. Ultraschall, S. 230)

▶ **5. Biopsie, Laparoskopie** u. a. (s. auch S. 148)
Cave: Kontraindikationen (s. S. 148)
Serumbilirubin über 2 mg%,
Quick unter 60%,
Thrombozyten unter 100000,
Blutungszeit! Gerinnungszeit! Vorher Ultraschallmarkierung

▶ **6. Röntgen:**
Lebergröße (Cysticercus alveolaris), besser durch Ultraschall
Verkalkungen, Thorotrastleber,
Ösophagusvaricen bei Leberzirrhose, besser durch Ösophagoskopie

▶ **7. Computertomographie**

▶ **8. Szintigraphie:**
Füllungsdefekte bei Metastasen, Zysten, Tumor,
unregelmäßige Aktivitätsverteilung bei chron. Krankheiten

▶ **9. Labormethoden:** s. Tabelle 64 (s. auch S. 264)

Tabelle 63. Differentialdiagnostische Tabelle der Leberkrankheiten

1. **Ikterische Patienten** mit überwiegend direkt reagierendem Bilirubin, hoher GOT und GPT, mäßig hoher alkal. Phosphatase LAP u. γ-GT Typ der parenchymatösen Leberschädigung (hepatischer Ikterus)	a) **Virushepatitis** (A, B, Non-A-non-B) Anamnese mit Prodromalstadium anfangs wenig veränderte BKS Leber vergrößert, wenig – mäßig induriert Milzvergrößerung (⅓ palpabel) Serum-Eisen erhöht GOT, GPT erhöht Virusmarker: Anti-HAV, HB_sAg, $AntiHB_e$-IgM, Non-A-non-B: derzeit noch nicht möglich Prothrombinkomplex vermindert

Tabelle 63 (Fortsetzung)

	Koller-Test negativ Dg.: aus Anamnese, Untersuchungsbefund und Laborwerten meist möglich. Andere Viren EB, Zytomegalie etc.
	b) Schub einer chron. Hepatitis Hepatitismarker HB$_s$Ag pos.? neg.? längerdauernde Allgemeinsymptome GOT, GPT erhöht γ-GT oft stark erhöht IgG oft vermehrt Immunolog. Proben AMA, ANA, SMA, auch Frage M. Wilson, Hämochromatose Porph. cut. tard. Dg.: Leberbiopsie, Laparoskopie
	c) Schub einer Leberzirrhose längerdauernde Allgemeinanamnese Leber vergrößert (selten verkleinert) induriert, manchmal höckrig Lebersternchen Alkoholismus, Hepatitis in der Anamnese GOT, GPT, γ-GT oft stark erhöht Elpho: breite γ-Zacke Dg.: Laparoskopie, Leberbiopsie, US An Sonderformen denken: Porphyrie, primäre Siderophilie, M. Wilson, primäre biliäre Zirrhose
	d) Chemisch-toxische Schädigung Vergiftungen (Anamnese) Medikamente alkoholische Hepatitis Dg.: Anamnese, Biopsie
2. Ikterische Patienten mit überwiegend direkt reagierendem Bilirubin Harnbilirubin positiv hohe AP, LAP und γ-GT, evtl. auch hohe GOT, GPT Prothrombin zunächst normal Juckreiz Typ des Verschlußsyndroms (ehemals posthepatischer Ikterus)	**a) Steinverschluß** Anamnese: Koliken, Fettunverträglichkeit Thymol negativ, Cholesterin hoch (weiblicher Patient, Multipara) evtl. Prothrombinkomplex vermindert Koller-Test positiv Dg.: Ultraschall, ERCP, PTC, CT
	b) Maligner Verschluß plötzlicher Ikterus, keine Kolik evtl. hohe LDH, Cholesterin hoch Thymol negativ Elpho: α_2-Vermehrung Koller-Test positiv

Tabelle 63 (Fortsetzung)

	Dg.: Ultraschall, ERCP, PTC, Feinnadelpunktion bei Ultraschall, aber Vorsicht! **c) Cholestatische Hepatitis** Thymol positiv, ERCP **d) Cholangitis** Schmerzen, Fieber, Leukozytose **e) Toxisch-allergische Schädigung** Dg.: Leberbiopsie, Anamnese
3. **Ikterische Patienten** mit vorwiegend direkt reagierendem Bilirubin, evtl. path. BSP, sonst normale Laborproben	Dubin-Johnson-Ikterus
4. **Ikterische Patienten** mit vorwiegend indirekt reagierendem Bilirubin, Enzyme normal oder nicht typisch verändert (ehemals für Hämolyse: prähepatischer Ikterus), Harnbilirubin negativ.	**a) Hämolytische Anämien** Anämie, Retikulozytose, Haptoglobin verkürzte Ery-Überlebenszeit LDH, Fe erhöht Harn: Bilirubin 0, Ubg stark vermehrt **b) Hyperbilirubinämien Typ Gilbert (Meulengracht)** indirektes Bilirubin bei Belastungen (Krankheit, Streß) andere Leberteste normal normaler Biopsiebefund **c) Postoperative Hyperbilirubinämie** Anamnese meist rasch verschwindend
5. **Anikterische Patienten** mit vergrößerter indurierter Leber und pathologischen Enzymwerten oder mit nicht tastbarer Leber, aber pathologischen Lebertests	**a) Anikterische Hepatitis,** toxische Schädigung **b) Fettleber** Leber vergrößert, mäßig induriert, glatt Alkoholanamnese, Übergewichtigkeit, chronische Infektion, Hyperurikämie Bilirubin, GOT, GPT. γ-GT mäßig erhöht Dg.: Leberbiopsie, Laparoskopie **c) Zirrhose** Alkoholanamnese (Hepatitisanamnese) Lebersternchen, Bauchglatze GOT, GPT Elpho: Albumin erniedrigt, γ-Globuline erhöht CHE, Prothrombin vermindert Dg.: Leberbiopsie, Laparoskopie, evtl. US. **d) Chronische Hepatitis** (s. Text S. 161) **e) Lebervergrößerung bei Infektionskrankheiten** Sepsis Tuberkulose (miliare Knötchen) Speicherkrankheiten

Tabelle 63 (Fortsetzung)

	Leukämien Sarkoidose Parasiten (Bei Verdacht auf Echinokokkus *nicht* punktieren!)
6. **Anikterische Patienten** Schmerzen im rechten Oberbauch, verschieden pathologische Laborproben	Cholangitis, Leberabszeß, Metastasenleber, Leberkarzinom, Pankreaskarzinom, kardiale Stauung, Gallenblasenkarzinom, Gallenblasen-, Gallenwegserkrankungen, Ulcus duodeni, Proc. Colon ascendendis, re. Niere

Tabelle 64. Labormethoden bei Leberkrankheiten (s. auch S. 264)

	Norm	Bedeutung
Serumbilirubin	bis 1,0 mg% gesamt (bis 17 µmol/l) bis 0,25 mg% dir. reag.	Erhöht bei Hämolyse, Lebererkrankungen und Verschlußsyndrom. (s. Tabelle 63). Sehr hohes Anfangsbilirubin bei Hepatitis, hohes Bilirubin bei Zirrhose evtl. Zeichen für schlechte Prognose. Chronische Leberkrankheiten meist nur phasenweise mit erhöhtem Bilirubin verlaufend
GOT (Glutaminoxalessigsäuretransferase) (= AST-Aspartataminotransferase) GPT (Glutaminpyruvattransferase (= ALT-Alaninaminotransferase)	8–17 E/l m 6–15 E/l w 10–22 E/l m 8–17 E/l w	
GlDH (akt)	bis 4 E/l m bis 3 E/l w	
ChE (Cholinesterase)	3 000–8 000 E/l m,w	
LDH (Lactatdehydrogenase)	120–240 E/l m,w	
LAP (Leucinaminopeptidase)	11–25 E/l m,w	
γ-GT (GGT) (γ-Glutamyltranspeptidase)	6–28 E/l m, 4–18 E/l w	

Parenchymatöser Typ (z. B. Hepatitis): hohe GOT, GPT, GlDH (2–50fach) wenig erhöhte AP, LAP (bei Hepatitis oder zum Ausschluß Hepatitismarker)
bei schweren Schäden GOT höher als GPT – De-Ritis-Quotient (z. B. auch bei alkoholischer Hepatitis!)

$\dfrac{\text{GOT} + \text{GPT}}{\text{GlDH}}$	über 50 40–50 30–40	akute Hepatitis toxische Hepatitis akuter Schub chron. Hepatitis und Zirrhose

Tabelle 64 (Fortsetzung)

	5–15	beniger und maligner Verschluß
	unter 10	Metastasenleber

Verschlußtyp: hohe AP, LAP, γ-GT (5–20fach erhöht)
mäßig erhöhte GOT, GPT, GlDH (abgesehen von Werten unmittelbar nach z. B. Gallenkolik, dann evtl. auch stark erhöht!!, manchmal auch bei chronischen Verschlüssen hoch)
LPX (Lipoprotein X) erhöht bei allen Cholestaseformen, differentialdiagnostisch wenig brauchbar

Serumeisen	80–120 µg 14–25 µmol	Erhöht bei akuter Hepatitis, prim., sek. Siderophilie, verschieden bei Zirrhose, chron. Hepatitis
Serumkupfer	80–130 µg/dl 14–25 µmol/l	Erhöht bei Cholestase (benigner oder maligner Verschlußikterus) intra- und extrahepatisch erniedrigt bei M. Wilson
Coeruloplasmin	20–45 mg%	Erniedrigt bei M. Wilson (unter 10 mg%) auch bei schweren Zirrhosen, erhöht bei Verschlußikterus
Harnkupfer- ausscheidung	24 h 17–50 µg/24 h	Bei M. Wilson über 400 µg/24 h
Prothrombin- komplex	100% (75–125)	verschiedene Techniken, Quick-Wert, PTZ (Prothrombinzeit), Normotest, Hepatoquick. Erniedrigt bei Leberkrankheiten bei schweren vor allem Faktor V. Koller-Test: Bei Gabe von Vit. K steigt Wert bei Verschlußsyndrom rasch an, bei parenchymatösen Schäden nicht oder kaum
Elektrophorese		Verminderung des Albumins bei Zirrhosen, Vermehrung des γ-Globulins (breitbasig) bei chronischen Lebererkrankungen
Immunglobuline	(IgG, IgA, IgM)	Bringen keine sicher brauchbare Differenzierungsmöglichkeit
Hepatitismarker	neg	Zur DD der Hepatitiden (s. Laborkapitel)
Thymol	(weitgehend obsolet)	Erhöht bei akuter Hepatitis, negativ bei sonst ähnlichem Arzneimittelikterus, Schwangerschaftsikterus

Immunologische Proben
  ANA – Antinukleare Antikörper
  AMA – Antimitochondriale Antikörper
  SMA – Glatte Muskulatur Antikörper (smooth muscle antibodies)

Tabelle 64 (Fortsetzung)

Ammoniak	bis 100 μg% 58 μmol/l	Erhöht bei sekundärem Koma, geht nicht parallel mit Schwere
Cholinesterase		Vermindert bei Zirrhosen, schweren Parenchymschäden
Bromthaleintest	bis 5% Retention	Anaphylaxiegefahr, am besten als Test mit radioaktiv markiertem Bromthalein
Galaktoseprobe (Modifiziert nach 1. Aufl.)		i. v. brauchbar

Tabelle 65. Suche nach Leberkrankheiten (meist sehr uncharakteristische subjektive Symptome)

Ikterus (Ausschluß eines hämolytischen Ikterus)
große Leber, Hautzeichen (Leberzirrhose)
Ösophagusvarizen, gastrointestinale Blutung
Allgemeinsymptome: Mattigkeit, Gewichtsverlust, Schweißausbrüche,
   Alkoholintoleranz, Potenzstörungen
Allgemeine abdominelle Symptome: Meteorismus, Druck im re. Oberbauch,
   Stuhlunregelmäßigkeiten etc.
Alkoholanamnese, Arzneimittelanamnese, gewerbliche Gifteinwirkung
Vergiftungen
zufällig entdeckte pathologische Leberfunktionsproben
Lebermitbeteiligung bei anderen Erkrankungen:
   Infektionskrankheiten
   Sepsis
   kardiale Stauung (Stauungsleber)
   Stoffwechselkrankheiten (Diabetes, andere, seltene)

Gynäkomastie. Bei Leberzirrhosen (und bei Hormonbehandlung mit Prostatamalignomen auch anderen Medikamenten, z. B. Aldosteron-Antagonisten, selten spontan).

Nur bei sehr großer und harter Leber und dünner Bauchdecke kann die Leber, vor allem bei Atembewegungen, gesehen werden, manchmal auch stark prominierende Höckerungen (Metastasen, evtl. Zysten, evtl. eine große gefüllte Gallenblase bei Hydrops).

Palpation (Kontrolle durch Ultraschalluntersuchung, die aber nicht überall zur Verfügung steht. Kontrolle mit Ultraschalluntersuchung kann aber im Krankenhaus zur Erfolgskontrolle der eigenen palpatorischen Fähigkeiten herangezogen werden).

Die normale Leber überragt den Rippenbogen in der rechten MCL um etwa 1–2 cm und verschwindet unter dem linken Rippenbogen. Sie ist schwer tastbar, weil die gesunde Leber weich ist. Man versucht die Leber während der Inspiration, in der sie nach abwärts verschoben wird, über die Finger der flach auf dem Abdomen ausgestreckten Hände gleiten zu lassen. Eine vergrößerte und indurierte Leber muß als krankhafter Befund angesehen, und es müssen weitere Untersuchungen veranlaßt werden: Zu beurteilen ist die Konsistenz und evtl. die Oberfläche, die sich bei grobhöckrigen Leberzirrhosen, Metastasen oder Tumoren unregelmäßig anfühlt. Die Konsistenz ist erhöht bei chronischen Hepatitiden, Zirrhosen, stark erhöht bei Malignität, weicher bei Fettleber, Amyloidleber. Der Rand ist hart bei Zirrhosen, stumpfer bei Fettleber und Speicherkrankheiten. Mit dem unteren Leberrand können die Inscriptiones tendineae des M. rectus leicht verwechselt werden. Wenn man nicht tief genug im rechten Unterbauch beginnt, kann bei sehr großer Leber die palpierende Hand von Anfang an über der Leberoberfläche gleiten.

Die Milz ist bei verschiedenen Lebererkrankungen, vor allem bei Leberzirrhose, Hepatitis, bei Pfortaderhochdruck und Gallenblasenerkrankungen, ebenso bei vielen anderen Erkrankungen, vergrößert. Die Leber ist druckschmerzhaft bei kardialer Stauung (bei frischer Stauung evtl. sehr druckschmerzhaft oder spontan schmerzhaft), bei akuter Cholangitis, Gallenwegsentzündungen, etwas auch bei frischer Hepatitis (hier weniger). Bei Gallenblasenerkrankungen ist die Lebergegend druckschmerzhaft. Nicht durckschmerzhaft ist die Leber bei Zirrhose, chronischer Hepatitis und Malignomen (primär oder sekundär) und bei chronischer Stauung.

Bei Aszites findet man Froschbauch, in Rückenlage kann man durch Beklopfen mit dem Finger auf einer Seite die Druckwelle auf der anderen Seite verspüren. Die Perkussion ergibt eine verschiebliche Dämpfung mit Tympanie um die Nabelgegend. Bei sehr wenig Aszites kann man evtl. in Knie-Ellenbogen-Lage eine Dämpfungsfigur um den dann nach unten hängenden Nabel perkutieren. Heutzutage sollte bei der Frage nach Aszites unbedingt eine Ultraschalluntersuchung (Sonographie) herangezogen werden. Im weiteren Verlauf kann man, um die Art des Aszites festzustellen (ob Transsudat, Exsudat hämorrhagisch, auch zytologische Untersuchung), eine Probepunktion vornehmen.

Die Milz, die bei Lebererkrankungen oft vergrößert ist, wird entweder in Rückenlage wie die Leber, aber links unter dem Rippenbogen palpiert, oder in Rechtsseitenlage mit nach vorne gelegtem Arm und angezogenen Beinen. Auch hier wird die Größe am besten mit der Sonographie bestimmt. Ebenso US zum Ausschluß einer Dickdarminterposition.

Perkussion der Leberdämpfung in In- und Exspiration am re. Rippenbogen ergibt in der Axillarlinie einen etwa 5–9 cm breiten Streifen. Genaue

Perkussion ist besonders wichtig vor einer Leberpunktion, noch besser auch hier Ultraschalluntersuchung mit Markierung der Punktionsstelle. Perkussion auch der verschieblichen Dämpfung bei Aszites und der Milz.

Auskultation. Das Schaben an der Hautoberfläche bei gleichzeitiger Auskultation über der Leber wird vielfach zur Größenbestimmung geübt, hat aber fraglichen Wert. Reibegeräusche, die respirationsabhängig sind, hört man bei Perihepatitis. Sausende Zirrhose, Tumor, Budd-Chiari-Syndrom.

Harnuntersuchung, Stuhlfarbe
Bilirubin. Bei erhöhtem Serumbilirubinspiegel, wenn direkt reagierendes Bilirubin vorliegt, z. B. bei Hepatitis (oft schon vor Ausbruch des allgemeinen Ikterus) Zirrhose, Verschlußikterus und anderen. Nicht positiv im Harn ist Bilirubin bei Erhöhung des indirekten Bilirubins, z. B. bei hämolytischen Anämien und manchen Formen von Hyperbilirubinämie, z. B. M. Gilbert. Das Bilirubin im Harn wird heutzutage fast ausschließlich mit handelsüblichen Streifentesten nachgewiesen.
Urobilinogen. Bei allen Lebererkrankungen vermehrt (Nachweis im ausgekühlten Harn!) aber auch erhöht bei kardialer Stauung der Leber. Nicht vorhanden bei vollständigem mechanischem Verschluß und am Höhepunkt der Hepatitis, wenn keine Galle in den Darm ausgeschieden wird. Deutlich erhöht auch bei Zirrhosen und schweren Leberparenchymschäden. Auch hier Test mit handelsüblichen Streifchen möglich.
Stuhlfarbe. Das Betrachten des Stuhles oder das Fragen nach dem Stuhl ergibt immer noch gewisse anamnestische Aufschlüsse und Hinweise. Zur Sicherung einer Diagnose reicht die Stuhlbetrachtung natürlich nur selten. Fehlendes Bilirubin und Abbauprodukte führen zu hellem Stuhl bei schweren Ikterusfällen, rasch acholischer Stuhl bei dunklem Harn bei Verschlußikterus, erst später bei schwerer Hepatitis. Das Hellerwerden des Harnes, vor allem die zunehmende Harnflut und das Dunklerwerden des Stuhles zeigen bei der Hepatitis häufig den Beginn der Heilungsphase an.

7.2.2 Spezialuntersuchungen

Ultraschalluntersuchung (Sonographie). Diese muß heutzutage wohl als erste Spezialuntersuchung herangezogen werden. Sie hat in vieler Hinsicht die Reihenfolge der Untersuchungstechniken verändert, macht aber eine Leberpunktion oder auch eine Laparoskopie in vielen Fällen nicht überflüssig. (Näheres über Ultraschalluntersuchungen s. S. 230).

Leberbiopsie. Sie ist indiziert bei allen längerdauernden Lebervergrößerungen oder pathologischen Laborproben, die eine Lebererkrankung wahrscheinlich machen, wenn das Serumbilirubin nicht höher als 2 mg % ist und die Gerinnungsproben eine ausreichende Gerinnungsfähigkeit anzeigen (Quick über 60%, Thrombozyten über 100000, PTT im Normbereich, Gerinnungszeit und Nachblutungszeit normal), evtl. Gerinnungsstatus, TEG. Bei grenzwertigen Befunden ist die Biopsie unter Sicht bei Laparoskopie vorzuziehen, wie überhaupt die erste Biopsie nach Möglichkeit bei einer Laparoskopie gewonnen werden kann. Auch die histologische Untersuchung des Biopsiematerials gibt nur ein Augenblicksbild und muß im Verlaufe längerdauernder Erkrankungen unter Umständen mehrfach wiederholt werden. Die akute Hepatitis ist im allgemeinen keine Indikation für eine Leberbiopsie. Die Punktionsstelle für die Leberbiopsie ist am besten mittels Ultraschall festzulegen.

Man muß sich darüber im klaren sein, daß die Leberbiopsie ein, wenn auch nur sehr geringes, Risiko für den Patienten hat. Sie ist daher nur indiziert, wenn sich durch ihr Ergebnis therapeutische Konsequenzen für den Patienten ergeben.

Kontraindikationen beachten: Verschlußikterus, kardiale Stauung, Gerinnungsstörungen, Metastasenleber, Zysten, Pleuritis, Peritonitis, Cholangitis, fehlende Leberdämpfung, evtl. Aszites, schlechter Allgemeinzustand etc.

Laparoskopie, Endoskopie. Die Laparoskopie erlaubt die Betrachtung der Leberoberfläche, z.T. auch der Leberunterfläche, der Gallenblase, der Milz und des Unterbauches und ermöglicht es, gezielte Biopsien aus der Leber zu entnehmen. Durch Ultraschalluntersuchung hat die Laparoskopie etwas an Bedeutung eingebüßt.

Durch die Endoskopie, z.B. Ösophagoskopie, können Ösophagusvarizen nachgewiesen, in vielen Fällen auch verödet werden.

Röntgenuntersuchung. Sie kann, vor allem bei gasgefülltem Kolon, etwas über die Lebergröße aussagen. Wir ziehen aber jetzt die Sonographie für diesen Zweck vor. Deutlich zu sehen sind Verkalkungen bei Cysticerus alveolaris und Thorotrastleber. Hauptindikation sind allerdings die Gallenwegserkrankungen. Nachweis von Ösophagusvarizen bei Leberzirrhose erfolgt besser endoskopisch.

Szintigraphie. Nach Gabe eines in der Leber gespeicherten radioaktiv markierten Stoffes kann man die Leber darstellen. Es zeigen sich unregelmäßige Verteilungen der Aktivität bei verschiedenen chronischen Erkrankungen und Füllungsdefekte bei Metastasen, Abszessen und Zysten. Mit modernen Geräten kann die Leber rasch im Ganzen erfaßt und die Ausscheidung eines Stoffes in das Duodenum dargestellt werden. Die Größe der Defekte, die gesehen werden können, liegen im allgemeinen bei 2–4 cm Durchmesser, wobei diese Technik ständig verbessert wird.

Computertomographie. Gute Methode, jedoch sehr teuer und steht nicht überall zur Verfügung.

7.2.3 Allgemeine Therapie, Diät

Bei schweren Lebererkrankungen Bettruhe einhalten lassen. Feuchtwarme Umschläge werden meist als angenehm empfunden. Eine Diät ist in Laienkreisen als Basistherapie verwurzelt, vor allem weil individuelle Unverträglichkeiten sehr fein verspürt werden. Klinisch brauchbare Studien, soweit vorhanden, lassen am grundsätzlichen Wert einer heilenden Diätbehandlung, nicht aber an ihrer Verträglichkeit, zweifeln. Vielleicht ist eine laktovegetabile Kost bei chronischen Lebererkrankungen, wenn ausreichend Eiweiß zugeführt wird, sogar günstig; getestet wurde das allerdings in entsprechender Weise nicht. Ich bespreche mit meinen Patienten jedenfalls die Möglichkeit. Am Alkoholverbot muß festgehalten werden. Gallenwegserkrankungen sind auf Diätfehler sehr empfindlich! Diät wichtig bei Leberzirrhosen im Präkoma, wobei eiweißarme Diät (soweit möglich) gegeben werden muß. Ob eiweißreiche Kost bei chronischen Lebererkrankungen den Heilungsverlauf fördert, bleibt offen. Vitaminpräparate werden bei schweren und chronischen Lebererkrankungen oft gegeben. Die verschiedenen Leberschutzpräparate können meist auf viele Publikationen mit dem Nachweis einzelner Wirkungen oder auch Gesamtwirkungen hinweisen. Doppelblindversuche liegen nur für wenige *vor.*

Die häufigsten Lebererkrankungen und verschiedenen Ikterusformen s. Tabellen 66 und 67.

7.3 Virushepatitis

Ätiologie. Die Erkrankung wird von verschiedenen Viren hervorgerufen (Tabelle 68):

Hepatitis-Virus A (HVA). Epidemische oder infektiöse Hepatitis, hervorgerufen durch ein vermutlich den Enteroviren nahestehendes Virus. Inkubationszeit 3–6 Wochen. Infektionsweg in der Regel oral, wegen der kurzen Infektiosität der Patienten selten oder praktisch nie parenteral; oft in Form von Epidemien, vor allem in geschlossenen Gruppen (Schulen etc.)

Tabelle 66. Häufigste Leberkrankheiten

Hepatitis: Anamnese mit appetitlosem, grippeähnlichem Prodromalstadium, im Harn früh Urobilinogen ++, Bilirubin +
Fettleber: große Leber, wenig Allgemeinsymptome
GGT erhöht, evtl. Bromthaleintest positiv
Alkoholanamnese, Diabetes, Übergewicht, Gicht
Diagnose: Leberbiopsie
Fettleberhepatitis: Bild wie bei Hepatitis, Alkoholanamnese
entzündliche Zeichen (Leukozytose, Fieber), auch Verschlußsymptomatik
Zirrhose: Allgemeinsymptome, Akoholintoleranz, Gewichtsverlust
vergrößerte Leber (verkleinert) induriert, Hautzeichen evtl. kard. Dekompensation
Labor zeigt bei inaktiven Zirrhosen oft wenig Veränderungen, bei aktiven ähnlich wie bei Hepatitis, typische Elektrophorese
Diagnose: Leberbiopsie (bei Laparoskopie), evtl. US
Verschlußitkerus: Ikterus mit Kolik – Steinverschluß
Ikterus über Nacht ohne Schmerzen: maligner Verschluß
Labor: hohe AP, LAP, γ-GT, normale GOT, GPT
Diagnose: Ultraschall, ERCP, PTC
Hyperbilirubinämie: Allgemeinsymptome, intermitterender Ikterus (mit meist i.r. Bilirubin im Serum keine Hämolyse: M. Meulengracht-Gilbert
keine Therapie
Sicherung der Diagnose durch Ausschluß einer Lebererkrankung und einer Hämolyse
Reaktionen der Leber auf toxische Einflüsse: (Medikamente etc.) und *andere Erkrankungen*, z.B. vor allem Infektionskrankheiten und kardiale Stauung

Tabelle 67. Ikterusformen

Vermehrtes Bilirubinangebot an die Leberzelle	Produktionsikterus (ehemals prähepatisch)	Hämolyse, Shunthyperbilirubinämie
Störung der Bilirubinaufnahme Blut-Leberzelle	Transport- oder Absorptionsikterus	M. Meulengracht, evtl. Hepatitis, Zirrhose etc.
Störung der Bilirubinkonjugation	Konjugationsikterus	Crigler-Najjar-Syndrom, Neugeborenenikterus
Störung der Bilirubinausscheidung in Canaliculi oder Gallengänge	Exkretionsikterus	teilw. Hepatitis, intrahepatische Cholestase, Dubin-Johnson-Syndrom, Rotor-Syndrom, primäre biliäre Zirrhose
Störung der Gallenausscheidung durch Verschluß der Gallenwege	extrahepatischer Verschluß	Gallenstein, Tumor etc.

Tabelle 68. Virushepatitis A, B, Non-A-non-B

▶ Anamnese:	Grippeähnliche Prodromi, Appetitlosigkeit, Übelkeit, Brechreiz, Blähungen, Druckgefühl im rechten Oberbauch, Temperaturerhöhung – Fieber (Virus A), Exanthem, Gelenkschmerzen (15–20%).
▶ Befund:	Ikterus (evtl. nur subikterisch, anikterisch). Leber vergrößert, evtl. druckschmerzhaft.
● Harn:	Bilirubin positiv, oft vor Ausbruch des Ikterus, Urobilinogen deutlich vermehrt, am Höhepunkt evtl. negativ.
● Blut:	GOT, GPT stark erhöht, γ-GT normal bis erhöht, Eisen erhöht, CHE erst später vermindert, alkalische Phosphatase normal bis mäßig erhöht, HB_sAg (Virus B), Hepatitismarker.

Meldepflicht!
Patienten isolieren (Krankenhauseinweisung), soweit möglich und vorgeschrieben. Suche nach Infektionsquellen (Familienangehörige und Kontaktpersonen untersuchen).
Einmalgeräte benutzen.

---

auftretend. Infektion durch Schmierinfektion. Infektiös sind Speichel, Harn, Blut etc. Infektionsmöglichkeit auch durch Transfusionen mit Blut erkrankter Spender, kommt aber fast nie vor. Nachweis durch serologische Virusteste (Anti HVA, IgG und IgM). Die Hepatitis A wird faktisch nie chronisch, und es kommt fast nie zu Zirrhosebildung. Sie verläuft auch meistens leichter; fulminante Formen mit tödlichem Ausgang sind sehr selten. Die Durchseuchung unserer Bevölkerung, auch durch inapparent verlaufende Infektionen ist recht hoch und beträgt in den älteren Jahrgängen etwa 60%. Hygienisch sehr fortgeschrittene Länder – und bei uns auch die Jugend – sind wesentlich weniger durchseucht.
Hepatitis-Virus B. (HVB). Homologe Serumhepatitis. Inkubationszeit 2–6 Monate. Hervorgerufen durch ein eigenes Virus. Es gibt nur einige ähnliche, verwandte Viren, die bei gewissen Tierarten Hepatitiden hervorrufen und evtl. – auch beim Menschen – in letzter Konsequenz zu Leberkarzinomen führen können. Infektionsweg meist parenteral bei Blutabnahmen, Transfusionen, Injektionen, evtl. bei zufälligen Verletzungen mit kontaminiertem Material (Nadeln, Spritzen, zahnärztlichen Instrumenten, Rasiermesser). Infektion auch oral und durch Intimkontakt möglich. Nachweis auch des Verlaufes durch die Bestimmung der verschiedenen Hepatitismarker (s. Tabelle 72). Die klinischen Erscheinungen sind sehr ähnlich und ununterscheidbar von der Hepatitis A und der non-A-non-B-Hepatitis, wenn auch der Eindruck besteht, daß Infektionen mit Virus B schleichender verlaufen und eine höhere Komplikations- und Mortalitätsrate haben. Es gibt keine Kreuzimmunität. Manifest erkrankt nur ein Teil

der Infizierten. Die Hepatitis B neigt zur Chronifizierung und zur Zirrhosebildung.

Hepatitis-Virus non-A-non-B. Möglicherweise durch verschiedene Viren hervorgerufen. Die Gesamtsituation ist noch nicht ganz klar. Infektionsweg sicher auch parenteral, vermutlich aber auch oral. Nachweis bisher nur durch Ausschluß einer Hepatitis-A- bzw. Hepatitis-B-Virusinfektion bzw. der anderen Virushepatitiden.

Verlauf eher schwerer als die Hepatitis A, sicher Chronifizierung möglich, sicher ein Großteil der derzeit noch auftretenden Transfusionshepatitiden.

Es gibt noch andere virusbedingte Hepatitiden, wie Epstein-Barr (EB), Zytomegalievirus, Herpesvirus und einige andere, seltenere. *Nicht vergessen* dürfen wir, daß auch eine Reihe von medikamenteninduzierten Leberveränderungen und chemikalienverursachten Leberveränderungen sowie die alkoholbedingte Hepatitis, wie eine akute Hepatitis verlaufen können.

Δ-*Agent.* Ein Rudimentärvirus, das zur Krankheitsverursachung das Hepatitis-B-Virus als Helfervirus benötigt. Bei gleichzeitiger Infektion klingt in der Regel die Hepatitis-B-Infektion so rasch ab, daß das Δ-Agent nicht wirksam werden kann. Bei einer Infektion mit Δ-Agent bei einem HB_s-Ag-Träger kann es zu sehr schweren Verläufen kommen. Bisher wurde nur in Südamerika und den Mittelmeerländern das Δ-Agent nachgewiesen, es sollen aber auch in Skandinavien entsprechende Beobachtungen gemacht worden sein; inzwischen auch in der BRD und in Wien.

Prophylaxe

Virus A. Hygienische Maßnahmen, einwandfreie Wasserversorgung, Isolierung der Patienten (wie gesetzl. vorgeschrieben u. möglich), wobei jedoch der Umstand, daß viele Fälle anikterisch verlaufen und nicht manifest erkranken (inapparent erkranken) und somit nicht diagnostiziert werden, den Erfolg stark vermindern. Die Infektiosität beginnt schon vor Ausbruch des Ikterus und verschwindet in der Regel relativ rasch (einige Wochen) nach seinem Ausbruch. Keine Arbeit in Lebensmittelbetrieben (auch Milchbetrieben), solange infektiös (Testung!). Neben der Isolierung müssen Einmalspritzen bzw. Einmalgeräte verwendet werden. Neuerdings kann auch mit γ-Globulin immunisiert werden, wofür theoretisch 0,02 ml/kg KG genügen (i. allg. 5 ml/Patient i.m.). Evtl. Nachimpfen nach 4–6 Wochen. Impfung vor Reisen in Gebiete, in denen Hepatitis endemisch ist (Wirkung nur Monate), mit auf Wirkstärke geprüften Präparaten.

Virus B. Verwendung von Einmalgeräten bei allen diagnostischen und therapeutischen Maßnahmen. Auskochen der Geräte, allgemein übliche Desinfizienzien genügen nicht, Handschuhe bei Blutabnahmen etc. Zur Vermeidung von Virusinfektionen gehört auch das Vermeiden aller nicht unbedingt notwendigen Transfusionen! Eine einzelne Blutkonserve ist in der Regel nicht indiziert! Blutspender müssen vorher hinsichtlich der Aktivität der Hepatitismarker und verschiedener Enzyme getestet werden, und es muß anamnestisch erhoben werden, ob eine Hepatitis vorgelegen hat. Die einzelnen notwendigen Voruntersuchungen werden im Laufe der Zeit geändert und von verschiedenen Instituten verschieden angegeben. Es handelt sich aber auch hier oft um Fragen der Wirtschaftlichkeit.

Aktive Immunisierung: Seit einiger Zeit ist eine aktive Immunisierung, die mit mehreren Injektionen in Abständen von Monaten vor sich geht, möglich geworden. Der Erfolg der Impfung kann durch das Auftreten der entsprechenden Antikörper nachgewiesen werden. Beratung bezüglich dieser Impfungen und Unbedenklichkeit durch entsprechende Institute wird empfohlen.

Passive Immunisierung: Nach Infektion eines bisher nicht geschützten Menschen (Verletzung durch kontaminiertes Material z. B.) können hoch angereicherte Anti-Hepatitis-B-Präparationen gegeben werden. Man sollte diese Injektionen aber so rasch wie möglich, längstens aber bis 6, oder evtl. 48 h nach der Infektion durchführen, weil sonst angeblich nur die Inkubationszeit verlängert wird und die Erkrankung einen protrahierteren Verlauf nehmen könnte.

Non-A-Non-B-Hepatitis. Es ist fraglich, inwieweit Globulin oder die hochtitrigen Hepatitis-B-Passiv-Immunisierungsstoffe auch Antikörper gegen die Non-A-Non-B-Hepatitis enthalten. Entsprechende Untersuchungen darüber sind noch nicht bekannt. (Andere Virushepatitiden s. die entsprechenden Abschnitte.)

Anamnese und Symptomatik. Die Erkrankung beginnt in der Regel mit einem Prodromalstadium mit Müdigkeit, Abgeschlagenheit, Krankheitsgefühl, oft grippeähnlich. Auch Gelenkbeschwerden (15–20%), Appetitlosigkeit, Übelkeit, Brechreiz, Abneigung gegen Rauchen, Blähungen, Druckgefühl bis (selten) Schmerzen im re. Oberbauch, sehr selten Exanthem. Manchmal bestehen leichte Temperaturen bis Fieber. Der Harn wird dunkel, der Stuhl heller. (In diesem Stadium sind die Transaminasen meist schon erhöht, Marker positiv, evtl. im Harn schon Bilirubin positiv und Urobilinogen erhöht.) Nach Ausbruch des Ikterus, der etwa bei einem Serumspiegel von 2,5 mg % zuerst an den Skleren sichtbar wird, bessern sich häufig die Prodromalerscheinungen. Juckreiz gehört nicht zum Bild der unkomplizierten Hepatitis, er findet sich bei jenen Fällen, bei denen im Verlauf eine cholestatische Komponente auftritt. Besteht er am Anfang eines Ikterus, handelt es sich eher um einen mechanischen Verschluß oder um eine intrahepatische Cholestase. Bei der klinischen Untersuchung findet man die Leber meist vergrößert, etwas konsistenzvermehrt, evtl. auch etwas druckempfindlich. Die Milz ist in ¼–⅓ der Fälle tastbar. Es gibt wohl gewisse Unterscheidungsmerkmale zwischen den einzelnen Erkrankungen, die durch die verschiedenen Viren bedingt sind, sie sind aber nicht so verläßlich, daß man sie hier anführen sollte.

Diagnose. Mittels Anamnese, klinischem Befund und Laborproben, wobei letztere den Ausschlag geben, und die Diagnose im typischen Fall ausreichend sichern (hohe GOT, GPT, wenig erhöhte AP, LAP, γ-GT, hohes Eisen, normale bis wenig beschleunigte Senkung, Virozyten im Differentialblutbild und in jedem Fall auch die Hepatitismarker, (s. Tabelle 72). Bei unklaren Fällen muß (unter Berücksichtigung der Kontraindikationen) eine Leberbiopsie durchgeführt werden (s. auch Kap. 13, Laborkapitel).

Differentialdiagnose
- Arzneimittelikterus muß aufgrund der anamnestischen Angaben und dem Versuch des positiven Nachweises der HVA- bzw. HVB-Infektion erhoben werden. In vielen Büchern älterer Autoren wird auch immer noch die pathologische Thymolprobe angeführt, zum Unterschied von den toxisch-medikamentös-chemisch bedingten Leberveränderungen, auch die alkoholbedingten, bei denen sie negativ ist. Nachweis für EB-Virus, Zytomegalie, Herpes zoster u.a. können positiv geführt werden. Etwa 10% der Hepatitisfälle sind durch andere Viren bedingt.
- Reaktive Hepatitis.
- Alkoholhepatitis.
- Ikterischer Schub einer Leberzirrhose.
- Schub einer chronischen Hepatitis.
- Alle anderen Formen der Gelbsucht wie Verschlußikterus, Hämolyse, Hyperbilirubinämie.
- In tropischen Ländern auch Gelbfieber.
- Besondere Schwierigkeiten bestehen bei cholestatischen Verlaufsformen der Hepatitis gegenüber anderen intrahepatischen Cholestasen und extrahepatischen Verschlüssen. (ERCP! PTC, US, CT.)

Maßnahmen. Patienten mit einer akuten Hepatitis sollten hospitalisiert (isoliert) werden, eine mögliche Epidemie (bzw. Infektionsquellen) ausgeforscht, Familien- und Kontaktpersonen untersucht werden. Meldepflicht bei Erkrankung und Todesfall. Vorübergehend (s. auch S. 152) keine Beschäftigung in Lebensmittelbetrieben. Streng hygienisches Vorgehen bei Blutabnahme und im Labor (kein Essen, Rauchen, evtl. Mundschutz,

Handschuhe). An sich müßte man die Hepatitispatienten, je nach dem vermuteten oder nachgewiesenen verursachenden Virus isolieren, was natürlich große praktische Schwierigkeiten bereitet. Immer auch an prophylaktische Maßnahmen für das Pflegepersonal und die Angehörigen des Patienten denken.

Therapie (Tabelle 69). Im appetitlosen Stadium bis zum Höhepunkt der Erkrankung ist es vernünftig, Bettruhe einhalten zu lassen und eine blande, reizlose Kost zu geben, die auf die individuellen Verträglichkeiten Rücksicht nimmt. Im übrigen ist man weniger streng als früher und legt mehr Wert auf eine kalorienreiche bzw. zumindest kalorisch ausreichende Kost (2500 kcal = 10500 KJ) als auf zu strenge Diätvorschriften. Vielfach werden zur Kalorienzufuhr Infusionen mit Vitaminen gegeben, die Glukose- oder Lävuloselösungen als Basis enthalten. Die Eiweißbeschränkung am Anfang der Erkrankung ist wissenschaftlich nicht begründet. Eiweißreduktion hat nur Sinn bei Gefahr des Überganges in ein Koma und ist vor allem bei Leberzirrhosen bei Gefahr eines sekundären Komas notwendig. – Alkohol ist streng verboten!

Eine ursächliche Behandlung ist noch nicht bekannt bzw. erst in Erprobung. Studien mit Interferon sind gemacht worden, das endgültige Ergebnis ist aber noch nicht abzusehen. Behandlungsversuche bei der Hepatitis B mit Adenin, Arabinosid (Ara-A) erwiesen sich, soweit abzusehen, eigentlich als zu toxisch. Darüber hinaus wurden Versuche mit (+)-Cyanidanol-3 durchgeführt, die einen schnelleren Abfall der Bilirubinkonzentration und der Transaminasen ergaben, und eine Studie zeigt, daß auch das HB_sAg rasch aus dem Serum eliminiert wurde.

Die Nebennierenrindensteroidtherapie (Prednisolon) wurde weitgehend verlassen, das gilt auch für das ACTH. Unter dieser Therapie wurde zwar häufig ein rascher Abfall des Bilirubins und der Transaminasen beobachtet, die histologischen Veränderungen haben sich jedoch nicht entsprechend gebessert und die Gefahr von Rezidiven scheint höher zu sein.

Tabelle 69. Therapie der Virushepatitis

- Bettruhe
- Blande, reizlose Kost, kalorisch ausreichend, evtl. Vitamine (evtl. Wunschkost), Alkoholverbot
- Warme Kataplasmen (werden angenehm empfunden), leberschädigende Medikamente vermeiden
- Infusionen zur Kalorienzufuhr im appetitlosen Stadium

Durch die Möglichkeit der Impfung gegen Hepatitis-B-Virus kann vielleicht eine große Gruppe von Virushepatitiden in absehbarer Zeit ausgeschaltet werden.

Medikamente zur Behandlung anderer Erkrankungen während einer Hepatitis sollen nur bei strenger Indikation gegeben werden, vor allem sind leberschädigende Medikamente zu meiden. Als Abführmittel sind Gleitmittel geeignet, die Agar enthalten, sowie Paraffin. Oxyphenisatinhaltige Mittel sind kontraindiziert.

Verlauf. In der Regel wird der Höhepunkt des Ikterus (10–20 mg %, oft weniger, selten mehr) nach 2–4 Wochen erreicht. Nach Abklingen finden sich häufig noch Perioden mit nicht völlig normalisierten Enzymwerten, subjektive Beschwerden wie Druck im Oberbauch, Empfindlichkeit gegenüber verschiedenen Nahrungsmitteln, Übelkeit, schlechter Appetit. Alkohol sollte nach Abklingen des Ikterus, ebenso wie leberschädigende Medikamente, für einige Zeit gemieden werden.

Kontrollen. Nach Abklingen der akuten Erkrankung: alle 4–6 Wochen Kontrolle des klinischen Befundes (Lebergröße, Befinden), desgleichen der Laborproben. Weitere Kontrollen nach 3 Monaten, nach 6 Monaten, nach 12 Monaten und evtl. noch nach 18 und 24 Monaten. Man sollte dabei ein vernünftiges Maß einhalten und sich auf Bilirubin, GPT, γ-GT (evtl. Hepatitismarker) beschränken. Fallen einige dieser Proben pathologisch aus, kann man noch die zusätzlichen Laborproben durchführen wie Immunglobuline, Elektrophorese. Jedenfalls müssen nicht bei jeder Kontrolle alle verfügbaren Laborproben gemacht werden, sondern nur bei jeder zweiten oder dritten Kontrolle.

Persistierendes HB_sAg und auch das HB_eAg über 3 Monate zeigt die Gefahr einer Chronifizierung an, ebenso wenn die eine oder andere Enzymprobe, z. B. die GPT oder die γ-GT, pathologisch bleibt. Fallen die La-

---

Tabelle 70. Verlaufskontrolle (nach Abklingen der Krankheit) der Virushepatitis

Allgemeinbefinden
Lebergröße
- GPT
- γ-GT
- Bilirubin
- (Bei pathologischen Werten oder alle 3 Monate zusätzlich GOT, GLDH, Elektrophorese, Quick, Immunglobuline)
- Bei Hepatitis B, Hepatitismarker (s. Kap. 13)

borproben pathologisch aus, so ist verstärkt körperliche Schonung einzuhalten und evtl. auch eine Leberpunktion durchzuführen. Die Laborproben sind dann wie bei einer chronischen Erkrankung zu wiederholen (Tabelle 70). Fällt HB_sAg in 4 Wochen nicht unter die Hälfte, besteht Chronifizierungsgefahr.

7.3.1 Komplikationen (Tabelle 71)

7.3.1.1 Coma hepaticum (s. auch fulminante Hepatitis, S. 160)

Bei einem sehr kleinen Teil der Fälle (meist unter 1% bei Virus A, manchmal etwas häufiger bei Virus B und Virus „non-A-non-B") kommt es zu einem massiven Leberzellzerfall mit zerebralen Erscheinungen und meist fatalem Verlauf. Es handelt sich dabei um das primäre Leberzerfallskoma, das sich vom sekundären Leberausfallskoma, das wir bei Leberzirrhosen finden, und auch von den komatösen Zuständen im Gefolge von Hypokaliämie (Elektrolytkoma), das auch bei Leberzirrhosen nach Entwässerung vorkommt, unterscheidet. Dieses primäre Koma kann durch Zellzerfall auch bei anderen Virusinfektionen, bei Leberzirrhosen und schweren toxischen Schäden der Leber (Tetrachlorkohlenstoff, Knollenblätterpilzvergiftung) vorkommen. Bei Leberzirrhosen findet man manchmal Mischformen. Im Verlaufe einer Hepatitis kann das Koma zu jedem Zeitpunkt auftreten, selbst vor Ausbruch des Ikterus. Vorboten eines solchen Ereignisses sind in der Regel: sehr hohes Anfangsbilirubin, Abfall des Quick-

Tabelle 71. Komplikationen der Virushepatitis

1. Coma hepaticum
kann im Verlauf einer Hepatitis zu jedem Zeitpunkt auftreten, selbst vor Ausbruch des Ikterus
Vorboten:
    sehr hohes Anfangsbilirubin,
    Abfall des Quick-Wertes,
    Kleinerwerden der Leber (tägliche Kontrolle!),
    psychische Verlangsamung, Schläfrigkeit,
    charakteristischer Geruch der Ausatmungsluft,
    im Harn Leucin- und Tyrosinkristalle.
  Die Höhe von GOT, GPT hat **keinen** Aussagewert!

2. Chronische Hepatitis (meist Virus B, Non-A-non-B, selten oder fast nie A)

3. Protrahiert verlaufende akute Hepatitis (Hepatitis B, Non-A-non-B, fast nie A)

Wertes, Kleinerwerden der Leber, die bei schwerer Hepatitis auch täglich palpiert werden soll. Psychisch kommt es zur Verlangsamung, Schläfrigkeit und erst nach Ausbruch des Komas – vor allem bei jungen Patienten – gelegentlich zu delirantem Verhalten. Charakteristisch ist der oft frühzeitig wahrnehmbare Geruch der Ausatmungsluft, eigenartig süßlich, meist als nach „feuchter Erde" riechend beschrieben (am besten läßt man sich vom prädeliranten Patienten nicht direkt anhauchen, sondern läßt den Patienten zählen und hält sich knapp vor seinem Mund). Die Höhe der Transaminasen sagt wenig über Ausbruch oder Verlauf eines Komas aus. Im Harn findet man Leucin- und Tyrosinkristalle. Im Serum kommt es zu einem Anstieg von Milchsäure.

Therapeutisch kann man im wesentlichen nur symptomatisch vorgehen: Elektrolyte, Flüssigkeitshaushalt, Säurebasenhaushalt müssen überwacht und Störungen ausgeglichen werden. Ausreichende Kalorienzufuhr bei Vermeidung einer Hypoglykämie, evtl. Hemmung der Ammoniakbildung, Kontrolle der Atmung, der Blutgerinnung, der Nierenfunktion, des Pankreas usw. Die Therapie ist eigentlich einem großen Krankenhaus mit entsprechenden Einrichtungen vorbehalten. Die Hämoperfusion hat sich aus verschiedenen Gründen nicht durchgesetzt. Die Pavian-Leberperfusion wird an einzelnen Zentren versucht.

Die Prognose der fulminanten Hepatitis ist an sich sehr schlecht. Junge Patienten überleben eher als alte. Wenn der Quick-Wert unter 10% abgefallen ist, ist die Prognose praktisch infaust.

Das Koma hepaticum (fulminante Hepatitis) kann bei allen 3 Virusformen vorkommen, ist aber bei der Hepatitis A vermutlich sehr selten.

7.3.1.2 Chronische Hepatitis

Die Hepatitis A heilt in der Regel folgenlos aus, die Hepatitis B neigt häufiger zum Übergang in eine chronische Form, ebenso die Non-A-Non-B-Hepatitis (s. auch Abschn. 7.4).

7.3.1.3 Protrahiert verlaufende akute Hepatitis

In einem Teil der Fälle dauert der Abfall der Laborproben zur Norm länger als die üblichen 6–8 Wochen, ohne daß deswegen schon auf eine chronische Verlaufsform geschlossen werden muß. In diesen Fällen sollte man eine Ruhigstellung des Patienten herbeiführen, Vermeiden von psychi-

Tabelle 72 Akute Hepatitis (typische Fälle)

Anamnese:	Mehrtägige Übelkeit, Abgeschlagenheit, dunkler Harn, etwas hellerer Stuhl Frage nach vorausgegangenen Injektionen, Intimkontakten (Hepatitis B, Non-A-Non-B-Hepatitis), Kontakten mit Erkrankten (Hepatitis A), Alkohol (DD: Fettleberhepatitis, Medikamente)
Befunde:	Subikterus – Ikterus, Leber etwas vergrößert, Milz bei ⅓ vergrößert, keine Zirrhose-Hautzeichen
Harn:	Uro + +, Bili + (oft schon vor dem Ikterus)
Sicherung:	Labor: Hohe GOT, GPT, mäßig erhöhte AP, Bili etwas bis stark erhöht, Serumeisen erhöht, Leberpunktion meist nicht notwendig. Virusmarker für Hepatitis A (IgM, IgA) und Hepatitis B, bisher nicht für Non-A-Non-B-Hepatitis. Serologischer Nachweis anderer Virusinfektionen (EB, Zytomegalie etc.) S. Laborkapitel

schem und körperlichem Streß, ausreichende Ernährung. Vitamingaben scheinen sinnvoll, wie bei jedem länger erkrankten Patienten.

7.3.2 Sonderformen

7.3.2.1 Anikterische Hepatitis

Bei dieser Form kommt es nicht zum Auftreten eines Ikterus, obwohl alle übrigen Zeichen gefunden werden, sowohl bei den Laborproben als auch histologisch. Die Existenz solcher anikterischer Formen ist durch Beobachtungen bei Epidemien gesichert, bei denen bis zu ⅔ der Fälle anikterisch verliefen. Die Behandlung ist wie bei den ikterischen Formen. Die Diagnose ist natürlich in der Regel eine Zufallsdiagnose bzw. wird auf Grund von Allgemeinsymptomen über Laborproben erstellt (oft auch bei Untersuchung der Umgebungspersonen bei Epidemien). Man nimmt an, daß aus der anikterischen Hepatitis z. T. die immunologisch ungünstiger verlaufenden chronischen Hepatitiden sowie evtl. nachfolgende Leberzirrhosen entstehen.

7.3.2.2 Cholestatisch verlaufende Hepatitis

Eine cholestatische Komponente (mit Erhöhung von Bilirubin, AP, LPX und LAP) findet sich häufig auch im Verlauf einer akuten Hepatitis. Bei manchen Fällen tritt diese Cholestase besonders hervor, so daß sich bei der Abgrenzung gegen extrahepatischen Verschluß (Stein, Tumor etc.) große Schwierigkeiten ergeben. Bei allen Formen von Cholestase bei freien Gallenwegen (manchmal bei Hepatitis, primär biliärer Zirrhose, postoperativen Formen, Medikamentenikterus, Schwangerschaftsikterus) müssen zur Differenzierung gegen extrahepatischen Verschluß oft alle diagnostischen Möglichkeiten herangezogen werden: neben der Laparoskopie die endoskopisch retrograde Gallengangsdarstellung (ERC), die perkutane transhepatische Cholangiographie (PCT), in jedem Fall sind die Sonographie und evtl. die Szintigraphie durchzuführen. Nach Möglichkeit kein Röntgen während der Gravidität.

Therapie. Wenn durch die genannten Untersuchungen ein mechanischer Verschluß ausgeschlossen wurde, dann Therapie wie ikterische Hepatitis, bei starkem Juckreiz evtl. Cholestyramin (Quantalan). Eher keine Steroide. Prognose eher günstig, Übergang in chronische Hepatitis und Zirrhose möglich. Kontakt mit gastroenterologischem Zentrum.

7.3.2.3 Fulminante Hepatitis

Diese Erkrankung wurde schon auf S. 157 (Coma hepaticum) abgehandelt. Es hängt von der Epidemie und den betroffenen Patienten ab, wie häufig die fulminante Hepatitis auftritt. In der Regel in Europa unter 1%. Manche Autoren unterscheiden die fulminante Hepatitis von der subakut nekrotisierenden Hepatitis.

7.3.2.4 Subakut nekrotisierende Hepatitis

Hierbei handelt es sich um eine schwer verlaufende Hepatitis (meist Virus B, evtl. Non-A-Non-B-, selten andere Viren) mit speziellen histologischen Veränderungen und schlechterer Prognose als die Normalfälle der Hepatitis.

7.3.3 Unspezifische reaktive Hepatitiden

Finden sich bei verschiedenen, schweren, entzündlichen, infektiösen Erkrankungen. Sie verlaufen oft parallel zur Grundkrankheit und verschwinden mit dieser. Hier nur kurz abgehandelt aber nicht so selten.

7.3.4 Hepatitis durch andere Viren

EB-Virus, Zytomegalie, Herpesvirus. Man kann damit rechnen, daß etwa 10% der zur Beobachtung gelangenden Hepatitiden durch andere Viren bedingt sind, wobei der Ikterus bei M. Pfeiffer meist durch die anderen Symptome relativ leicht zu erkennen ist. Für alle diese Erkrankungen gibt es einen Nachweis.

7.3.5 Fettleberhepatitis

(Dieses Krankheitsbild wird unter 7.6 und 7.6.2 abgehandelt.)

7.4 Chronische Hepatitis

Die Einteilung der chronischen Hepatitis hat im Laufe der Zeit und je nach geographischer Region manche Veränderung erfahren. Im großen und ganzen haben sich fast alle Autoren auf folgende Einteilung geeinigt, wobei darauf hingewiesen wird, daß im wesentlichen das Hepatitis-Virus B und die Non-A-Non-B-Viren zur chronischen Hepatitis führen.
Man unterscheidet:
1. Eine chronisch persistierende Hepatitis mit Infiltration der Periportalfelder. Sie zeigt keine oder fast keine Mottenfraßnekrosen und kein Einsprießen von Bindegewebssepten in die Leberläppchen. Sie heilt fast mit Sicherheit – evtl. erst nach jahrelangem Verlauf – aus, und sollte nicht mit denselben potentiell schwere Nebenwirkungen auslösenden Medikamenten behandelt werden, wie die chronisch aktive Hepatitis (s. 7.4.1).
2. Die chronisch aktive (früher chronisch aggressive) Hepatitis (CAH) mit zelliger Infiltration in den Periportalfeldern, Mottenfraßnekrosen und beginnender Septenbildung durch die Leberläppchen in Richtung auf eine Zirrhose (s. 7.4.2). Diese aggressive chronische Hepatitis wurde unterteilt in eine Form mit geringer Aktivität und eine solche mit starker Aktivität, außerdem unterscheidet man heute die HB_sAg-positive chronisch aktive Hepatitis (CAH) und die HB_sAg-negative (autoimmune) chronisch aktive Hepatitis, die im wesentlichen bei jüngeren Frauen im Alter zwischen 15 und 30 Jahren vorkommt und die auch HB_sAg negative chronische Non-A-Non-B-Hepatitis. Letzten Endes wird von manchen Autoren noch dazu gezählt
3. die chronisch lobuläre Hepatitis (akute Hepatitis von mehr als 6 monati-

ger Dauer), wobei dieser Befund über Monate und Jahre hinaus unverändert erhalten bleiben kann, wobei in der Leberhistologie die Kriterien der akuten Virushepatitis im wesentlichen unverändert weiterbestehen. Weitere Namen für diese Erkrankung sind protrahierte oder prolongierte oder akut persistierende Hepatitis, evtl. akute Hepatitis mit möglichem Übergang in chronische Hepatitis. Im Englischen wird von einer „unresolved hepatitis" gesprochen. Sie scheint letzten Endes abzuheilen. Möglicherweise handelt es sich bei vielen dieser Fälle um Non-A-Non-B-Hepatitiden.

Vermutlich spielen bei den verschiedenen Verlaufsformen der Hepatitiden (Stille Feiung – Normhepatitis – chronische Hepatitis – Carrier) unterschiedliche Immunitätslagen eine Rolle.

7.4.1 Chronisch persistierende Hepatitis

Anamnese und Symptome. Die Erkrankung tritt meist im Gefolge einer milden an- oder subikterischen akuten Hepatitis auf. Wir finden Allgemeinbeschwerden wie Müdigkeit, Abgeschlagenheit, Appetitlosigkeit häufig sehr geringen Grades. Nach Stellung der Diagnose führt oft das Bewußtsein, an einer chronischen Lebererkrankung zu leiden, zu einer subjektiv höheren Wertigkeit der Symptome. Die Leber ist normal bis vergrößert und etwas induriert. Deutlichere und leberspezifischere Veränderungen wie Hautsternchen, Palmarerythem oder gar Zeichen einer portalen Hypertension wie Aszites werden nicht gefunden. Ein leichter Ikterus kommt manchmal vor, meist sind die Patienten anikterisch. Die Laborproben ergeben erhöhte Transaminasen (meist nicht über 100 mE), etwas erhöhte γ-GT, in der Elektrophorese etwas erhöhte γ-Globuline, wobei eher die IgM, aber auch die IgG oder IgA vermehrt sind. Die Diagnose kann nur durch eine Leberpunktion gestellt werden. Dabei sind im meist monate- bis jahrelangen Verlauf mehrfache Punktionen notwendig, um nachzuweisen, daß das Bild gleich bleibt, eben persistiert und nicht eine ursprünglich sehr milde verlaufende aktive Hepatitis, die sich fortentwickelt, vorliegt. Auch die Abgrenzung gegen eine abheilende akute Hepatitis kann manchmal nicht ganz leicht sein. Übergänge von persistierender Hepatitis in Leberzirrhosen sind selten, aber beschrieben.

Therapie. Körperliche Schonung, ausreichende, vitaminreiche Kost, Vermeidung von Alkohol und leberschädigenden Medikamenten, Vermeidung von Nebennierenrindensteroiden und Immunsuppressiva, weil die persistierende chronische Hepatitis in aller Regel abheilt. Nach Ansicht verschiedener Autoren ist auch aus psychologischen Gründen gegen die Verwendung der verschiedenen Leberpräparate nichts einzuwenden.

Verlauf und Prognose. Die Erkrankung kann sich über 1–2 oder auch mehr Jahre hinziehen, ohne sich zu verschlechtern, und es kommt schließlich zu einer Normalisierung der Befunde. Ganz selten kommt es zu einem Übergang in eine chronischaktive Form und zur Entwicklung einer Zirrhose, wobei jedoch offen bleibt, ob es sich nicht von Anfang an um eine solche Form gehandelt hat. Die Diagnose wird häufig bei einer Untersuchung erst an Hand der pathologischen Laborproben vermutet, wenn die Allgemeinsymptome zum Arzt geführt haben oder sich die Proben nach einer akuten Hepatitis nicht normalisieren.

7.4.2 Chronisch aktive Hepatitis (chronisch aggressive Hepatitis, CAH)

Die chronisch aktive Hepatitis ist eine Folgeerkrankung einer akuten Hepatitis B, vielleicht einer akuten Non-A-Non-B-Hepatitis. Man kann annehmen, daß etwa 10% aller Patienten nach einer akuten Hepatitis B eine chronische Lebererkrankung entwickeln, von denen einige wenige eine chronisch aktive Hepatitis bekommen. Nach einer akuten Non-A-Non-B-Posttransfusionshepatitis scheint die Chronifizierung höher zu liegen, vielleicht bis 40 und 50%. Exakte Zahlenangaben sind hierzu noch nicht möglich.

7.4.2.1 HB$_s$Ag-positive, chronisch aktive Hepatitis

Bei einer akuten Hepatitis B weisen das Verbleiben des HB$_s$Ag und das HB$_e$Ag über 3 Monate hinaus auf eine Chronifizierung oder die Möglichkeit einer Chronifizierung hin. Die Symptomatologie ist unspezifisch mit Müdigkeit, unbestimmten Oberbauchbeschwerden, die Leber ist meist vergrößert, häufig findet man auch eine vergrößerte Milz, manchmal bestehen aber praktisch keine Beschwerden. Bei den Laboruntersuchungen findet man gelegentlich ikterische Schübe, die auch makroskopisch zu sehen sind, eine Erhöhung der GOT und GPT oft über 100, wobei aber die Höhe der Transaminasen allein kein sicheres Unterscheidungsmerkmal gegenüber einer persistierenden Hepatitis darstellt. Antikörper gegen glatte Muskulatur werden in bis zu 30% der Fälle gefunden, γ-Globuline sind meist vermehrt. Von den Hepatitismarkern sind HB$_s$Ag und teilweise auch das HB$_e$Ag im Serum positiv.

Tabelle 73a. Chronische Hepatitis. Fast ausschließlich im Gefolge der Hepatitis B und Non-A-Non-B-Hepatitis

I. Persistierende Hepatitis
Jahrelanger Verlauf
Meist kein Ikterus
GOT, GPT meist unter 100 I.E.
CHE, PTZ meist normal
γ-Globuline normal bis mäßig vermehrt
Gute Prognose
Keine spezifische Therapie
▶ Diagnose: Biopsie (evtl. mehrfach), Laparoskopie

II. Chronisch aktive Hepatitis
HB_sAg positiv und
HB_sAg negativ (autoimmun!?)
Non-A-Non-B
Jahrelanger Verlauf
Oft ikterische Schübe
GOT, GPT oft über 100 I.E.
CHE, PTZ oft vermindert
γ-Globuline vermehrt
IgG, IgA, weniger, IgM vermehrt
Mäßige Prognose
Trennen in HB_sAg pos. und neg. Immunteste! Hepatitismarker zur Differenzierung
▶ Diagnose: Biopsie (evtl. mehrfach) Laparoskopie
■ Therapie: (Beratung mit Spezialisten)
Steroide
Azathioprin (Imurek, Imurel)
Penicillamin

Diagnose. Sie wird nach einer vielleicht routinemäßigen Erfassung von Leberveränderungen in der Sonographie, durch die histologische Diagnose mittels Leberbiopsie durchgeführt, am besten gewonnen bei einer Laparoskopie. Wie gesagt, gibt es unterschiedliche Verlaufsformen: von ganz leichten Fällen, die histologisch an eine chronisch persistierende Hepatitis erinnern bis zu schwersten Fällen mit Brückennekrosen („bridging") sind alle Formen möglich. Die schweren Formen haben natürlich eine schlechtere Prognose. Immer muß man an eine alkoholbedingte Hepatitis oder an ursächliche Chemikalien oder Medikamente denken, die eben bei einem HB_sAg-positiven Träger aufgetreten sind. Natürlich kann sich auch eine Hepatitis zu einem vorbestehenden Alkoholschaden gesellen. Bei jungen Patienten muß man auch an eine der selteren Stoffwechselschäden wie M. Wilson, Hämochromatose, evtl. eine Porphyria cutanea tarda denken.

Hautzeichen – wie Sternchen etc. – können bei dieser Hepatitis vorkommen.

Therapie
Diät. Sie soll kalorisch ausreichend und wohlschmeckend sein und auf die individuellen Unverträglichkeiten Rücksicht nehmen, wobei erhitztes Fett, wie auch bei anderen Oberbaucherkrankungen, meist schlecht vertragen wird. Fettmengen von 40–100 g/Tag (ca. 300–800 kcal = 1250–3400 KJ) werden meist vertragen, wenn es sich um niederschmelzende Fette (Butter, Margarine, auch Öle, verkocht bzw. vermischt) handelt. Oft werden auch andere Fette vertragen. Besondere Rücksicht muß man natürlich am Höhepunkt eines entzündlichen Schubes auf die Verträglichkeit der Ernährung nehmen. Eiweiß [100 g/Tag = als Fleisch, auch als Quark, Eier in Speisen verkocht (nicht hart)] und Kohlenhydrate in entsprechend tolerierten Mengen, Bananen, verdünnte Fruchtsäfte, Spinat, gelbe Rüben, junger Kohlrabi, grüner Salat, evtl. Kleinkindergemüse in Konserven. Häufig halten Patienten eine zu strenge, vor allem fettarme Kost ein, ernähren sich aus Sorge vor Diätfehlern (die sie nicht an Beschwerden erkennen, wie der Gallenkranke) zu vorsichtig und nehmen erst an Gewicht zu, wenn man ihnen liberale Diätanweisungen gibt (Kaspar 1976). Eine fraglich positive Wirkung hat nach unserer Erfahrung auch eine laktovegetabile Kost, was zwar nicht statistisch gesichert, aber einen Versuch wert ist. Die Patienten nehmen diese Diät gerne an, und man muß nur auf einen ausreichenden kalorischen und Eiweißgehalt der Nahrung achten. (Beratung mit Diätassistentin, s. auch Diättabellen, S. 245.)

Medikamentöse Behandlung. Im Hinblick auf die Variabilität und die Remissionen sollte man bei Patienten, bei denen die Veränderungen nicht so schwer sind und die sich nicht so krank fühlen, evtl. zunächst versuchen ohne medikamentöse Behandlung auszukommen. Von manchen Autoren wird ein Zuwarten vorgeschlagen, andere beginnen gleich mit einer Therapie. Wahrscheinlich sollte man es von der Aktivität und dem Gesamtzustand abhängig machen, um so mehr als die zu verwendenden Medikamente alle erhebliche Nebenwirkungen haben. Gibt man Kortikosteroide, beginnt man relativ hoch dosiert mit Prednisolon (50–60 mg/Tag), wobei von einigen sehr erfahrenen Autoren eine kurzfristige Prednisolonbehandlung vorgeschlagen wird, da bei den HB_sAg positiven Hepatitiden in der Regel der Therapieerfolg bei Kortikosteroiden, evtl. auch in Kombination mit Azathioprin nicht so günstig ist. Nach kurzfristiger, etwa 3- bis 4wöchiger hochdosierter Prednisolonbehandlung wurde aber dann später auch ein Verschwinden des HB_sAg und ein Auftreten von Antikörpern beobachtet. *Jedenfalls* sollte man die Therapie einer chronisch aggressiven Hepatitis mit einem entsprechend gastroenterologisch und hepatologisch erfahrenen Arzt oder Zentrum zumindest besprechen. Gibt man zusätzlich

Azathioprin, sollte man mit 100 mg/Tag beginnen und dann langsam eine reduzierte Erhaltungstherapie anstreben.

Eine längerdauernde Prednisolon- oder andere Steroidtherapie muß entsprechend überwacht werden (Blutzucker, Kalium, evtl. Kontrolle der Osteoporose, Infektionsüberwachung). Kontraindikationen gegen Steroidbehandlung sind rezente Tuberkulose, intestinale Ulzera, Diabetes, Osteoporose, Infektionen, Hypertonie, Psychose etc.

Es gibt noch eine Reihe von vielfach verwendeten Präparaten, über deren Wirkung jeweils entsprechende Publikationen vorliegen, obwohl größere Doppelblindstudien meist fehlen. Alle diese Präparate, soweit sie überhaupt in größerem Umfang verwendet werden, sind vielfach einschlägig publiziert (Legalon, Hepato-Falk, Catergen, Essentiale etc.). Auf andere, noch nicht ausgereifte Behandlungsmöglichkeiten wie den Transferfaktor, Levamisol, passive Immuntherapie mit Anti-B-Hyperimmunserum, D-Penicillamin und Interferon soll hier nicht weiter eingegangen werden. Die notwendigen Zentren durchgeführt, was auch wegen möglicher Nebenwirkungen wichtig ist. Jedenfalls ist bez. der Hepatitis-VB-Marker die Serokonversion anzustreben.

Komplikationen. Ein Umschlagen in ein Leberzerfallskoma (s. auch S.157) ist sehr selten und kommt, wenn überhaupt, nur bei der chronisch aktiven Form vor. Der Übergang in Zirrhose ist bei der chronisch aktiven Form in einem Teil der Fälle zu erwarten. Eine portale Hypertension mit Ösophagusvarizen gehört nicht zum Bild dieser Erkrankung.

Prognose. Die Prognose ist für die persistierende chronische Hepatitis gut, da sie meist ausheilt und sich nur selten in eine chronischaktive Form umwandelt; für die chronischaktive Form ist sie schlechter, weil auch unter intensiver Behandlung nur ein Teil der Fälle ausheilt. Bei den anderen Patienten entwickelt sich eine progrediente Leberzirrhose.

7.4.2.2 HB_sAg-negative (autoimmune), chronisch aggressive Hepatitis

Diese Form befällt im wesentlichen junge Frauen zwischen 15 und 30 Jahren, wobei etwa 60% dieser Patienten HLA-B-8-positiv sind, was auf eine genetische Prädisposition hindeutet. Ob hier ein Kontakt mit einem Hepatitisvirus vorausgeht, ist nicht sicher. Es erkranken auch Frauen nach der Menopause.

Symptomatik. Auch diese Erkrankung kann wie eine akute Hepatitis beginnen, meist beginnt sie aber schleichend. Die Patienten haben wenig leberbedingte Symptome und oft liegen Erkrankungen der Nieren, der Lunge, der Haut mit Akne vor. Die jungen Patientinnen bieten meist einen recht charakteristischen Anblick.

Bei Laboruntersuchungen fallen neben den üblichen Leberfunktionswerten, wie Erhöhung der Transaminasen und des Bilirubins und Verminderung des Quick-Wertes, sowie bei Hyper-γ-Globulinanämie, immunologische Werte auf, und zwar, ein Positivwerden des LE-Zelltestes in 10–30%, antimitochondriale Antikörper bis zu 30%, auch antinukleäre Antikörper ebenfalls 30% und Antikörper gegen glatte Muskulatur ebenfalls 30%. Die Hepatits-B-Marker (HVB) sind negativ. Auch bei diesen Patienten muß man an die seltenen Erkrankungen wie M. Wilson, Hämochromatose und Porphyria cutanea tarda denken. Die Diagnose erfolgt mittels Leberpunktion mit Hilfe der serologischen Proben. Hier ist eine immunsuppressive Therapie in jedem Fall indiziert, wobei die Überlebensraten wesentlich gebessert werden können, von etwa 50–65% auf über 80%. Auch hier müßte man sich mit einem gastroenterologisch-hepatologisch erfahrenen Arzt oder Zentrum in Verbindung setzen, schon weil die Diagnose ja meistens bei solchen Spezialisten gestellt wird. Auch hier wird von einigen Autoren ein mehrmonatiges Zuwarten vorgeschlagen. In einer großen Serie haben sich 70% der Patienten gebessert, die Prednisolontherapie wurde langsam, Azathioprin rasch abgesetzt, aber 50% hatten ein Rezidiv, etwa 20% waren Therapieversager. Diät wird empfohlen, schwere körperliche Anstrengungen, Durchnässung und Erkältung sollen vermieden werden.

7.4.2.3 Chronisch aktive Non-A-non-B-Hepatitis

Die akute Non-A-non-B-Hepatitis neigt in etwa 50% der Fälle zu chronischem Verlauf. Sehr häufig handelt es sich um eine Posttransfusionshepatitis nach multiplen Transfusionen. Insgesamt erscheint aber die Prognose besser zu sein als ursprünglich befürchtet. Im wesentlichen wird die Behandlung bei den schwereren Formen wie bei der chronisch aktiven Hepatitis B mit Steroiden und Azathioprin durchgeführt.

7.4.3 HB$_s$Ag-Träger

Als HB$_s$Ag-Träger werden Patienten bezeichnet, bei denen mindestens 4 Monate lang HB$_s$Ag nachgewiesen wurde, jedoch ohne zusätzliche Zeichen einer Lebererkrankung. In unseren geographischen Bereichen wird dieser Zustand in etwa 0,5% gefunden, in anderen Ländern, z. B. Fernost bis zu 30%.

Zur Abklärung, ob es sich um einen „gesunden" oder kranken HB$_s$Ag-Träger handelt, wäre zunächst die GPT zu bestimmen. Ist sie mehrfach normal, erübrigt sich eine Leberpunktion. Ist sie mehrfach positiv, müßte eine Leberpunktion durchgeführt und vielleicht auch versucht werden, die Hepatitismarker im Lebergewebe nachzuweisen. Nur 3% der HB$_s$Ag-Träger wissen von einer Hepatitis in der Anamnese. Von Bedeutung ist die Tatsache, daß gehäuft Leberkarzinome bei solchen Patienten auftreten. Bei der Hepatitis A gibt es vermutlich keinen Carrier-Zustand. Bei der

Tabelle 73 b. HB$_s$Ag-Carrier (Träger). (Nach Maier K. P. (1981) Hepatitis – Hepatitisfolgen. Thieme, Stuttgart)

	Kranker Carrier[a]	„Gesunder" Carrier
Im Serum		
Dane-Partikel	+	–
HB$_e$Ag	+	–
Anti HB$_e$	–	+
DNAP	+	–
Anti-HB$_c$-IgM	+	+ Niedrigtiter
In Leber		
HB$_s$Ag	+	+
HB$_c$Ag	+	–

[a] Zum Beispiel: CPH, CAH.

Tabelle 74. Hämolytischer Ikterus

Anamnese:	Müdigkeit, Blässe, andere Anämiesymptome
Befund:	Leber normal, evtl. Milzvergrößerung, Subikterus – Ikterus
Labor:	Anämie, Retikulozytose, Haptoglobinverminderung Bilirubinerhöhung (indirekt reagierend) Harn: Urobilin + +, Bilirubin – GOT, GPT, AP etc. normal, LDH erhöht bei längerem Verlauf oft Gallensteine
Sicherung:	Hämolysenachweis (Erythrozytenüberlebenszeit) Ausschluß einer Lebererkrankung

Non-A-non-B-Hepatitis sind die Untersuchungen schwieriger. Es kann angenommen werden, daß 2–5% aller Blutspender Non-A-non-B-Carrier sind. Gefahr der Infektiosität, Abklären lassen.

7.5 Granulomatöse Hepatitis

Vorwiegend bei Tuberkulose (mit Riesenzellen und Verkäsung) und Boeck-Sarkoid (mit Riesenzellen, aber meist ohne Verkäsung) kommt es zur Granulombildung in der Leber. Veränderungen dieser Art kann man auch bei M. Bang, bei Brucellosen, bei Medikamentenschädigung, Schistosomiasis, bestimmten Stadien der primär biliären Zirrhose, Pilzerkrankungen (mit starker leukozytärer Infiltration der Granulome) und Lymphogranulom (dabei, ebenso wie bei primär biliärer Zirrhose, oft Gallengangszerstörung durch die Granulome) finden. Eine Zirrhoseentwicklung aus granulomatösen Hepatitiden kommt praktisch nicht vor.
Diagnose nur bioptisch.
Therapie der Grundkrankheit.
Merke: Leberbiopsie bei unklaren chronischen Krankheitsbildern vermag evtl. durch Nachweis der Granulome die Diagnose zu klären (z. B. Tuberkulose, M. Boeck etc.)

7.6 Fettleber (Tabelle 75)

Vorkommen bei chronischem Alkoholismus, Diabetes, Übergewicht, Gicht, bei verschiedenen chronischen Erkrankungen sowie durch Medikamente (z. B. Nebennierenrindensteroide) oder durch toxische Einflüsse. Bei Alkoholikern findet man neben der Verfettung häufig entzündliche Reaktionen und ein Bild wie bei Hepatitis (s. auch 7.6.2).

Anamnese und Symptome. Die Beschwerden sind meist gering und beschränken sich auf uncharakteristischen Druck im rechten Oberbauch. Es kommt zu Blähungen, Appetitlosigkeit, allgemeiner Müdigkeit, Leistungsabfall. Die meisten Patienten sind übergewichtig. Bei der Untersuchung findet sich fast immer eine deutlich vergrößerte, indurierte Leber mit meist stumpfem Rand, die nicht druckschmerzhaft ist. Eine Milzvergrößerung gehört nicht zum Bild.

Diagnose. Anamnese (Alkohol), Laborproben, Ultraschall, Sicherung evtl. mittels Leberpunktion. Von Fettleber spricht man, wenn mehr als 40–50%

des Lebergewebes verfettet sind; wobei schon ab etwa 10% Fettgehalt histologisch feine Fettröpfchen in den Leberzellen sichtbar werden. Verschiedentlich wird der Grad der Verfettung in Stufen eingeteilt. (Besser ist es, das Fett chemisch quantitativ zu bestimmen.) Laborproben sind nicht sehr charakteristisch. Meist findet man eine geringgradige Erhöhung der Transaminasen, der γ-GT, eine Erhöhung der Cholinesterase. Die übrigen Laborproben sind meist nicht wesentlich verändert, selten ist das Bilirubin etwas erhöht. Erhebliche pathologische Befunde sprechen gegen Fettleber.

Therapie. Die Behandlung besteht in einem Entzug der Noxe bzw. einer Behandlung der Grundkrankheit. Eine alkoholische Fettleber bessert sich allein durch Alkoholentzug in einigen Tagen (s. Tabelle 75).

7.6.1 Sonderformen

7.6.4.1 Zieve-Syndrom

Als Zieve-Syndrom bezeichnet man die Trias Fettleber (evtl. Zirrhose mit Ikterus), hämolytische Anämie und Hyperlipidämie, die sich gelegentlich bei Alkoholikern findet. Manchmal kann das Bild mit akuten abdominellen Erscheinungen und Schmerzen im rechten Oberbauch einhergehen.
Therapie. Alkoholverbot, symptomatische Behandlung.

7.6.4.2 Sonderform bei Schwangeren

Bei Schwangeren kann es nach hochdosierten Tetrazyklingaben zu akuter und meist tödlich verlaufender Schwangerschaftsfettleber kommen (sehr selten).

7.6.4.3 Steatose bei Lipoidspeicherkrankheiten

Die Steatose bei diesen Erkrankungen ist nicht reversibel.

7.6.2 Fettleberhepatitis (meist alkoholisch)

Es wäre eigentlich gerechtfertigt, die alkoholbedingten Lebererkrankungen in einem Kapitel abzuhandeln, es soll aber doch nur hier bei der Fettleberhepatitis auf das Problem zusammenfassend eingegangen werden. Wie schon oben ausgeführt, führt chronischer Alkoholismus in z. T. relativ kurzer Zeit zur alkoholischen Fettleber, die reversibel ist. Sie kann eher als ein Symptom der alkoholischen Stoffwechselstörung als eine Leberkrankheit angesehen werden. In einer großen Serie von 4000 chronischen Alkoholikern fand Thaler in Wien in etwa 50% eine Fettleber, in etwa 17% eine alkoholische Hepatitis, in etwa 14% eine floride alkoholische Zirrhose, in 8% eine stationäre Zirrhose, in 11% andere Diagnosen oder normale Leber.

Tabelle 75. Fettleberhepatitis (meist bei Alkoholikern)

Anamnese:	Appetitlosigkeit, Übelkeit, Erbrechen, Schwäche, Bauchschmerzen, Durchfälle, Subikterus – Ikterus
Befund:	Leber vergrößert, evtl. Spinnennaevi, entzündliche Zeichen (Fieber), Aszites
Labor:	Wie bei Hepatitis oft mit stark cholestatischer Komponente, Leukozytose (keine Virozyten)
Sicherung:	Leberpunktion
Therapie:	Alkoholkarenz, Bettruhe, Vitamine vor allem des B-Komplexes und Folsäure, symptomatisch

Symptome. Die alkoholische Hepatitis oder Fettleberhepatitis, wobei hier Benennungsdifferenzen bestehen, verläuft bei einem Großteil der Alkoholiker schleichend, so daß sie ihre Beschwerden auf den Alkohol zurückführen, die Laborproben aber schon deutlich pathologisch sind (Transaminasen und vor allem auch die γ-GT).

Bei der akuten Verlaufsform bei etwa ¼ der Alkoholiker, kommt es zu Übelkeit und Durchfällen, z. T. zu Aszites und Beinödemen, hohen Transaminasen bis über 600, auch die γ-GT ist deutlich erhöht evtl. Fieber und Leukozytose. Das Thymol sei negativ, wird in älteren Büchern meist berichtet. Besteht eine beträchtliche Hyperlipidämie oder eine Hypercholesterinämie oder eine hämolytische Anämie, dann spricht man vom oben schon genannten Zieve-Syndrom. Häufig auch ikterisch und Zeichen der Cholestase. Es kann zu beträchtlichen Nekrosen zentrolobulär oder diffus kommen.

Bei Sistieren der Alkoholzufuhr kann es in den leichteren Fällen zu einer weitgehenden Abheilung kommen, bei den anderen zu einem Ausheilen mit Restzustand. Bei fortgesetztem jahrelangem Alkoholkonsum kommt es schließlich bei etwa der Hälfte der Alkoholiker zur Ausbildung einer Zirrhose. Nach heutiger Ansicht sind die Alkoholmengen die ohne größeres Risiko bezüglich Leberzirrhose über Jahre genommen werden können für den Mann 60 g/Tag für die Frau 20 g/Tag.

Die Symptome der Fettleberhepatitis wurden schon angeführt. Wie gesagt, finden sich gelegentlich auch Fieber, Leukozytose, Aszites und selten auch Spinnennaevi (Hanot-Sternchen). Therapeutisch am wichtigsten ist der Alkoholentzug. Eine entsprechende kalorienreiche Ernährung und Vitamine sollten gegeben werden, auch Folsäure sollte nützlich sein.

Diagnose. Die Diagnose der Fettleberhepatitis erfolgt aufgrund der Laborbefunde, der Anamnese (Alkoholanamnesen sind aber immer unverläßlich), Ultraschalluntersuchung und letztendlich durch die Leberbiopsie, bei der die typischen Veränderungen, Nekrosen, hyaline Körperchen, die sog. Mallory-Bodies gefunden werden, die für diese Erkrankung typisch sind. Im Bereich der Laborproben findet man eine hohe γ-GT, die GOT ist oft höher als die GPT, erhöhte IgA, der Eisenspiegel kann erhöht sein; relativ charakteristisch für Alkoholschäden scheint auch eine Erhöhung des MCV der Erythrozyten zu sein, mit Werten um 95–100 und gut darüber.

Bei Alkoholentzug bessern sich die Befunde oft relativ rasch in wenigen Wochen.

7.7 Leberzirrhose (Tabelle 76)

Bei dieser Erkrankung handelt es sich um eine diffus ablaufende Leberzellnekrose, bei der die nekrotischen Areale durch Bindegewebe und Regenerate ersetzt werden, so daß, bei progredientem Verlauf, eine völlige Umstrukturierung der Leber mit zunehmender Funktionsschwäche und portaler Hypertension auftritt. Man unterscheidet gleichförmige, kleinknotige, septale Zirrhosen (meist alkoholischer Genese), grobknotige posthepatische Zirrhosen mit großen Bindegewebsarealen und daneben noch erhaltener Struktur, biliäre Zirrhosen mit Cholestasezeichen und schließlich Sonderformen (s. S. 183).

Eine wirkliche Unterscheidung nach der Ätiologie ist jedoch auf Grund der histologischen Untersuchung nicht möglich, auch gibt es Mischformen.

Ursache der Leberzirrhose ist in Mitteleuropa oft Alkoholismus, wobei tägliche Mengen Alkohol von mehr als 60 g beim Mann und 20 g bei der

Tabelle 76. Zirrhose der Leber

Anamnese:	Längerdauernde Allgemeinsymptome, evtl. symptomlos, Alkohol-, Hepatitisanamnese, Hämatemesis, Meläna, Alkoholintoleranz, Gewichtsverlust, Potenzschwäche, evtl. wie kard. Dekompensation
Befunde:	Evtl. große Leber – kleine Leber, induriert, Hautzeichen, Subikterus – Ikterus, dünne Extremitäten (Muskelschwund), Aszites, Ultraschall!
Labor:	(oft nur sehr geringe Veränderungen bei inaktiven Zirrhosen) Albuminverminderung, breitbasige γ-Globulinvermehrung, CHE-Verminderung, Anämie, pathologischer Quick-Wert, γ-GT-Vermehrung
Sicherung:	Leberbiopsie (bei Laparoskopie) evtl. Ultraschall

Mindestens einmal auf seltene Stoffwechselzirrhosen untersuchen! (Hämochromatose, Porphyria cutanea tarda, M. Wilson)

Frau (diese Mengenangaben sind noch nicht ganz gesichert) über Jahre und Jahrzehnte hinaus eingenommen, eine Zirrhose entstehen lassen können. Bei 160 g Alkohol beim Mann und darüber ist die Entstehung einer Zirrhose recht wahrscheinlich. Zusätzlich spielen eine schlechte, vor allem eiweißarme Ernährung, Infektionen, evtl. auch Parasitosen, eine belastende Rolle. Bei der alkoholischen Hepatitis kommt es über eine Leberverfettung mit nekrotischen Schüben zur Zirrhose. Eine weitere Ätiologie der Leberzirrhose ist die Hepatitis, vermutlich Hepatitis auf der Basis einer Hepatitis-B-Virus- bzw. einer Non-A-non-B-Virusinfektion, wobei die akute Hepatitis sehr selten direkt in eine Zirrhose übergeht, während bei der chronischaggressiven Form bei einem Teil der Fälle mit einer Zirrhose gerechnet werden muß. Ein Teil der Zirrhosen (etwa 1/3) muß als kryptogenetisch angesehen werden, wobei verschiedene Ursachen, evtl. auch immunologische, von der Art einer Autoaggression diskutiert werden. Zum Teil handelt es sich aber wahrscheinlich um unerkannte Alkoholiker, die an einer Zirrhose erkranken, vielleicht liegen manchmal auch Non-A-Non-B-Infektionen vor, die inapparent verliefen.

Chronische Gallenstauung (inkompletter Verschluß) mit (meist) und ohne cholangitische Veränderungen führen zum Bild der sekundärbiliären Zirrhose. Weitere Ursachen können in chronischen toxischen Entwicklungen liegen, reine Eiweißmangelernährung führt vermutlich für sich allein nicht zur Zirrhose, nur in Kombination mit anderen Ursachen, z.B. Alkoholismus.

Seltene Ursachen für Zirrhosen: Hämochromatose (primäre Siderophilie), M. Wilson, Porphyria cutanea tarda, Galaktosämie, Glykogen- und Lipoidspeicherkrankheiten, Fruktoseintoleranz und α-Antitrypsinmangel.

Anamnese und Symptome. Zirrhosen verlaufen oft stumm, wenn sie keine wesentliche Progredienz zeigen und machen in diesem Stadium, wenn überhaupt, nur allgemeine Verdauungsbeschwerden, wie Druck im Oberbauch, Blähungen, Völlegefühl, Inappetenz und Allgemeinerscheinungen, wie Müdigkeit, Mattigkeit und Potenzstörungen. Bei weiterem Verlauf kann es zu Ikterus und Transaminasesteigerungen kommen (parenchymatöse Dekompensation), bei der vaskulären Dekompensation zum Auftreten von Aszites und peripheren Ödemen. Als weitere Komplikation treten auf: portale Hypertension mit Ausbildung der Kollateralkreisläufe, Bildung von Ösophagusvarizen, evtl. Hämorrhoiden und retroperitoneale Gefäßausweitungen, die zu schweren gastrointestinalen Blutungen, vor allem aus den Ösophagusvarizen, führen können. Eine weitere schwere Komplikation ist das Auftreten der hepatischen Enzephalopathie mit Konzentrationsschwäche, Zittern und Fehlhandlungen.

Im Gesicht der Patienten findet man bei der alkoholischen Zirrhose manchmal feinste Gefäße, die ein geldscheinartiges Muster zeichnen (Geldscheinhaut). Die Nägel sind bei Hypoproteinämie oft weißlich, manchmal auch uhrglasartig. An der Handfläche ist häufig eine diffuse Rötung zu sehen (Plamarerythem), oft bestehen auch eine Gynäkomastie und eine sekundäre Behaarungsanomalie mit Bauchglatze und verminderter sekundärer Geschlechtsbehaarung. Bei manchen Zirrhosen findet sich ein dunkles Hautcolorit, öfters an Druckstellen. Die Weißfleckung an Extremitäten, vor allem nach Abkühlung, ist weniger auffällig.

Bei der körperlichen Untersuchung findet man im inaktiven Stadium die Leber etwas stärker vergrößert und induriert (vor allem bei der alkoholischen Zirrhose), manchmal kann man die grobe Höckerung fühlen. Der Rand der Leber ist hart. Die Milz ist meist vergrößert, aber weniger palpabel. Bei Ausbildung der portalen Hypertension können in fortgeschrittenen Fällen erweiterte Venen in der Bauchdecke gesehen werden (Caput medusae). Charakteristisch für die Leberzirrhose sind Hautveränderungen, wie Hanot-Sternchen (kleine zentrale Arteriole, von der aus besenreiserartig Venolen ausstrahlen), die sich praktisch immer im Gebiet der V. cava superior finden. Bei zentraler Kompression kommt es zur Abblassung und Wiederauffüllung von zentral. Diese Sternchen finden sich gelegentlich auch bei jungen Mädchen und in der Schwangerschaft ohne Zirrhose. Das Auffinden von Sternchen ist ein sehr hilfreiches Hautzeichen für die Diagnose einer Leberzirrhose.

Außerdem findet man evtl. eine Gynäkomastie, bei Männern eine Hodenatrophie, bei Frauen Menstruationsunregelmäßigkeiten oder Amenorrhö, häufiger als bei anderen Erkrankungen findet man eine Dupuytren-Kontraktur. Immer wieder findet man Patienten mit geringgradigem

Fieber und Frösteln. Im Laufe der Zeit kommt es zu Muskelschwund, Gewichtsverlust, chronischem Ikterus, dann später, wie gesagt, Aszites und Zeichen der portalen Hypertension und hepatischen Enzephalopathie.

Besonderheiten der posthepatitischen Zirrhose. Hier findet man Frauen gleich häufig betroffen wie Männer, während bei der alkoholischen Zirrhose doch eher Männer betroffen sind. Dabei überlappt häufig noch die Symptomatologie der aktiven Hepatitis die Zirrhose. Häufig findet man als erstes Zeichen die Milzvergrößerung, gelegentlich Oberbauchschmerzen und -beschwerden; im wesentlichen gleicht die Symptomatologie der bei der alkoholischen Zirrhose.

Diagnose. Die Diagnose ist nach Meinung mancher Autoren letzten Endes mit Sicherheit nur durch Leberbiopsie bei Laparoskopie zu stellen, weil die blinde Biopsie gelegentlich Fehlinterpretationen zuläßt, vor allem mit chronischer Hepatitis. Die Ultraschalluntersuchung kann bis zu einem gewissen Grad als sehr gute Voruntersuchungsmethode gelten, die unter gewissen Voraussetzungen, wenn das Gesamtbild eindeutig ist, eine Leberpunktion, jedenfalls eine häufigere Leberpunktion überflüssig machen könnte. Über die Aktivität der Zirrhose kann allerdings nur das histologische Material neben den Laborveränderungen Auskunft geben, was auch prognostisch wichtig ist.

Weitgehend kann man das Bestehen einer Leberzirrhose, bei Vorliegen von Muskelschwund, bei großer, harter Leber, bei Aszites und bei Hanot-Sternchen etc. annehmen und damit fast auch schon die Diagnose als gesichert ansehen. Bei den Laboruntersuchungen findet man im stummen Stadium oft nur sehr geringe Veränderungen, am ehesten in der Elektrophorese mit einer breitbasigen Zunahme der γ-Globuline (IgG, IgA, weniger IgM), eine Verminderung der Albumine, weiter eine Verminderung der Cholinesterase, eine Verminderung der Prothrombinkomplexfaktoren (gemessen mit Quick-Test, evtl. besser mit Spezialreagenzien dafür). Die Transaminasen, GLDH, AP, γ-GT sind mehr oder weniger nur bei den sog. Schüben deutlich erhöht, bei Schüben einer alkoholischen Leberschädigung in die Zirrhose ist die GOT häufig deutlicher erhöht als die GPT; dann bestehen auch meist Ikterus, Anämie, Leukopenie. Häufig findet man bei Zirrhosen eine pathologische Glukosebelastung, häufig auch eine Steatorrhö. Unter Alkoholeinwirkung (s. auch hepatische Enzephalopathie, S. 180) kann es auch zu Hypoglykämien kommen.

Die Höhe der Enzyme und des Ikterus sind neben den Befunden der Histologie kennzeichnend für die Aktivität der Zirrhose. Zu jenen Störungen gehört auch eine Thrombozytopenie, z.T. im Verlaufe von intravasalen Gerinnungsstörungen auftretend.

Überzufällig häufig findet man bei der Leberzirrhose auch eine Pankreatitis, Ulcus pepticum im Magen oder Zwölffingerdarm und leichtes Fieber.

Die Unterschiede der alkoholischen und der posthepatitischen Zirrhose im klinischen Erscheinungsbild sind relativ gering. Größer sind die Unterschiede im Bereich der Prognose.

Prognose. Die Prognose hängt bei der alkoholischen Zirrhose vom weiteren Alkoholkonsum, jedenfalls während der Beginnstadien, ab. Eine noch nicht sehr weit fortgeschrittene Zirrhose bei einem Alkoholiker, der wirklich abstinent wird, hat eine relativ gute und langjährige Prognose. Die posthepatitische Zirrhose hat durch die relativ starke Progredienz – weil man die Ursache nicht so radikal beseitigen kann wie bei der alkoholischen Zirrhose – eine schlechtere Prognose und bedarf einer genauen Überwachung und Behandlung, übrigens wie auch die alkoholische Zirrhose. Ganz grob gesprochen und ohne Einzelprognosen stellen zu können, kann man sagen, daß die Patienten, die vom Alkohol abstinent bleiben, alle Stadien zusammengerechnet, eine 5-Jahresüberlebenszeit von 60% haben, während die anderen unter 40% bleiben.

Natürlich ist die Mortalität höher bei Patienten, bei denen schon Komplikationen (portale Hypertension etc.) aufgetreten sind, als bei den anderen. Schwere gastrointestinale Blutungen (z.B. aus Ösophagusvarizen) verschlechtern die Prognose, weil die Erkrankung schon weiter fortgeschritten ist.

Für alle Zirrhosearten kann gelten, daß das Auftreten von Dekompensationen der Leberzirrhose (parenchymatös oder vaskulär mit Aszites) durch verschiedene Ursachen als ungünstige Zeichen gelten können. Als Zeichen einer schlechten Prognose können gelten: Absinken des Serumalbumins unter 2,0–3,0 g/dl, Absinken der Cholinesterase, dauernde Bilirubinerhöhung, anhaltende Verminderung des Quick-Wertes unter 50% (was unserer Erfahrung nach ein relativ sehr spätes Zeichen ist) und ständige Erhöhung der Transaminasen im Serum. Ziemlich am Ende des Verlaufes kommt es unter diuretischer Therapie, aber auch im Rahmen des bestehenden hepatorenalen Syndroms, zu einer schwer beeinflußbaren Hyponatriämie.

Therapie. Bei der alkoholischen Zirrhose absolutes Alkoholverbot, wobei bei Zirrhosen im frühen Stadium doch eine Besserung zu erwarten ist. Als Allgemeinmaßnahmen für alle Formen eine hochkalorische, leichtverdau-

Tabelle 77. Zirrhose - Therapie

Inaktive Zirrhose: Alkoholabstinenz, symptomatisch roborierende Maßnahmen, keine schwere körperliche Arbeit, vor allem wenn Verdacht auf Ösophagusvarizen, hochkalorische, gut verträgliche Diät.
Von vielen geübt: Vitamin B_{12}, Leberschutztherapie (s. Text) z. B. Legalon, Essentiale, Hepato-Falk, Catergen, anderes.
Jedenfalls genaue Überwachung, sorgfältige Behandlung anderer Krankheiten, unter Berücksichtigung einer erhöhten Leberempfindlichkeit, allgemein roborierende Maßnahmen. Evtl. Kur.

Aktive Zirrhosen: Bettruhe bis zum Abklingen der akuten Erscheinungen (Labor). Diät mit Berücksichtigung der Gefahr einer hepatischen Enzephalopathie bei fortgeschrittenen Fällen (Eiweißbeschränkung) kochsalzarme Diät, Diuretika (s. Tabelle 79).

---

liche Kost mit 2000-3000 kcal/Tag (8400-12500 kJ), 1 g Protein kg/KG/Tag. Reichlich Vitamine bei vermuteter Vitaminausnützungsstörung oder vermehrtem Verbrauch (nicht statistisch gesicherte Wirkung, aber vermutlich günstig).

Ob Steroide gegeben werden sollen ist umstritten, aber angezeigt bei posthepatitischen Zirrhosen oder bei Zirrhosen nach HB_sAG-negativen chronisch aggressiven Hepatitiden, vor allem, wenn diese sich noch in Umwandlung befinden oder beim sog. „Schub" mit hoher Enzymaktivität im Serum und histologischer Aktivität. Evtl. zusätzlich andere Immunsuppressiva, wie z. B. Azathioprin. Laufende Kontrollen, stationäre Einstellung mit etwa 40-60 mg Prednisolon/Tag. Überwachung! Elektrolyte. Bei Aszites und Ödemen vorsichtige Entwässerung. Vor eingreifender Therapie Beratung mit Gastroenterologen.

7.7.1 Komplikationen

Die Komplikationen der Leberzirrhose durch die portale Hypertension (Kollateralenbildung, Ösophagusvarizenbildung), Flüssigkeitsretention (Aszites und Ödembildung) und hepatische Enzephalopathie sind an sich bei allen Zirrhosen gleich, auch wenn sie in verschiedenen Stadien in unterschiedlicher Häufigkeit und Intensität auftreten.

7.7.1.1 *Portale Hypertension* (Tabelle 78)

Durch die Leber fließen pro Minute etwa 1500 cm^3 Blut, von denen ⅔ mit einem außerordentlich niedrigen Druckgefälle von 10-15 cm H_2O aus der V. portae kommen. Von einer portalen Hypertension spricht man ab einem

Tabelle 78. Portale Hypertension

Prähepatischer Block: Pfortaderthrombose, extravasale Verlegung (Tumoren, Lymphogranulom etc.)
Milzvenenthrombose

Intrahepatischer Block:
präsinoidal: M. Hodgkin, M. Boeck
biliäre Zirrhose
postsinoidal: Leberzirrhose, Endophlebitis obliterans (Budd-Chiari-Syndrom)
primäres Leberkarzinom, Metastasen

Posthepatischer Block:
Pericarditis constructiva, Trikuspidalinsuffizienz
Einengung der V. cava oberhalb der Lebervenen

Insgesamt meist durch intrahepatischen Block bedingt (90%).

Ausbildung von Ösophagusvarizen, hepatische Enzephalopathie. Bei einem Teil der Fälle (prähepatische und z. T. andere Formen) sind operative Eingriffe notwendig und durchführbar. Bei der Leberzirrhose hat sich der prophylaktische Shunt nicht durchgesetzt.

Anstieg der Druckwerte auf über 30 cm H_2O, bei Messung des Lebervenendruckes, bei durch den Katheter verschlossenen Lebervenen („wedged pressure") ab 4 mm Hg.

Die portale Hypertension entsteht durch Verschluß der hepatischen Venen (Budd-Chiari-Syndrom, „occlusive vein disease"), außerdem intrahepatisch durch Zirrhose, Metastasen etc. und letzten Endes durch Verschluß der V. portae, selten auch durch erhöhten Blutfluß bei Splenomegalie. Der Häufigkeit nach handelt es sich meist um Zirrhosen, selten um eine Thrombose der Pfortader oder um einen Tumoreinbruch in dieselbe, 5% der Fälle haben andere Ursachen. Als Kollateralen funktionieren die paraösophagealen Venen, die Plexus haemorrhoidalis und Vv. paraumbilicales (Caput medusae) sowie evtl. noch andere retroperitoneale Venen.

Diese portale Hypertension kann oft jahrelang folgenlos sein, führt aber zur Ausbildung von Kollateralen und zu einer Milzvergrößerung durch die Stauung, die aber nicht der Höhe des Pfortaderdruckes entsprechen muß. Bei Leberzirrhosen und Pfortaderdruckerhöhung kommt es zu Aszites und über die Kollateralenbildung zur hepatischen Enzephalopathie, da Abbauprodukte (NH_3 etc.) aus dem Darm an der Leber vorbeifließen.

Die *Diagnose* erfolgt durch Nachweis von Ösophagusvarizen, evtl. durch einen Leberscan und die Darstellung anderswohin geshunteter Radioaktivität, weiteres durch Angiographie, die man aber i. allg. nur vor einer Operation durchführt.

Eine Komplikation ist die Ösophagusvarizenblutung, mit Auftreten von

Meläna, Hämatemesis und häufig, auch bei geringeren Blutungen, mit Auftreten von Verwirrtheitszuständen im Rahmen des sekundären Leberkomas. Das Auftreten einer Ösophagusvarizenblutung ist nach wie vor ein prognostisch schlechtes Zeichen.

Therapie. Rascher Blutersatz, um die Leberdurchblutung nicht noch mehr zu vermindern, Vasopressingabe, neuerdings Spezialpräparate, und Einführen der Sengstaken-Blakemore-Sonde als vorübergehende Maßnahmen, evtl. eine Notfallshuntoperation, die aber meist eine schlechte Prognose hat, oder nach Erholung eine spätere selektive portokavale oder andere Shuntoperation, die an sich das Blutungsrisiko verringert, auch wenn sie vermutlich die Lebenserwartung nicht erhöht. Es gibt auch neuere Methoden, die aber den Kliniken vorbehalten sind. Nach unserer Erfahrung hat sich die Ösophagusvarizensklerosierung recht gut bewährt, die, von Kundigen und erfahrener Hand durchgeführt z.T. recht gute Erfolge aufweist. Eine präzise Prognose kann nicht gegeben werden. Sie beträgt etwa zwischen 1 und 5 Jahren, wobei gilt: je besser die Leberfunktion, desto besser die Aussichten. Blutungen bei Pfortaderhochdruck ohne Leberzirrhose haben jedenfalls eine bessere Prognose.

7.7.1.2 Flüssigkeitsretention, Aszites, Ödeme

Primär bei Erstauftreten Bettruhe, Natriumbeschränkung evtl. Flüssigkeitsbeschränkung auf 1500 cm^3/Tag, genaue Kontrolle der Elektrolyte und der Nierenfunktion. Diese natriumarme Diät wird ungern genommen, man muß aber auf ausreichende kalorische Zufuhr mit allen möglichen Maßnahmen achten, vor allem auch diätetisch, indem man die kochsalzarme Ernährung möglichst abwechslungsreich und schmackhaft darbietet (Tabelle 79; s. auch S.256). Als Diuretikum Versuch mit Spiro-

Tabelle 79. Diuretische Therapie bei Leberzirrhosen (mit Ödemen und Aszites bzw. prophylaktisch)

- Spironolakton mit natriumarmer Kost (erfolgreich vor allem wenn NA/K-Quotient im Harn um 1,0)
- Triamteren, Furosemid, Ethacrinsäure, andere
  Kontrolle von Elektrolyten (Serum und evtl. Harn), Säure-Basen-Haushalt (auch Ammoniak), Osmolalität. *Cave:* Hypokaliämie!
  Cave: zu starke, rasche Entwässerung – Komagefahr
- Bei Hyponatriämie muß man Diuretika absetzen und die Flüssigkeitszufuhr auf 500–1000 ml begrenzen (*Cave:* klinisches Bild wie Präkoma!)
- Evtl. Albumingaben mit mehr als 5,0 g/Tag (*Cave:* Na!)

nolakton 25–100 mg in 1–2 Wochen langsam steigend; es stehen noch eine Reihe von anderen Diuretika zur Verfügung, wie Furosemid (Lasix) 40–80 mg Ethacrinsäure (Edecrin) und eine Reihe von sehr vielen anderen Diuretika. Eine schnelle Diurese soll nicht erzwungen werden, weil durch die Verringerung des Plasmavolumens die renale Funktion eingeschränkt wird. Kontrolle der Elektrolyte (K!) und des Säure-Basen-Haushaltes und der Osmolalität. Man kann zusätzlich salzfreies Albumin geben, um die osmotischen Verhältnisse zu verbessern.

Es ist die Anlegung eines Shunts nach LeVeen möglich, eine Technik, die sich noch nicht ganz durchgesetzt hat, in einzelnen Zentren aber mit Erfolg angewendet wird.

7.7.1.3 Hepatische Enzephalopathie, sekundäres Leberkoma (Tabelle 80)

Bei der Leberzirrhose kann das bei der Hepatitis schon angeführte primäre Koma auftreten oder das sekundäre Koma oder gelegentlich auch beide kombiniert. Auslösend wirken meist gastrointestinale Blutungen oder eine starke diuretische Therapie mit Auftreten von Elektrolytstörungen und einer hypokaliämischen Alkalose, die das Ammoniak stärker ansteigen läßt. Darüber hinaus soll eine Verschlechterung der Leberfunktion aus verschiedenen Gründen, z.B. virale Infektionen oder alkoholische Schädigungen auslösend sein. Unter gewissen Bedingungen führt eine sehr hohe Eiweißzufuhr, die man also bei den betroffenen Patienten vermeiden sollte, zur hepatischen Enzephalopathie, evtl. bis zum Koma. Die Symptome sind Wesensveränderungen, Vergeßlichkeit, Orientierungsstörungen, Änderungen in der Handschrift (tägliche Schriftproben lassen den Verlauf sehr gut verfolgen, ebenso das Legen eines Sternes mit Zündhölzern, dies wird aber von den Patienten in der Regel als belästigend empfunden). Auch Ammoniakbestimmungen decken in etwa diesen Zustand auf. Sorgfältige Kontrolle aller Medikamente und der diätetischen Nahrungsaufnahme sind notwendig. Das Ziel der Behandlung ist eine rasche Verminderung der Ammoniakproduktion und die Produktion der anderen Stoffe im Dickdarm. Hilfreich ist die Eiweißreduktion und die dauernde Gabe von Laktulose; evtl. Zufuhr von modernen antikomatösen Aminosäurelösungen mit verzweigtkettigen Aminosäuren (L-Valin). Über diese Therapie wird seit Jahren und Jahrzehnten heftig diskutiert.

Auf lange Sicht gesehen, bewährt sich eine Eiweißbeschränkung auf 30–40 g/Tag, eine fortlaufende Behandlung mit Laktulose und seltener Neomycin oder Paronomycin (Humatin), wenn die Laktulose nicht vertragen wird, schnellere Wirkung. Vorsicht mit anderen Medikamenten.

Tabelle 80. Hepatische Enzephalopathie. Durch verminderte Entgiftungsleistung der Leber (bei Leberzirrhose)

Benommenheit, Verlangsamung, Zittern, Unsicherheit (Schriftprobe, Sternzeichen), Müdigkeit, Schläfrigkeit, abnorme Handlungen (Urinieren in Zimmerecke z. B.)

Auslösung: Starke Diurese, interkurrente Infekte, Ösophagusvarizenblutung, nichttolerierte Nahrungseiweißmengen

Therapie: Eiweißarme Diät, Neomycin, Humatin, Laktulose auch prophylaktisch, ebenso wie Dauerkost mit reduzierten Eiweißmengen.

Ein Auftreten der hepatischen Enzephalopathie ist natürlich grundsätzlich auch ein schlechtes prognostisches Zeichen. Sie fand sich früher häufig nach prophylaktischen Shuntoperationen, mit der dann größeren Shuntmenge des Blutes. Damals galt die tragische Alternative, die sich z. T. noch nicht wesentlich verbessert hat, zwischen „verbluten oder verblöden".

7.8 Biliäre Zirrhosen

7.8.1 Primär biliäre Zirrhose

Diese Erkrankung (sehr selten, meist Frauen) geht ohne Obstruktion der extrahepatischen Gallenwege einher und zeigt das Bild der Leberzirrhose mit Verschlußbefunden. Von Anfang an häufig Juckreiz ohne wesentliche andere Zeichen, dann später häufig dunkle Pigmentierung, vorwiegend an den nicht bedeckten Körperteilen, Auftreten von Ikterus, Xanthelasmen und Xanthomen, Leber- und Milzvergrößerung, dann Muskelschwund, Hanot-Sternchen und die anderen Zeichen, hier auch mehr Malabsorption und Osteomalazie.

Labordiagnose. Am Anfang häufig nur eine Erhöhung der alkalischen Phosphatase, später steigend Bilirubin, die Transaminasen meist um 150–200 mE, deutliche IgM-Vermehrung, weniger IgG, auffällig auch die fast stets zu findende, deutliche Cholesterinerhöhung, LPX, γ-GT und andere Stauungsenzyme, Erhöhung der Gallensäuren mit einer mäßiggradigen diagnostischen Relevanz. Verminderung des Quick-Wertes sowie Antikörper gegen Mitochondrien findet man aber auch gelegentlich bei sekundär biliärer Zirrhose.

Die *Diagnose* besteht z. T. im Nachweis der fehlenden mechanischen Abflußbehinderungen durch ERCP, evtl. i. v. Cholangiographie, PTC (perkutane transhepatische Cholangiographie), außerdem Leberpunktion.

Am Anfang findet man in der Histologie die nichteitrige destruierende Cholangitis.

Die *Behandlung* der primär biliären Zirrhose ist nur symptomatisch möglich. Steroide, Anabolika haben keine sichere Wirkung gebracht, z.T. aber recht beträchtliche Nebenwirkungen, Versuch mit Cholestyramin, evtl. Antihistaminica, oder lokal gegen Juckreiz. Vitaminzufuhr, vor allem D, A, K, Salzbeschränkung, Diuretika, Behandlung der Komplikationen wie üblich.

7.8.2 Sekundär biliäre Zirrhose

Seltene Erkrankung, bedingt durch chronische Abflußbehinderung in den Gallenwegen (Stein, Entzündung, Sphincter-Oddi-Sklerose), wobei es bei zusätzlicher Entzündung auch zu cholangitischen Erscheinungen kommen kann. In der Anamnese finden sich Fieber und Schmerzen im rechten Oberbauch sowie Störung der Leberfunktion mit cholestatischer Komponente.
Diagnose. Nachweis des Abflußhindernisses, evtl. durch ERCP, Cholangiographie usw., evtl. Leberpunktion.
Therapie. Beseitigung des Abflußhindernisses und Gabe verschiedener Antibiotika. Ein Verschluß durch Karzinom bewirkt nicht mehr die Bildung einer sekundär biliären Zirrhose.

7.9 Kardiale Zirrhose

Eine akute kardiale Stauung führt zu einer vergrößerten, durch Kapseldruck schmerzhaften Leber mit beträchtlicher Bilirubinerhöhung, die im Extremfall 5–10 mg% erreichen kann; die Transaminasen können bis auf 1000 mE ansteigen; manchmal zeigt sich auch eine beträchtliche Prothrombinzeitverminderung.

Bei langdauernder Störung kommt es zu einer großen, harten, nicht druckempfindlichen Leber mit entsprechenden Veränderungen. Die *Therapie* folgt kardialen Kriterien.

7.10 Stoffwechselzirrhosen

7.10.1 Hämochromatose

Es gibt verschiedene Formen, z. B.: a) Idiopathische Hämochromatose (primäre Siderophilie), die rezessiv mit inkompletter phänotypischer Expressivität vererbt wird, wobei bei Patienten und Verwandten die Hämochromatoseallele (HLA A3, B7 und B14) deutlich vermehrt auftreten. b) Sekundäre Hämochromatose, meist bei alkoholischen Zirrhosen, bei gewissen Anämien (hämolytische Anämien, Thalassämien) und nach sehr massiven Transfusionen. c) Hämochromatose bei massiver Eisenüberlastung in der Nahrung, wobei unklar bleibt, ob die Form bei der Zirrhose und bei der diätetischen Eisenüberlastung auch vererbliche Formen sind. d) Es gibt noch einige seltenere Hämochromatosen im Kindesalter.

Die *Symptome* sind Müdigkeit, Gewichtsverlust, Adynamie, Auftreten von Pigmentationen und später auch Diabetes (Bronzediabetes), eine vergrößerte Leber, Lebersternchen, eine Leberzirrhose mit allen Komplikationen, auch wenn solche wie Aszites und Ösophagusvarizenblutungen etwas seltener auftreten. Man findet Herzrhythmusstörungen, eine kardiale Dekompensation, Hodenatrophie, Haarverlust am Körper und auch relativ typische Arthropatien (Arthrokalzinosen). Man denkt an Hämochromatose bei jedem Patienten mit vergrößerter Leber, mit nicht erklärbarer Herzvergrößerung oder Herzerkrankung, auffallenden Pigmentationen und Libidoverlust. Die Diagnose wird gestellt mit dem deutlich erhöhten Serum-Eisen (über 200 ng/ml), die EBK ist erniedrigt, die ungesättigte Eisenbindungskapazität klein, das Serumferritin erhöht (über 900 ng/ml). Außerdem kann man die beträchtliche Erhöhung der Ausscheidung nach intramuskulärer Injektion von 0,5 g Desferal (Desferioxamin) prüfen. Als einfachste Suchmethode empfiehlt sich die Bestimmung der Plasmaeisenkonzentration und der Eisenbindungskapazität. Zur Erhärtung der Diagnose soll eine Leberpunktion durchgeführt werden und zusätzlich eine chemische Bestimmung des Eisens im Lebergewebe, das auf das 5- bis 10fache der Norm erhöht ist. Unabdingbar ist die Untersuchung der Blutsverwandten, um frühzeitig noch asymptomatische Fälle aufzuspüren und außerdem die Diagnose bei der primären idiopathischen Form zu sichern.

Therapie. Die effizienteste Therapie ist die Aderlaßbehandlung, wobei 1- bis 2mal pro Woche bis zu 500 ml Blut entnommen werden. Die vorübergehend auftretende Anämie bessert sich meist nach einigen Wochen bis Monaten. Weil man etwa 20–25 g Eisen entfernen muß, ist diese Therapie

2–3 Jahre lang durchzuführen, nachher sind meist nur Erhaltungsaderläße im Abstand von etwa 3 Monaten notwendig. Ist eine Aderlaßbehandlung aus Gründen des Gesamtzustandes undurchführbar, kann evtl. Desferrioxamin (Desferal) verwendet werden, das aber viel weniger Eisen zur Ausscheidung bringt, so daß es deswegen eigentlich kaum mehr verwendet wird.

Prognose. Die Behandlung erhöht die 5-Jahresüberlebenszeit von etwa 30% auf etwa 90% der Patienten. Laufende Kontrollen sind natürlich notwendig.

7.10.2 Morbus Wilson

M. Wilson ist eine vererbliche Kupferstoffwechselstörung, meist mit Leberbeteiligung und zentralnervösen Veränderungen (hepatolentikuläre Degeneration). Die Krankheit wird autosomal rezessiv vererbt und zeichnet sich durch ein deutlich erniedrigtes Coeruloplasmin aus (Auftreten meist zwischen 10. und 30. Lebensjahr). Die Erscheinungsform kann verschieden sein. In sehr jungen Jahren kann die Krankheit evtl. sogar einen sehr schweren Verlauf mit hohen Transaminasen und Aszites nehmen (z. B. wie bei akuter Hepatitis). Sie kann gelegentlich auch wie eine chronisch aktive Hepatitis erscheinen und histologisch praktisch nicht von dieser zu unterscheiden sein; die Hepatitiden können auch abklingen und die Patienten sich scheinbar erholen. Bei den Formen mit Zirrhose findet man fast immer auch den Kayser-Fleischer-Ring und massive neurologische Erscheinungen mit Intentionstremor, aber auch Ruhetremor sowie seltsame Verhaltensänderungen. Der Verdacht auf Vorliegen eines M. Wilson sollte immer gehegt werden bei Patienten unter 40 Jahren mit ungeklärten neurologischen Beschwerden, mit chronisch aktiver Hepatitis, mit ungeklärt erhöhten Transaminasen, bei Patienten mit einer erworbenen hämolytischen Anämie, vor allem wenn eine Hepatitis dabei ist und außerdem, wenn Verwandte diese Erkrankung haben sowie bei entsprechender neurologischer Symptomatik.

Die *Diagnose* wird mit dem Nachweis eines erniedrigten Coeruloplasmins unter 20 mg%, eine Erniedrigung des Kupferspiegels unter 70 ng%, eine Erhöhung des Kupfers in der Leber über 250 ng% und einer Harnausscheidung von Kupfer weit über 100 ng Kupfer/Tag gestellt. Etwa 5% der Patienten haben mehr als 20 mg Coeruloplasmin und keinen Kayser-Fleischer-Ring. Bei jenen Fällen, bei denen die Diagnose nicht gestellt werden kann, kann man in Zentren den Einbau von radioaktivem Kupfer in das Coeruloplasmin prüfen lassen.

Die *Therapie* erfolgt mit D-Penicillamin 1 g/Tag, auf verschiedene Dosen vor dem Essen und vor dem Schlafengehen verteilt, evtl. zusätzlich noch 25 mg Vitamin B pro Tag. Kupferarme Kost und evtl. Kaliumsulfid (20–40 mg/Mahlzeit). Unter der D-Penicillamin-Behandlung kann es zu Hauterscheinungen, Thrombozytopenie, Leukopenien kommen, ferner zu Proteinurie, wobei gelegentlich ein Abbruch notwendig ist, dann späterer, vorsichtiger Wiederbeginn. Manchmal kann man mit Prednisolon diese Phasen überbrücken, auf jeden Fall ist diese Behandlung in Verbindung mit einem entsprechend erfahrenen Zentrum durchzuführen, da eine lebenslange Therapie unbedingt notwendig ist. Die D-Penicillamin-Behandlung kann mehrfach zu solch schweren Störungen führen, daß man sie vorübergehend oder sogar überhaupt absetzen muß. Als Alternative bleiben nur neue, noch nicht sehr erprobte Medikamente. Mit einer entsprechenden Therapie können bei M. Wilson-Patienten, auch in relativ fortgeschrittenen Fällen, z. T. sehr eindrucksvolle Besserungen erzielt werden.

7.10.3 Porphyria cutanea tarda

Leberzirrhose mit einer Lichtdermatose, einer dunklen Hautpigmentation meist mit hellen Flecken, Erscheinen von Blasen nach Sonnenbestrahlung und leichter mechanischer Irritation. Tritt meist im höheren Alter auf bei Patienten, die Alkohol zu sich nehmen; vermutlich handelt es sich aber doch um eine autosomal dominant vererbliche Erkrankung mit variabler Expressivität.

Die *Diagnose* wird gestellt bei einem Patienten mit typischen Pigmentationen, einer vergrößerten Leber oder Leberzirrhose, einer Uroporphyrinvermehrung im Harn und normalen Porphyrinvorstufen, wie δ-Aminolävolinsäure und Porphobilinogen. Außerdem fehlen bei dieser Erkrankung neuropsychiatrische Attacken.

Die *Therapie* ist die Aderlaßbehandlung, evtl. auch Gabe von Desferrioxamin. Auch hier sollte die Behandlung in Zusammenarbeit mit einem entsprechend erfahrenen Arzt oder Zentrum durchgeführt oder eingeleitet werden.

Es gibt aufgrund von Vergiftungen, wie z. B. durch Hexachlorabenzol und anderen Chemikalien, plötzlich auftretende Porphyrien, dieser Art.

7.10.4 Galaktosämie

Sie zählt zu den vererblichen stoffwechselbedingten Leberkrankheiten und ist eine Erkrankung vor allem des Säuglingsalters. Das Kind nimmt Milch ungern und ist in einem schlechten Ernährungszustand. Ikterus sowie Lebervergrößerung sind die ersten Zeichen. Unbedingt Umstellung auf galaktosefreie Ernährung und entsprechende Abklärung.

7.10.5 Erbliche Fruktoseintoleranz

Eine autosomale rezessive Erkrankung, die mit Erbrechen und Hypoglykämien auf die Einnahme von fruktosehaltigen Nahrungsmitteln und Getränken reagiert. Es fehlt die Fruktose-1-phosphataldolase.
Bei Nichterkennen entwickeln sich Leber- und Nierenveränderungen. Patienten vermeiden meist von selbst fruktosehaltige Nahrungsmittel, Saccharose (unseren Tafelzucker) und Sorbit (der im Körper zu Fruktose verwandelt wird). Vorsicht mit Fruktose und entsprechenden Infusionen bei diesen Patienten.

7.10.6 Andere Stoffwechselerkrankungen

Auch eine Reihe von anderen Stoffwechselerkrankungen können zu Leberveränderungen und auch Leberzirrhosen führen.

7.11 Budd-Chiari-Syndrom

Lebervenenverschluß mit hochgradiger Stauung der Leber mit portaler Hypertension, entwickelt sich zu Stauungszirrhose mit Aszites. Lebervenenverschluß meist durch Thrombosen bei Polycythaemia vera oder evtl. durch Einbruch eines Hypernephroms.

7.12 Veno-occlusive disease (Venenverschlußkrankheit)

Ursprünglich nach chronischen Vergiftungen mit pflanzlichen Alkaloiden beschrieben, stellt sie eine Sonderform der Chiari-Erkrankung dar. Histologisch findet man Veränderungen an den Zentralvenen, Sublobularvenen und mittleren Lebervenen und kann durch Leberbiopsie diagnostiziert werden. Es kommt zu Lebervergrößerung, Aszites und Ikterus nach einem Beginn mit Bauchschmerzen, Meteorismus, Übelkeit, Erbrechen, Durchfällen und manchmal Fieber. Das Krankheitsbild findet sich manchmal auch bei Strahlenhepatitis oder bei einer längerdauernden Therapie mit Urethan.

Merke: Bei allen unklaren Krankheitsbildern, v. a. wenn sie sich länger hinziehen, Zuweisung zur nächsten ärztlichen Spezialisierungsstufe sinnvoll! Das gilt auch für Ärzte mit großer Erfahrung, wenn sie auch nur die geringsten Zweifel haben.

7.13 Tumoren der Leber

7.13.1 Benigne Tumoren

Das Leberzelladenom tritt weltweit immer häufiger auf. Wobei man das in Zusammenhang mit der Verwendung von Ovulationshemmern bringt.

Die *Diagnose* erfolgt durch Ultraschall, meist zufällig. Benigne Tumoren machen nur dann Beschwerden, wenn sie durch ihre Größe auf Nachbarorgane einwirken oder wenn es nach Thrombose oder Infarzierung zu einer Blutung aus ihnen kommt. Außer dem Leberzelladenom gibt es noch eine Reihe von anderen benignen intrahepatalen Tumoren und fokalen umschriebenen Hyperplasien (s. auch 7.15.2.2). Evtl. Vergrößerung der Adenome und Blutungsgefahr bei Gravidität!

7.13.2 Maligne Tumoren

Hier wäre vor allem das primäre Leberkarzinom zu nennen, das häufiger als sonst in Zirrhoselebern entsteht, vermutlich in irgendeiner Verbindung mit dem Hepatitis-B-Virus. Auch andere Faktoren spielen eine Rolle, in Teilen von Afrika ist das Leberkarzinom einer der häufigsten Tumoren.

Die *Diagnose* wird gestellt wegen knotiger Beschaffenheit der Leber, häufig allerdings in einer Zirrhose entsprechend Ultraschall, Punktion bei Laparoskopie (Vorsicht: große Herde bluten gelegentlich zentral sehr schwer oder unstillbar) oder Feinnadelpunktion unter Ultraschall, Computertomographie, Angiographie. Vermehrung des α-Fetoproteins. Blindpunktion gefährlich, evtl. Feinnadelpunktion und zytologische Untersuchung.

Therapie. Evtl. Resektion, evtl. Transplantation, gelegentlich lokale Anwendung von Zytostatika, insgesamt bis jetzt schlechte Prognose.

7.13.3 Metastasenleber

Obwohl sie kein eigenes Krankheitsbild darstellt, ist die Erkennung der Metastasenleber deswegen von Bedeutung, weil man dem Patienten evtl. eingreifende diagnostische oder operative Maßnahmen ersparen kann.
Diagnose. Ultraschall, Computertomographie, Laparoskopie, α_2-Vermehrung in der Elektrophorese, hohe LDH, GLDH und γ-GT bei sonst mäßiger Parenchymschädigung mit Stauungszeichen. Punktion bei Laparoskopie, hilfreich evtl. auch Leberszintigraphie. Blindpunktion gefährlich, evtl. Feinnadelpunktion und zytologische Untersuchung, zunehmend Operation möglich.

7.14 Parasitosen der Leber

7.14.1 Echinococcus cysticus

Schmutzinfektion evtl. durch Hundekot (Hundebandwurm), große Solitärzysten in der Leber mit Tochterzysten. Nicht punktieren! Bei Auslaufen neue Zysten und allergischer Schock möglich.
Diagnose. Ultraschall, evtl. Szintigraphie, Röntgenbild zeigt verkalkte Zysten. Nicht punktieren! Evtl. Antikörpernachweis, nicht sehr verläßlich.
Therapie. Sistieren (evtl. spontan), Operation, evtl. Gabe von Mebendazol (Vermox).

7.14.2 Echinococcus alveolaris

Durchsetzt befallene Organe (z. B. Leber) mit Zysten, zerstört sie in etwa 1–3 Jahren. Vorkommen vor allem in Südwestdeutschland, aber sehr selten.
Diagnose. Typisches Röntgenbild, evtl. Ultraschall etc., evtl. serologisch.
Therapie. Versuch einer Operation, evtl. Verabreichung von Mebendazol (Vermox). – Schlechte Prognose!

7.14.3 Leberzysten (außer parasitären)

Am häufigsten solitäre Leberzysten und Zystenleber. Bei beiden Krankheiten unbestimmte Leberbeschwerden, auch Allgemeinbeschwerden.
Therapie. Wenn notwendig, Operation.

7.15 Schwangerschaft und Ikterus

Die häufigste Lebererkrankung in der Schwangerschaft ist die Hepatitis. Anikterische Formen werden sicher manchmal nicht diagnostiziert, vor allem am Anfang der Schwangerschaft, wenn Übelkeit und andere gastrointestinale Beschwerden häufig sind. Schwangere mit Ikterus oder pathologischen Laborproben, die auf eine Lebererkrankung hinweisen, müssen genauestens kontrolliert und sollten auch von einem Spezialisten gesehen werden.

Leberfunktionsproben in der normalen Schwangerschaft: Die Funktion ist während der Schwangerschaft nicht beeinträchtigt. Man findet aber im letzten Schwangerschaftsdrittel eine Einschränkung der Bromthaleinausscheidung, ein mäßiges Ansteigen der alkalischen Phosphatase, der Leucinaminopeptidase (LAP) und des Cholesterins und Abfall der Cholinesterase. Insgesamt bietet sich das Bild einer cholestatischen Veränderung.

7.15.1 Icterus in graviditate

Darunter versteht man Ikterusformen, die während einer Schwangerschaft interkurrent auftreten, aber auch ohne Schwangerschaft vorkommen: Hepatitis, Cholelithiasis, Hyperbilirubinämie etc. Die Hepatitis soll, weil sie am häufigsten vorkommt, hier besprochen werden.

Virushepatitis. Sie kommt am Ende der Schwangerschaft häufiger vor als am Anfang, vielleicht wird sie dann auch nur leichter bemerkt, weil die Ausscheidungsfähigkeit der Leber für Bilirubin am Ende der Schwangerschaft abnimmt und dadurch vielleicht relativ mehr ikterische Formen entstehen. Verlauf und Mortalität sind etwa wie bei Nichtschwangeren, zumindest in Mitteleuropa. Anderswo ist die Schwere des Verlaufs und evtl. sogar die Mortalität am Ende der Schwangerschaft etwas erhöht, in außereuropäischen Ländern mit Unterernährung werden sogar relativ hohe Letalitätsquoten erreicht. Übergang in eine chronische Form wird vielleicht bei Hepatitis im dritten Trimenon häufiger gefunden. Oft findet sich bei Patientinnen, die bei der Entbindung oder kurz vorher eine Hepatitis durchmachten, eine Laktationsschwäche. Nicht Stillen, obwohl in Muttermilch bisher kein HB_sAg nachzuweisen war. Die Diagnose wird am ehesten durch positive Hepatitismarker (für HVA und HVB) gestellt. Früher wurde die Thymolprobe durchgeführt, die beim Schwangerschaftsikterus negativ, bei der Hepatitis positiv ist. Äußerstenfalls sichern durch Biopsie, wenn unbedingt notwendig.

Eine direkte Schädigung des Feten konnte nicht sicher nachgewiesen werden, allerdings kommt es zu einer Häufung von Frühgeburten. Eine Übertragung auf das Kind kommt evtl. durch Infektion während der Geburt durch Kontamination vor. Neuerdings werden die Kinder aktiv/passiv gegen Hepatitis geimpft, vor allem wenn die Mutter HB_e-positiv ist. In allen diesen Fällen Rücksprache mit Spezialisten!! Bei HB_sAg-positiven Kindern werden öfters geringgradige, langanhaltende Transaminasensteigerungen gefunden. HB_sAg bleibt sehr lange nachweisbar.

Schwangerschaft bei chronischer Hepatitis ist möglich, aber selten. Bei bestehendem Pfortaderhochdruck kommt es am Ende der Schwangerschaft zu erhöhter Blutungsgefahr.

7.15.2 Icterus ex graviditate

Darunter versteht man Ikterusformen, die während einer Schwangerschaft auftreten und durch sie bedingt sind.

7.15.2.1 Rezidivierender Schwangerschaftsikterus

Bei manchen Frauen kommt es während bzw. am Ende jeder Schwangerschaft zu einem Ikterus vom cholestatischen Typ, dem langdauerndes heftiges Jucken vorausgegangen ist. Bei manchen Schwangeren kommt es zu einem starken Juckreiz ohne Ikterus. Die Erkrankung ist fast so häufig wie die Hepatitis in der Schwangerschaft. Differentialdiagnostisch ist diese Erkrankung gegen die Hepatitis (Hepatitismarker, Eisen im Serum stark erhöht, evtl. Thymol positiv) und auch gegen Steinverschluß und andere cholestatische Formen sowie Hyperbilirubinämie abzugrenzen. Notwendig ist auch die Differentialdiagnose gegen andere Formen des Schwangerschaftsikterus.

Leichter wird die *Diagnose,* wenn ein Ikterus schon in einer vorhergehenden Schwangerschaft aufgetreten ist. Meist sind auch die Transaminasen erhöht. Die Erkrankung geht ohne Beschwerden nach der Geburt meist recht rasch zurück, spätestens nach 1–3 Monaten haben sich die Laborproben normalisiert.

Therapie. Im wesentlichen Bekämpfung des Juckreizes mit Antihistaminika, evtl. Gabe von Cholestyramin bei gleichzeitiger Substitution der fettlöslichen Vitamine.

Patientinnen mit rezidivierendem Schwangerschaftsikterus sollten nie Ovulationshemmer nehmen, und auch andere potentiell cholestaseauslösende Medikamente sollten vermieden werden.

7.15.2.2 Leber und Ovulationshemmer

Das Auftreten eines Ikterus während der Zeit der Einnahme von oralen Kontrazeptiva (Pillenikterus) ist in Mitteleuropa sehr selten, in Ländern, in denen der rezidivierende Schwangerschaftsikterus häufiger vorkommt, jedoch nicht. Es kann zu Anorexie, Übelkeit und Erbrechen kommen. Leberkranke Patientinnen sollten die „Pille" nicht nehmen, wobei hier Schäden nicht sicher nachgewiesen sind.

Tabelle 81. Hyperbilirubinämien (s. auch Tabelle 67)

Name	Bilirubin	Befunde und Besonderheiten
M. Gilbert = M. Meulengracht (posthep. Hyperbilirubinämie?)	i.r. Bilirubin	Alle Leberfunktionsproben und Leberbiopsie sind normal, keine Hämolyse
M. Dubin-Johnson (M. Rotor, ähnlich, nur ohne Pigment in der Leber)	d.r. B.	BSP erhöht, Gallenröntgen: keine Darstellung, Bild oft mit Oberbauchbeschwerden, Patienten werden oft galleoperiert, typ. Biopsie mit braunem Pigment
Hämolytische Anämie (s. Tabelle 74)	i.r. B. (bei hohen Werten geringe Mengen d.r. B.)	Verkürzte Ery.-Überlebenszeit, evtl. verminderte osmotische Resistenz Leberfunktionsproben alle normal, aber oft Gallensteine
M. Crigler-Najjar	i.r.	
M. Rotor	d.r.	Sehr selten
M. Lucey-Driscoll	i.r.	
Shunt-Hyperbilirubinämie		Sehr selten, Bilirubinbildung im Knochenmark
Medikamentbedingte	i.r. d.r.	s. S. 193

i.r. = indirekt reagierend,
d.r. = direkt reagierend

Bei Einnahme von Ovulationshemmern kann es zu einer Reihe von Erkrankungen der Leber kommen, z. B.: intrahepatische Cholestase, Budd-Chiari-Syndrom, Adenom, fokale noduläre Hyperplasie (?), maligne Lebertumoren. Das ist alles selten; gelegentlich vorübergehende Veränderung einzelner Laborproben (γ-GT, LAP). Adenome bilden sich nach Absetzen zurück (!?).

7.15.2.3 Andere Formen des Icterus ex gravidate

Bei Hyperemesis gravidarum findet sich manchmal eine Hyperbilirubinämie ohne Transaminasensteigerungen, die unter entsprechender Behandlung der Hyperemesis meist rasch verschwindet.
  Selbstverständlich kann auch eine vorbestehende Hyperbilirubinämie (s. Abschn. 7.16) während einer Schwangerschaft manifest werden.
  Schwangerschaftsspättosikosen können einen Ikterus hervorrufen, wobei häufig eine Verbrauchskoagulopathie Ursache der Veränderungen ist. Diese muß energisch behandelt werden, da das Krankheitsbild außerordentlich gefährlich ist. Der Ikterus steht dabei nicht im Vordergrund der Symptome. Eine fast immer zum Tode führende sehr seltene Schwangerschaftskomplikation ist die akute Fettleber. So wurden u. a. bei hochdosierten Tetrazyklingaben wegen interkurrenter Infektionen in der Schwangerschaft tödlich verlaufende Fettlebererkrankungen gesehen.

7.16 Hyperbilirubinämien (Tabellen 67 und 81)

Man unterscheidet aufgrund der physiologischen Abläufe verschiedene Möglichkeiten der Hyperbilirubinämien:
- Produktionsikterus (Hämolyse und Shunthyperbilirubinämie).
- Transportikterus (vermutlich bei manchen Virushepatitiden, möglicherweise z.T. auch bei der Hyperbilirubinämie nach M. Meulengracht (M. Gilbert).
- Konjugationsikterus (bei dem es sich um eine mehr oder weniger ausgeprägte Schwäche der Glukuronyltransferase handelt. Dazu zählt der M. Meulengracht, der relativ frühzeitig auftritt, mit indirekt reagierendem Bilirubin von 2–4 mg% (häufig auch vegetative Beschwerden). Kein Hinweis auf Hämolyse. Alle Leberfunktionsproben normal. Eine Therapie ist nicht notwendig.
Crigler-Najjar-Ikterus mit vollständigem Mangel an Glukuronyltransferase (beim Typ 1) und dem leichter verlaufenden vom Typ 2, wobei

beim Typ 1 Kernikterus auftritt, beim Typ 2 eher nicht. Die Konjugationsstörungen können durch Enzyminduktion, z. B. durch Phenobarbital oder Behandlung mit Licht, verbessert werden. Kontakt mit gastroenterologischen Zentren ist anzuraten.
Auch der Neugeborenenikterus zählt zum Konjugationsikterus. Bei etwa 25% der Neugeborenen wird eine Hyperbilirubinämie gefunden.
- Exkretionsikterus finden wir beim Dubin-Johnson-Syndrom und beim Rotor-Syndrom, bei allen möglichen anderen Lebererkrankungen, auch durch Medikamente induzierte Cholestasen (Methyltestosteron, Ovulationshemmer). Beim Dubin-Johnson-Syndrom findet man eine besonders dunkle Leber – durch ein Pigment verursacht. Charakteristisch für diese Erkrankung ist das erhöhte, direkt reagierende Bilirubin, eine verminderte Ausscheidung für Bromthalein und eine verminderte Ausscheidung für Gallekontraststoffe. Außerdem bestehen immer wieder Schmerzen im rechten Oberbauch. Die Punktion zeigt einen sehr dunklen Leberzylinder und das Pigment in den Zellen. Der Rotor-Ikterus ist ähnlich, aber ohne Pigment.
- Letzten Endes besteht auch eine Hyperbilirubinämie bei extrahepatischen Gallengangsverschlüssen.

Merke: Hyperbilirubinämie besteht natürlich bei jedem Ikterus. Im strengen Sinn verstehen wir darunter aber Erkrankungen, bei denen die Erhöhung des Bilirubins im Serum (indirekt oder direkt reagierend) Hautsymptom der Erkrankung ist. Sie hat geringen Krankheitswert wie z. B. beim M. Meulengracht oder hohen wie z. B. beim Crigler-Najjar-Syndrom Typ 1.

7.17 Leberschädigung durch Arzneimittel und Chemikalien

Zum Teil werden die Medikamente und überhaupt Chemikalien in der Leber umgewandelt (= Biotransformation). Man unterscheidet hier eine Phase-I-Reaktion und eine Phase-II-Reaktion. Zu den Phase-I-Reaktionen zählen Oxidation, Reduktion, Hydrolyse. Zur Phase-II-Reaktionen zählen Glukuronisierung, Sulfatisierung und Azetylierung. Bezüglich der Azetylierung ist zu sagen, daß es schnelle und langsame Azetylierer gibt und die langsamen Azetylierer Medikamente, die azetyliert werden müssen, wie z. B. INH, Hydralazinderivate schlechter vertragen. Eine große Zahl von Medikamenten kann Leberschädigungen hervorrufen, wobei man früher unterschied, zwischen

a) direkten toxischen Wirkungen, die reproduzierbar sind (meist auch im Tierversuch), dosisabhängig und damit voraussagbar und

b) Hypersensibilitätsreaktionen, die nur bei einzelnen Individuen auftreten, dosisunabhängig und somit nicht voraussagbar sind.

Nun hat sich gezeigt, daß diese Einteilung nicht mehr starr haltbar ist, auch wenn sich im großen und ganzen alle Veränderungen darin unterbringen lassen.

Die Wirkung eines Arzneimittels hängt nicht nur vom Medikament, d.h. seiner chemischen Verbindung selbst ab, sondern wird auch durch verschiedene andere biochemische Faktoren im Leberstoffwechsel beeinflußt. Die meisten toxischen Substanzen sind lipidlöslich und können deshalb die lipidhaltige Zellmenbran leicht passieren. Die Leberzelle muß dann mit Hilfe einer relativ unspezifischen Monooxydase im endoplasmatischen Retikulum (Cytochrom P_{450}), diese Substanzen wasserlöslich machen, um sie ausscheiden zu können. Die Zunahme (Induktion) dieses Enzyms kann zu einer Lebervergrößerung führen. Die Biotransformation verändert die Substanzen, macht sie meist indifferent, manchmal aber auch erst toxisch (z.B. Endoxan, Cyclophosphamid oder auch Tetrachlorkohlenstoff). Manche Substanzen werden an Makromoleküle (Proteine) angehängt und dadurch erst toxisch („Giftung"). Andere Substanzen sind dosisabhängig, in geringen Mengen völlig ungefährlich bzw. in höchsten Dosen sehr giftig, z.B. Paracetamol, das bei großen Dosen zu einer Leberzerstörung und sozusagen zur akuten gelben Leberatrophie mit Exitus führen kann.

Manche toxische Leberschäden sind zwar nicht generell voraussagbar, aber dann, wenn man die individuellen Dispositionen kennt: Erkrankungen von Patienten durch Ovulationshemmer, die schon einen Schwangerschaftsikterus durchgemacht haben, Schäden durch INH-Rifampicin-Therapie bei langsamen Azetylierern oder Halothannarkose bei Patienten, bei denen schon ein einschlägiges Ereignis mit Halothan vorausgegangen ist.

Offensichtlich harmlose Veränderungen durch Enzyminduzierung (was aber wieder zu vermehrtem Abbau von z.B. Marcumar und Schlafmitteln, oralen Antidiabetika etc. führen kann) bewirken z.B. Phenobarbital oder auch blutzuckersenkende Sulfonamide, evtl. Äthylalkohol. Viele Chemikalien, wie z.B. Cortison, Tetrazykline aber auch Äthylalkohol, verursachen eine Fettleber.

Ikterus durch Medikamente (Tabelle 82):
Man unterscheidet cholestatische Veränderungen, wie z.B. bei den 17-C-methylierten Steroiden, die z.B. auch die Bromsulphthaleinausscheidung hemmen, und
Überempfindlichkeitsreaktionen, wie z.B. nach Phenothiazin, manchen Laxanzien, z.B. Oxyphenisatin.

Tabelle 82. Arzneimittelikterus (wichtig: Medikamentenanamnese)

I. Direkt toxisch, dosisabhängig, reproduzierbar:
Obligater Leberschaden
Tetrachlorkohlenstoff, Zytostatika, Paracetamol in hoher Dosierung, Tetrazykline in hoher Dosierung (mehr als 2,0 g) vor allem bei Schwangeren.
Nur Hemmung der Bilirubinausscheidung (evtl. noch anderer Teilfunktionen, wie BSP-Ausscheidung): 17-alkylierte Testosteronderivate, Östrogene.

II. Hypersensibilitätsreaktion:
Nichtobligater Leberschaden.
Oft mehrere Tage nach mehr oder weniger langer Medikamenteneinnahme Allgemeinerscheinungen, Fieber, Gelenkschmerzen, Exanthem, Lymphknotenschwellungen. Histologisch alle Bilder.
Reine Cholestasen: Methyltestosteron, Phenylbutazon.
Hepatitis mit Cholestase: Chlorpromazin, Sulfonylharnstoff, Antibiotika, Tuberkulostatika, kann selten persistieren und in primäre biliäre Zirrhose übergehen. Hepatitis: auch histologisch oft ununterscheidbar.
Iproniazid, Phenylbutazon, evtl. Halothane. Oxyphenisatin in Laxanzien.
Granulomatöse Hepatitis; Sulfonamide, Sulfonylharnstoffe, Phenylbutazon.
Unspezifische, reaktive Hepatitis; nach vielen chemischen Stoffen.

Es gibt hepatitisähnliche Bilder, mit und ohne Cholestase. Jedenfalls muß man bei jeder Lebererkrankung auch an die Möglichkeit denken, daß sie durch Arzneimittel oder aber auch Chemikalien verursacht wird.

Insgesamt findet man aber durch Medikamente eher cholestatische Bilder als hepatitisähnliche Krankheitsgeschehen.

Ferner gibt es auch arzneimittelinduzierte Hyperbilirubinämien, verursacht durch Auslösung von Hämolysen, Verdrängung des Bilirubins aus der Bindung mit Albumin (z. B. Sulfonamide und Salizylate) und noch verschiedene andere, seltenere Möglichkeiten.

Knollenblätterpilzvergiftung führt nach einer relativ langen Latenz von 16–18 h, manchmal kürzer, manchmal etwas länger, zum Auftreten von schwerer Übelkeit, schwerem Erbrechen, kolikartigen Schmerzen und schwersten Durchfällen. Tritt in diesem Stadium nicht der Exitus ein, so kommt es einige Tage später zu schwersten Leberparenchymveränderungen mit hohen Transaminasen und dann evtl. zum Tod im Koma.

Therapeutisch so rasch wie möglich Magenspülung, auch wenn die Vergiftung schon längere Zeit zurückliegt, zumindest als Versuch und Therapie mit Penicillin und Silymarin evtl. i.v. (Legalon, Silibinin) wobei hier die Wirkung gegen die Intoxikation bei Knollenblätterpilzvergiftung, zumindest im Tierexperiment nachgewiesen ist. (Rückfrage bei Vergiftungszentrale).

7.18 Cholangitis

Entzündung der extrahepatischen Gallenwege, die häufig auf die intrahepatischen übergreift, meist auf der Basis einer mechanischen Abflußstörung (intrahepatische Cholestase ohne mechanische Abflußstörung s. Tabelle 83).

Anamnese und Symptome
Akut. Schmerzen im rechten Oberbauch, bis kolikartig, Ikterus und Fieber als klassische Trias, manchmal mit Schüttelfrost beginnend, Fieber meist intermittierend, septisch, manchmal – vor allem bei alten Leuten – schleichend. Übelkeit und Erbrechen, Juckreiz. Druckschmerzhafte, vergrößerte Leber, oft vergrößerte Milz.
Diagnose. Anamnese, Untersuchungsbefund, Labor zeigt Mischbild aus parenchymatösem und Verschlußikterus (GOT, GPT, AP, LAP, GLDH, diese oft besonders hoch, Leukozytose, starke BKS-Beschleunigung), manchmal nicht ganz typisch. Oft negatives Galleröntgen.
Therapie. Ampicillin, Co-Trimoxazol (Bactrim, Oecotrim etc.), β-Laktam-Antibiotika, evtl. in Kombination mit Aminoglykosiden (am besten nach Kultur und Resistenzbestimmung, obwohl bei Duodenalsonde nicht verläßlich). Eine Sanierung des Abflußhindernisses ist indiziert.

7.18.1 Chronisch rezidivierende Cholangitis

Oft bei alten Leuten, rezidivierendes Krankheitsbild mit Ikterus, nicht selten ohne Ikterus, ohne wesentliche Veränderung der Leberfunktionsproben, oft nur hohe BKS, Leukozytose, Appetitlosigkeit, geringe Oberbauchbeschwerden, vergrößerte Leber, langsam zunehmend pathologische Leberfunktionsproben. Schwer zu diagnostizieren, Alterscholangitis, selten.
Therapie wie Cholangitis, auch Beseitigung von Abflußhindernissen.

Tabelle 83. Intrahepatische Cholestase

Typischer Verschlußikterus ohne Abflußhindernis in den großen Gallenwegen:
a) Hepatitis mit Cholestase (oft vorübergehende Phase)
b) toxische, medikamentöse Schäden: Alkohol, Medikamente
c) benigne postoperative Cholestase
d) benigne rekurrierende Cholestase (Tygstrup)
e) primär sklerosierende Cholangitis
f) chronisch destruierende nichteitrige Cholangitis (primär biliäre Zirrhose)

Diagnose mit ERCP, PCT, Ultraschall, evtl. Computertomographie, Ausschöpfung aller Möglichkeiten, in einer Reihenfolge, die den Patienten einer möglichst geringen Belästigung aussetzt.
Komplikation. Leberabszeß.

7.19 Leberabszeß

Verdacht wird erweckt bei Schmerzen im rechten Oberbauch, hohem Fieber, vergrößerter, indurierter Leber, hoher BKS, Leukozytose. Man findet Leberabszesse bei Cholangitiden, bei entzündlichen Prozessen im Magen-Darm-Bereich (Appendizitis, Pankreatitis), bei septischen Erkrankungen, bei Amöbenbefall, nach Verletzungen, gelegentlich bei Karzinomen und unbekannter Ursache.
Diagnose. Ultraschall! Auffälliger Zwerchfellhochstand rechts, manchmal Flüssigkeitsspiegel, Leberszintigraphie.
Therapie. Chirurgische Eröffnung, Antibiotika.

7.20 Verschlußikterus

Ätiologie. Verschluß der Gallenwege durch Gallensteine (90%), Tumoren (Pankreaskopf-, Papillen-, Gallenblasenkarzinom), seltener durch Lymphknotenschwellungen, Abszesse, narbige Stenosen, Papillenstenose. Verschluß des D. choledochus und des D. hepaticus communis führt zu Ikterus, des D. cysticus nur zum Hydrops der Gallenblase ohne Ikterus (und evtl. auch zu Cholezystitis). Verschluß nur eines Hepatikusastes führt nicht notwendigerweise zum Ikterus.

Anamnese und Symptome. Bei plötzlichem Verschluß (meist Stein) häufig Auftreten von Koliken im rechten Oberbauch mit Ausstrahlung in den Rücken, das rechte Schulterblatt, seltener – bei Pankreasbeteiligung – in den Mittel- und linken Unterbauch. Auftreten von Übelkeit, Brechreiz, evtl. Fieber und Erbrechen. Bei völligem Verschluß heller Stuhl und dunkler Harn, Auftreten von Ikterus. In der Anamnese meist Hinweise auf Fettunverträglichkeit, Oberbauchbeschwerden, Blähungen etc. Der langsame Verschluß tritt manchmal über Nacht auf ohne weitere Beschwerden, was man oft bei Tumoren findet. Juckreiz kann dem Ikterus vorausgehen. Länger bestehender Ikterus hat einen Grünstich (Biliverdinikterus). Dem Ikterus geht kein Prodromalstadium voraus wie bei der Hepatitis. Häufig findet man auch eine langsame Zunahme der Symptome mit rezidivierendem

Ikterus. Fieber, Schmerzen, Übelkeit, Diätempfindlichkeit bis zum kompletten Ikterus. Bei der Untersuchung ist der Patient ikterisch, bei Steinverschluß ist die Gallenblase oft nicht tastbar; Hydrops der Gallenblase spricht eher für malignen Verschluß (Courvoisier). Die Leber ist vergrößert und druckschmerzhaft, oft bestehen auch spontane Dauerschmerzen im rechten Oberbauch, oder auch nur Druck (Tabelle 84).

Diagnose und Differentialdiagnose. Hinweisend sind die typische Anamnese und die Untersuchungsbefunde. Gesichert wird die Diagnose durch Laborbefunde wie erhöhtes direktes Bilirubin, Bilirubin im Harn positiv, bei völligem Verschluß Urobilinogen negativ, Stuhl entfärbt. Harn dunkel (weißer Schüttelschaum bei Urobilinogenharn, brauner Schüttelschaum bei Bilirubinharn). Transaminasen wenig erhöht (nur nach Gallenkolik für einige Tage evtl. über 100), deutlich erhöhte Stauungsenzyme (AP, LAP, γ-GT), positives LPX, Serumeisen meist niedrig. Serumkupfer erhöht, HB_sAg negativ, niedriger Prothrombinkomplex, nach einiger Zeit positiver Koller-Test.

Tabelle 84. Verschlußikterus

Steinkolikverschluß:

   Kolikartige Schmerzen im re. Oberbauch, Ausstrahlung in den Rücken, Übelkeit, Brechreiz, evtl. Erbrechen, evtl. Frösteln – Fieber, Subikterus – Ikterus, dunkler Harn, heller Stuhl

   ohne Fieber: blande Steinkolik evtl. Dyskinesie

   mit Fieber: mit Cholezystitis

   Befund: Druckschmerzhaftigkeit im rechten Oberbauch, evtl. gefüllte Gallenblase tastbar, manchmal Gallenblase nicht, wohl aber Milz tastbar; Harn dunkel, Stuhl hell

   bei papillemnahem Stein und Milz tastbar; Harn dunkel, Stuhl hell

   Labor: direktes Bilirubin stark erhöht, stark erhöhte AP, LAP, γ-GT, mäßig erhöhte GOT, GPT (meist unter 150 mE manchmal aber auch stark erhöht)

   Galleröntgen: erst nach einigen Tagen (wenn kein kompletter Verschluß) retrograde endoskopische Darstellung (ERCP, PTC)

   Therapie: Operation, bei papillennahem Stein und schlechten Allgemeinzustand evtl. keine Operation, sondern endoskopische Papillenspaltung.

Maligner Verschluß:

   Auftreten des Ikterus ohne Beschwerden, meist über Nacht, dunkler Harn, heller Stuhl

   Befund: evtl. große Gallenblase tastbar, Milz nicht tastbar (Courvoisier-Zeichen), oder kein Tastbefund

   Labor: direktes Bilirubin stark erhöht, AP, LAP, γ-GT stark erhöht, GOT, GPT kaum erhöht

   Therapie: Operation

Neuerdings wichtigste Technik Ultraschall, ERCP, Röntgen, perkutane transhepatische Cholangiographie, CT, Laparoskopie, Punktion kontraindiziert.

Differentialdiagnostisch gegen intrahepatisches Verschlußsyndrom bei Hepatitis, Alkoholhepatitis, Medikamentenikterus bei klinisch ähnlichen Bildern abzugrenzen, auch gegen Metastasenleber und Cholangitis.

Therapie. Nach Diagnosestellung rasche Operation. Schon nach 4 Wochen Leberparenchymschädigungen mit höherem Operationsrisiko. Vitamin-K-Gaben, Diät, Spasmoanalgetika. Bei Verschlüssen an der Hepatikusgabel durch Adenokarzinom, das langsam wächst und spät metastasiert, nach OP jahrelange Überlebensspannen möglich.

7.21 Inkompletter Verschlußikterus (Choledocholithiasis etc.)

Häufiger sieht man Fälle, bei denen das Bild einer rezidivierenden Cholangitis mit Laborproben wie bei Verschlußikterus gleicht. Oft sind nur die Stauungsenzyme erhöht, nicht das Bilirubin, das weniger empfindlich reagiert. Fieber, Schmerzen im rechten Oberbauch, oft kolikartig, gehören zum Bild, ebenso rezidivierender Ikterus. Oft kaum Beschwerden, manchmal hohe Transaminasen.

Diagnose. Wie bei Verschlußikterus, zusätzlich die verschiedenen Verfahren der intravenösen Gallengangsdarstellung, wenn das Bilirubin nicht zu stark erhöht ist.

Therapie. Operativ, evtl. endoskopische Papillenspaltung (EPT).

8 Gallensystem

F. H. Franken

An der Spitze der Erkrankungen des Gallensystems liegt das Steinleiden, das auch die Hauptursache für die akute und chronische Cholezystitits und für die Cholangitis darstellt. Gallensteine entstehen nicht nur in der Gallenblase, sondern ebenso in den extrahepatischen und intrahepatischen Gallengängen. Warum Gallensteine entstehen, ist im einzelnen noch wenig geklärt. Voraussetzung dafür ist das Vorhandensein einer lithogenen Galle, bei der die Relation Cholesterin: Gallensäuren: Phospholipide einseitig zu Gunsten des Cholesterins verschoben ist. Der Gallensäurenpool in der Leber ist vermindert. Ein Überangebot von Bilirubin spielt bei der Bildung von Pigmentsteinen eine Rolle, z. B. beim angeborenen hämolytischen Ikterus oder bei Herzklappenprothesen durch vermehrte Zerstörung von Erythrozyten. Gallensteine kommen in allen Lebensaltern, auch in der Kindheit vor. Adipositas, Schwangerschaften, sitzende Lebensweise fördern die Gallensteinbildung ebenso wie Erkrankungen des Ileums oder Ileumresektionen. Frauen sind 2mal häufiger Gallensteinträger als Männer.

Die übrigen Erkrankungen des Gallensystems wie Tumoren, Gallengangsstrikturen, Papillensklerose, Anomalien mit klinischen Erscheinungen sowie die Cholesterosis, die Kalzibilie und die Porzellangallenblase (oft mit Steinbildung einhergehend) sind vergleichsweise seltener.

8.1 Cholezystolithiasis

Symptomatik. Die Cholezystolithiasis führt i. allg. erst dann zu klinischen Symptomen, wenn Funktionsbehinderungen der Gallenblase oder Komplikationen – wie Entzündungen – eintreten. Das Vorhandensein von Steinen in der Gallenblase ohne Funktionsbehinderung oder sekundäre Entzündung verursacht keine oder nur wenig Beschwerden.

Häufigste Komplikation ist die Einklemmung eines Steines im Gallenblasenhals oder im Ductus cysticus mit nachfolgender Gallenkolik. Klassisches klinisches Bild: heftigste Schmerzen im rechten Oberbauch mit Übelkeit und Erbrechen, über Stunden anhaltend.

Verlauf
1. Die Koliken können sich wiederholen, z. B. wenn der Stein in die Gallenblase zurückfällt und sich erneut einklemmt, oder wenn kleinere Konkremente durch den Ductus cysticus und Ductus choledochus per vias naturales abgehen, was häufiger ist als oft angenommen wird. Seltener gelangen Steine durch Fistelbildung in den Dünn- oder Dickdarm (biliodigestive Fisteln, Gallensteinileus) oder sogar in den Bulbus duodeni und den Magen.
2. Der Ductus cysticus bleibt verschlossen, die Entzündung steigert sich und es kommt zu Hydrops- oder Empyembildungen mit den Zeichen des akuten Abdomens oder einer umschriebenen Peritonitis. Perforationsgefahr!
3. Der Organismus überwindet die Einklemmung des Steins und die akute sekundäre Entzündung. Es resultiert die chronische Cholezystitis mit Funktionsuntüchtigkeit und Schrumpfung der Gallenblase. Als Hauptsymptome bleiben Druckschmerz im rechten Oberbauch mit wechselndem Charakter, Völlegefühl, Unverträglichkeit von sog. schweren Speisen wie Kohlgemüse oder in der Pfanne Gebratenes, Stuhlunregelmäßigkeiten, Aufstoßen, Blähungen und intermittierend leichte Temperaturen zurück (Abb. 9).

Anhaltender Ikterus gehört nicht zur Cholezystolithiasis, vorübergehend kommt er durch funktionellen Gallenstau oder eine reaktive Hepatitis vor, ebenso wie Dunkelfärbung des Urins und hellere Stuhlfarbe. Die Dunkelfärbung des Urins wird oft medikamentös, die hellere Stuhlfarbe durch eingehaltene Diät vorgetäuscht.

Wichtigste Untersuchungsmethoden
Anamnese. Familiäre Belastung, vorangegangene Darmoperationen, Angaben über anfallsweise Schmerzen im rechten Ober- oder Mittelbauch und deren Ausstrahlung in das rechte Schulterblatt, Übelkeit, Erbrechen, Temperaturerhöhungen, Druckgefühl im Leib, Stuhlunregelmäßigkeiten, Auftreten der Koliken oder Beschwerden nach opulenten Mahlzeiten (keineswegs obligatorisch, Koliken überfallen den Patienten häufig aus heiterem Himmel).

Inspektion und Palpation
Allgemeiner Eindruck, Hautfarbe, Skleren, Kratzspuren, Körpertemperatur, Puls.

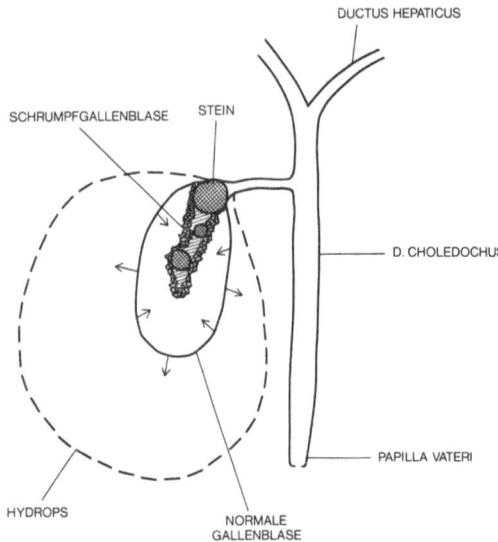

Abb. 9. Chronische Cholezystitis mit Schrumpfung der Gallenblase nach Einklemmung eines Gallensteines im Gegensatz zum Hydrops der Gallenblase

Akute Cholezystolithiasis. Starker Druckschmerz im rechten Oberbauch, oft mit umschriebener Resistenz als Zeichen einer peritonitischen Reizung. Oft deutlicher bis monströser Hydrops tastbar. Leberpalpation wegen der Schmerzen nicht immer möglich, leichte Vergrößerung der Leber häufig. Nierenlager nicht klopfempfindlich, Abgrenzung gegen Appendizitis bei hochgeschlagener Appendix kann schwierig sein.

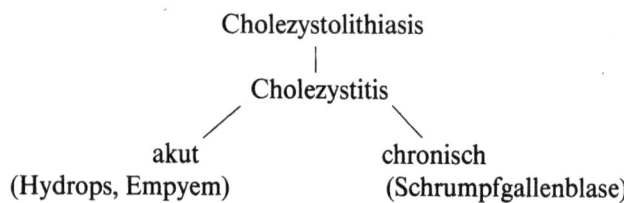

Chronische Cholezystolithiasis. Mäßiger bis stärkerer Druckschmerz im rechten Oberbauch, manchmal Gallenblase als derbe Resistenz zu tasten. Leber oft leicht vergrößert, nicht selten wird der Schmerz auch mehr zur Mitte hin angegeben (Tabelle 85).

Tabelle 85. Diagnose der Cholezystolithiasis

- ▶ Familienanamnese
  Schmerzen im rechten Oberbauch, Ausstrahlung in die rechte Schulter
  Übelkeit, Erbrechen
  Allgemeiner Eindruck, Hautfarbe, Körpertemperatur

▶ *Akut*	*Chronisch*
Starker Druckschmerz, oft mit umschriebener Resistenz oder Gallenblasenhydrops, häufig leichte Lebervergrößerung	Mäßiger Druckschmerz, manchmal Gallenblase als derbe Resistenz tastbar, oft leichte Lebervergrößerung
● Oft schnelle Normalisierung	BKS, Leukozyten SGOT, SGPT, AP, γ-GT	Wechselnder Verlauf

Sonographie, Röntgen

- ▶ DD.: Akute Pankreatitis, Appendizitis, Divertikulitis, Ulcera duodeni, mechanischer Ileus, gynäkologische Erkrankungen. Nierenkoliken rechts, Pyelonephritis, Koronarinfarkt, Pleuritis, Lebererkrankungen, Bauchwandhernien

Laboruntersuchungen
Akute Cholezystolithiasis. Erhöhte Blutsenkungsgeschwindigkeit und Leukozytose im Anfall hängen von der Stärke der Begleitcholezystitis ab. Oft schnelle Normalisierung. Nicht obligatorisch leichte bis mäßige Erhöhung von SGOT, γ-GT und AP im Serum sowie flüchtige Bilirubinerhöhung. Die Werte können sich innerhalb von Stunden normalisieren.
Chronische Cholezystolithiasis. Blutsenkungsgeschwindigkeit normal bis stärker erhöht, Leukozyten, SGOT, SGPT, AP und γ-GT normal oder intermittierend leicht erhöht. Sehr wechselnde Bilder.

Sonographie. Sie stellt derzeit die wichtigste Untersuchungsmethode im Anschluß an die körperliche Untersuchung dar und kann mit den neuen Geräten unmittelbar am Krankenbett vorgenommen werden. Sie belastet den Patienten nicht und ist frei von allen Nebenwirkungen. Eine vergrößerte Gallenblase oder ein Hydrops sind ebenso leicht erkennbar wie Gallensteine mit ihren harten Reflexen und Auslöschzonen. Auch Schrumpfgallenblasen erkennt man gut. Der Geübte kann deswegen auf eine Röntgenuntersuchung der Gallenblase zunächst verzichten.

Röntgen. Eine Leeraufnahme der Gallenblasenregion kann wichtige Hinweise bei schattendichten Steinen geben, ersetzt aber nicht die Kontrastmitteldarstellung, da der größere Teil der Gallensteine nicht schattengebend ist (Tabelle 86). Diese kann oral, intravenös oder als Infusionschole-

Tabelle 86. Art der Gallensteine

1. Cholesterinsteine: röntgenologisch nur als Aussparung bei Kontrastmittelgabe erkennbar, solitär und multipel.
2. Cholesterinkalksteine: Kalkschale ohne Röntgenkontrastmittel häufig sichtbar, rund, oft bis taubeneigroß.
3. Pigmentsteine: ohne Röntgenkontrastmittel nicht sichtbar, immer multipel, nicht sehr groß.
4. Gemischte Steine: in der Mehrzahl röntgenologisch ohne Kontrastmittel vermutbar, facettiert, alle Größen.

---

gramm durchgeführt werden. Bei der oralen Cholezystographie stellt sich der Ductus choledochus i. allg. nicht oder nur schwach dar, weswegen die intravenöse Cholegraphie oder besser das Infusionscholegramm vorzuziehen ist. Letzteres setzt vor allem das Risiko von Zwischenfällen bei Kontrastmittelallergie auf ein Minimum herab und er gibt bei weniger Kontrastmittelgabe bessere Bilder. Stellt sich nur der Ductus choledochus bei nicht cholezystektomierten Patienten dar, liegt ein Zystikusverschluß, der fast als Beweis für eine Cholezystolithiasis angesehen werden kann, vor. Die röntgenologische Gallensteindiagnostik ist unsicherer als die Sonographie. Das gilt auch für die Computertomographie, die wegen des apparativen Aufwandes entsprechenden Zentren vorbehalten bleibt.

Differentialdiagnose. Es kommen alle Krankheiten, die ein akutes Abdomen verursachen, in Betracht: akute Pankreatitis, Appendizitis, Divertikulitis, Ulcera duodeni mit Penetration oder Perforation, mechanischer Ileus. Ferner Nierenkolik rechts, Pyelonephritiden, Koronarinfarkte, Pleuritiden, Lebererkrankungen mit Kapselspannung. Nicht selten sind kleine Bauchwandhernien Ursache von rechtsseitigen Oberbauchbeschwerden! Die Abgrenzung des Steinleidens gegenüber den genannten Krankheiten kann schwierig sein. Über die wichtigsten differentialdiagnostischen Kriterien gibt Tabelle 87 Auskunft.

Cholezystitis ohne Steine. In der Hauptsache ist die Cholezystitis Folge eines Steinleidens. Sie kommt aber auch ohne Steine u. a. als akute emphysematöse Cholezystitis durch gasproduzierende Bakterien wie E. coli oder Streptokokken vor. Bei etwa jeder 10. wegen akuter Cholezystitis operierten Gallenblase finden sich keine Steine, sondern nur entzündliche Wandveränderungen an der Gallenblase. Der bakteriologische Befund ist meist unergiebig, die akuten Formen lassen sich nicht von der steinbedingten Cholezystitis abgrenzen. Die Diagnose einer Cholezystitis ohne Steine sollte mit großer Vorsicht gestellt werden!

Tabelle 87. Differentialdiagnose der Gallenkoliken

	Klinische Symptome	Laborwerte
Gallenkolik bei Cholezystolithiasis und Cholezystitis	Schmerzen anfallsartig (bis Stunden) rechter bis mittlerer Oberbauch, umschriebene Abwehrspannung, flüchtiger Subikterus und Dunkelfärbung des Urins	Oft normal. Leichte Fermenterhöhungen im Serum möglich (AP, GPT, GOT, γ-GT). Bilirubin normal bis leicht erhöht
Gallenkolik bei Choledocholithiasis	Schmerzcharakter wie bei Cholezystolithiasis, Urin dunkel, Ikterus stärker	Fermente (vor allem AP und Bilirubin) im Serum erhöht
Akute Pankreatitis	Schmerzen anhaltend (Linksschmerz) Schocksymptome, diffuse Abwehrspannung	Starke Erhöhung der Amylase und Lipase im Serum
Ulkusperforation	Schocksymptome, brettharte Bauchdecke (nicht obligatorisch)	Fermente normal bis leicht erhöht, Leukozytose (nicht zuverlässig)
Akute Gastritis, Pylorusstenose	Übelkeit und Erbrechen	Fermente normal
Appendizitis	Schmerzen diffuser, Erbrechen, Abwehrspannung rechter Unterbauch	Fermente normal Leukozytose (unzuverlässig)
Rechtsseitige Nierenkolik	Nierenlager klopfempfindlich, Schmerzen in die Leiste ziehend	Fermente normal, Erythrozyten im Urin

8.2 Choledocholithiasis

Symptomatik. Die Choledocholithiasis ist grundsätzlich anders zu beurteilen als die Cholezystolithiasis. Eine totale Verlegung des Ductus choledochus ist auf die Dauer mit dem Leben nicht vereinbar. Durch den Aufstau der Galle (Stase) kommt es zur Bakterieninvasion und zur Cholangitis. Diese hinwiederum führt zur sekundären biliären Zirrhose. Das Fehlen der Galleausscheidung in den Darm hat Malabsorption u.a. von Vitamin K zur Folge, weswegen der Prothrombinspiegel absinkt und Blutungsneigung auftritt. Die Verlegung des Ductus choledochus ist allerdings nicht immer komplett, was die Symptomatik verschleiern und die Diagnostik erschweren kann.

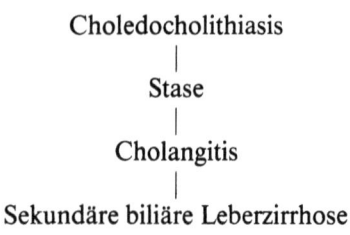

In typischen Fällen resultiert ein Ikterus, oft im Anschluß an eine Kolik, wenn der Stein von der Gallenblase in den Ductus choledochus vorgetrieben wurde und dort eingeklemmt bleibt. Im Unterschied zur Kolik bei Cholezystolithiasis färbt sich der Urin durch aufgestautes Bilirubin dunkel, und der Stuhl wird durch Fehlen des Gallenfarbstoffs hell. Bleibt der Stein eingeklemmt, können die Koliken schwinden, und das Krankheitsbild der extrahepatischen Cholestase mit ihren Folgen steht im Vordergrund. Manche Patienten erinnern sich dann kaum noch an den Schmerzanfall, andere klagen über wechselnde Oberbauchbeschwerden und Juckreiz (Tabelle 88).

Atypischer Verlauf. Gelangen kleinere Steine in den Ductus choledochus, so können diese durch die Kolik in den Darm getrieben werden. Symptomfreie, oft lange Intervalle lassen den Patienten das schmerzhafte Ereignis vergessen, bis blitzartig erneut Beschwerden auftreten. Flüchtige Dunkelfärbung des Urins und hellere Stuhlfarbe werden ebenso wie vorübergehender Subikterus beobachtet und führen zur Verwechselung mit Cholezystolithiasis.

Wichtig. Es können auch größere Steine über Monate und Jahre im Ductus choledochus liegen bleiben, ohne Koliken, Ikterus oder andere typi-

---

Tabelle 88. Diagnose der Choledocholithiasis

- ▶ Anamnese wie bei Cholezystolithiasis, Juckreiz
- ▶ Stuhl hell, Urin dunkel
- ▶ Ikterus, Kratzeffekte
- ▶ Leber oft vergrößert, Palmarerythem, Spider naevi
- ▶ Druckschmerz rechter Oberbauch
- ● Laboratoriumswerte stärker pathologisch als bei Cholezystolithiasis
- ● Zusätzlich: Amylase und Lipase erhöht, Prothrombin evtl. erniedrigt (Koller-Test)
- ▶ Sonographie, Röntgen
- ▶ DD.: Pankreatitis, Tumoren, Strikturen, Papillenstenose, nichteitrige, chronisch destruierende Cholangitis, sklerosierende Cholangitis, intrahepatische Cholestase (Hepatitis mit cholestatischem Einschlag), Metastasenleber

sche klinische Symptome zu verursachen. Die Patienten geben lediglich diffuse und somit schwer zu lokalisierende Beschwerden im Abdomen an. Diese Form findet sich zunehmend bei alten Patienten. Besondere Gefahr der Ausbildung einer biliären Zirrhose und des Auftretens von plötzlichen Komplikationen im hohen Alter.

Wichtige Untersuchungsmethoden
Anamnese. Wie bei der Cholezystolithiasis besonders auf Angaben betreffs Stuhl- und Urinfärbung achten. Juckreiz kann auch ohne stärkeren Ikterus selbst bei fast normalen Bilirubinwerten wichtigstes Symptom bei Choledocholithiasis sein.

Inspektion und Palpation. Konjunktival- und Subikterus bei atypischem Verlauf und inkomplettem Choledochusverschluß, sonst starker Ikterus, Kratzeffekte an der Haut. Bei längerdauerndem Stauungsikterus weitere Hautzeichen wie Palmarerythem, Spider naevi etc. als Ausdruck einer sekundären Zirrhoseentwicklung. Druckschmerz im rechten bis mittleren Oberbauch. Ausstrahlung in den Rücken (unzuverlässig!), auch Linksschmerz kommt vor. Leber oft vergrößert und mit vermehrter Konsistenz bzw. derb tastbar. Leichte Temperaturen.

Laboruntersuchungen. BSG normal bis erhöht, bisweilen Leukozytose. Alkalische Phosphatase stärker, Transaminasen leicht bis mäßig erhöht, γ-GT und Leucinaminopeptidase (LAP) erhöht. Konstellation des Verschlußikterus! Prothrombin unter Umständen erniedrigt, Anstieg nach Vitamin-K-Gabe (sog. Koller-Test). Amylase und Lipase als Zeichen einer Begleitpankreatitis oft leicht bis mäßig erhöht.
Wichtig. Es werden immer wieder Patienten beobachtet, bei denen die genannten Laboratoriumsuntersuchungen keine pathologischen Veränderungen zeigen, oder sie sind nur minimal und vorübergehend vorhanden.

Die Duodenalsondierung spielt diagnostisch kaum noch eine Rolle. Sie ist heute nur noch indiziert bei der Fahndung nach Lamblien und Salmonellen. Die Duodenalsonde sollte somit dem ohnehin geplagten Patienten nach Möglichkeit erspart bleiben.

Sonographie. Die Steinidentifizierung im Ductus choledochus kann schwierig oder unmöglich sein, zumindest ist sie unsicher. Dagegen ist ein erweiterter Ductus choledochus gut sichtbar zu machen und erweckt den Verdacht auf Choledocholithiasis, sofern keine Pankreasvergrößerung vorhanden ist.

Röntgenuntersuchung. Da bei oraler Kontrastmittelgabe der Ductus choledochus meist nicht oder nur ungenügend zur Darstellung kommt, ist die Infusionscholangiographie die Methode der Wahl, evtl. mit Spätaufnahmen nach 8 bzw. 24 h. Nicht selten kommt der aufgestaute Gallengang auch bei höheren Bilirubinwerten dann noch zur Darstellung. Bei unklaren Fällen kann eine Tomographie des Ductus choledochus mit herangezogen werden. Führt auch das nicht zum Erfolg, ist baldmöglichst eine endoskopisch-retrograde Cholangiographie (ERC) durchzuführen. Man kann auf diese Weise Steine sichtbar machen, die im positiven Infusionscholangiogramm schlecht oder nicht zu sehen sind. Leider gelingt es nicht immer, den Gallengang darzustellen, da je nach anatomischen Gegebenheiten der Pankreasgang alleine sichtbar wird. In diesen Fällen empfiehlt sich die perkutane transhepatische Cholangiographie (PTC) mit der Shiba-Nadel, die bei erweiterten Gallengängen fast immer weiterführt. Sie kann unmittelbar an eine frustrane ERC angeschlossen werden, Operationsbereitschaft ist jedoch erforderlich, da Zwischenfälle (gallige Peritonitis) möglich sind.

Die Laparoskopie tritt heute gegenüber den genannten Untersuchungsmethoden zurück, ist aber dann ergiebig, wenn dabei eine dunkelgrüne Cholestaseleber zu sehen ist. Sie kann mit einer transvesikalen Cholangiographie verbunden werden.

In atypischen Fällen ist eine Abgrenzung gegenüber anderen abdominellen Erkrankungen ohne die genannten speziellen Untersuchungen schwierig. Häufig sind Verwechslungen mit akuter Pankreatitis, wenn die Amylase- und Lipasewerte in Blut und Urin erhöht sind. Dabei handelt es sich jedoch um Begleitpankreatitiden, die bei Choledocholithiasis auftreten und zwar besonders dann, wenn der Stein an der Papille eingeklemmt ist. Die Amylase- und Lipasewerte sind dabei aber nicht so hoch wie bei der primär akuten Pankreatitis. Die Abgrenzung von Tumoren oder Strikturen im Gallengang oder an der Papilla Vateri kann mühevoll sein. Schon deswegen ist bei Verdacht auf Choledocholithiasis eine Krankenhauseinweisung immer erforderlich.

Wichtigste *differentialdiagnostische* Erwägung bleibt die intrahepatische Cholestase. Steine im Ductus choledochus können unter Umständen ähnliche Krankheitsbilder vortäuschen wie eine akute oder chronische Hepatitis mit cholestatischem Einschlag.

Bleibt die klinische, Laboratoriums- und endoskopische *Diagnostik* unsicher, muß eine Probelaparotomie in Erwägung gezogen werden.

8.3 Therapie

8.3.1 Gallensteinkolik und akute Cholezystitis

Die Therapie der Gallensteinkolik folgt zwei Grundsätzen:
1. Schmerzbeseitigung
2. Vorbeugung gegen die Sekundärinfektion.

Zur Schmerzbekämpfung gibt man am besten Präparate mit analgetischer und spasmolytischer Wirkung. In Frage kommen z. B. Novalgin, Baralgin, Fortral, Dolantin, Buscopan comp. Reine Opiate sollen einen Spasmus des Sphincter Oddi hervorrufen und deswegen möglichst nicht gegeben werden. Als Antibiotika zur Infektionsbekämpfung sind Tetrazykline (z. B. Achromycin, Supramycin, Vibramycin, Klinomycin, Reverin), besonders geeignet, da sie mit der Galle ausgeschieden werden. Bei Übelkeit und Erbrechen empfiehlt sich intravenöse Verabreichung z. B. von Reverin oder Vibravenös. Bewährt haben sich in schweren Fällen Zephalosporine per infusionem. Hoch genug dosieren! Auch Breitspektrumpenicilline wie Berocillin, Binotal, Anabactyl oder Microcillin können gegeben werden, ebenso Trimethoprim-Sulfamethoxazol (Bactrim). Die echte singuläre Kolik ohne nachfolgenden Ikterus kann, sofern keine stärkere Cholezystitis auftritt und es die häuslichen Verhältnisse gestatten, ambulant behandelt werden. Sobald sich die Koliken wiederholen, ist Hospitalisierung des Patienten erforderlich. Ist ein Hydrops zu tasten, ist sofortige Krankenhauseinweisung angezeigt. Sind die Koliken von Erbrechen begleitet, ist genügende Flüssigkeits- und Elektrolytzufuhr per infusionem notwendig. Antibiotika werden dann selbstverständlich parenteral verabreicht. Bei Erbrechen Teepause, anschließend aufbauende Kost (Tabelle 89).

Unter der angegebenen Therapie läßt sich der akute Zustand in der Mehrzahl der Fälle beheben. Antibiotika werden weitergegeben, die starken Analgetika auf Spasmolytika in Suppositorienform zurückgenommen. Zu dieser Zeit muß die diagnostische Abklärung erfolgen. Sind die Steine röntgenologisch gesichert, sollte baldmöglichst operiert werden.

Tabelle 89. Behandlung der Gallenkolik und der akuten Cholezystitis

1. Bettruhe, Hospitalisierung erwägen
2. Vorübergehende Nahrungskarenz bzw. Teepause
3. Schmerzbekämpfung mit Analgetika, Spasmolytika
4. Antibiotika (Tetrazykline, Breitspektrumpenicilline, Zephalosporine)
5. Bei Erbrechen Flüssigkeits- und Elektrolytzufuhr per infusionem

Bei Cholezystitis mit Hydrops dessen Rückbildung abwarten. Sofortige Operation nur bei Perforationsgefahr!

8.3.2 Chronische Cholezystopathie

Die Therapie der Wahl ist auch hier die Cholezystektomie. Je früher desto besser, da mit zunehmendem Alter nicht nur die Komplikationen des Steinleidens zunehmen, sondern auch die Operationsmortalität ansteigt. Bei zufällig entdeckten Solitärsteinen in einer funktionstüchtigen Gallenblase ist man heute mit der Operationsindikation großzügiger. Es hat sich herausgestellt, daß ohne Operation in einem hohen Prozentsatz über kurz oder lang Komplikationen auftreten. Ob die Cholezystektomie das Auftreten von Karzinomen fördert, wird derzeit diskutiert, ist aber noch nicht gesichert.

Nicht selten erlauben Alter und schlechter Allgemeinzustand des Patienten durch andere Leiden keine Operation mehr. Die konservative Therapie ist unter diesen Umständen oft unbefriedigend. Leichte, nicht blähende Speisen in kleinen Portionen sind angebracht. Eine besondere „Gallendiät" gibt es nicht. Das Beharren auf starren Diätschemata ist wenig sinnvoll, individuelle Unverträglichkeiten von Nahrungsmitteln müssen demgegenüber berücksichtigt werden. In mehreren klinischen Studien wurde bewiesen, daß bei Patienten mit Erkrankungen des extrahepatischen Gallensystems gegenüber „Gallengesunden" keine erhöhte Fettintoleranz besteht. Bei Bedarf gibt man Anticholinergika. Choleretika werden vielerorts als nützlich angesehen. Es gibt ein ganzes Heer dieser Präparate, deren Wirkung auf einer Anregung der Cholerese beruhen soll. Der Beweis eines therapeutischen Nutzens einer Choleseanregung steht aber aus. Allenfalls kann man den Choleretika eine leicht laxierende Wirkung zuschreiben.

Ein Versuch mit Fermentpräparaten kann gemacht werden. Man muß sich dabei aber bewußt sein, daß es sich weitgehend um eine Psychotherapie handelt. Antibiotika sind notwendig bei subfebrilen Temperaturen oder Fieber.

In den letzten Jahren ist die Auflösung von Gallensteinen intra vitam durch Dauerbehandlung mit oralen Gaben von Chenodesoxycholsäure oder Ursodesoxycholsäure möglich geworden. Voraussetzung dafür ist das Vorliegen reiner Cholesterinsteine und eines erhaltenen Gallenblasenreflexes. Auch unter diesen Voraussetzungen gelingt die Auflösung der Gallensteine nur in 15-20% vollständig. Dem „Rowachol", einer Mischung ätherischer Öle, wird ebenfalls eine gallensteinauflösende Wirkung zugeschrieben. Die Behandlung mit Chenodesoxycholsäure oder Ursodesoxycholsäure (Chenofalk, Ursofalk) dauert Monate bis Jahre und ist neben der Unsicherheit des Erfolges teuer. Nach Absetzen der Therapie wird die Galle wieder schnell lithogen, und es kommt zu Steinrezidiven. Dagegen scheinen leichte, transitorische Transaminaseerhöhungen während der Behandlung keine Bedeutung zu haben. Morphologische Veränderungen in der Leber sind nicht zu beobachten. Die Indikation zur Behandlung mit Gallensäuren ist in der Hauptsache bei inoperablen Patienten mit reinen Cholesterinsteinen gegeben.

Choledocholithiasis. Sie bedeutet eine absolute Operationsindikation, sofern nicht eine Steinextraktion mittels der endoskopischen Papillotomie gelingt. Ist die Steinextraktion auf endoskopischem Wege nicht möglich, und ist das Operationsrisiko zu hoch, bleibt noch der Versuch einer konservativen Steinauflösung durch Octanoid (Capmul) übrig. Ist auch dieser erfolglos, gestaltet sich die Behandlung rein symptomatisch.

8.4 Cholesterose, Kalzibilie, Porzellangallenblase, Adenomyomatose

Bei der Cholesterose (Erdbeergallenblase, Stippchengallenblase) treten Ablagerungen von Cholesterinestern in der Gallenblasenwand auf, wodurch diese ein gesprenkeltes Aussehen erhält. In zwei Dritteln der Fälle bilden sich Cholesterinsteine, und das Krankheitsbild besitzt dieselbe Symptomatik wie das übliche Steinleiden. Ob die Cholesterose, die im übrigen nicht selten ist, klinische Symptome auch ohne Steinbildung verursacht, ist umstritten. Demgegenüber ist die Kalzibilie selten. Hierbei findet sich in Verbindung mit Steinen Kalkmilch in der Gallenblase, und es kann zur Bildung von Kreidesteinen kommen. Gewöhnlich ist eine Kopplung mit den üblichen Steinformen vorhanden und die Symptomatik die gleiche wie beim Steinleiden. Bei der Porzellangallenblase liegt eine Imprägnierung der Gallenblasenwand mit Kalziumphoshat vor, Steine finden sich oft. Sie ist selten, ebenso wie die Adenomyomatose, die zur Wandverdickung der Gallenblase und zu Zystikusverschlüssen führt. Die *Therapie* entspricht bei allen vier Sonderformen der des Gallensteinleidens, also möglichst einer Cholezystektomie.

8.5 Hämobolie

Daran muß bei ungeklärten intestinalen Blutungen gedacht werden, besonders, wenn kolikartige Oberbauchbeschwerden mit Ikterus ohne Steinnachweis vorhanden sind. Ursachen der Hämobilie sind am häufigsten Traumen, wozu auch die Leberbiopsie oder Operationen zu rechnen sind. Weniger häufiger sind dafür Anomalien und Tumoren im Gallensystem verantwortlich. Bei der Duodenoskopie kann die Hämobilie unter Umständen direkt erkannt werden. In Zweifelsfällen Angiographie. Sistiert die Hämobilie nicht spontan, muß operiert werden.

8.6 Tumoren des Gallensystems

Primäre Tumoren im Bereich des Gallensystems mit dem Hauptsymptom des Verschlußikterus sind relativ selten. Häufiger erfolgt eine Kompression des Ductus choledochus mit Stauungsikterus durch Tumore der Nachbarschaft, besonders Karzinomen des Pankreaskopfes. Man unterscheidet Tumoren der Gallenblase, der Gallengänge und der Papilla Vateri. Meist sind es Karzinome, die häufiger bei Frauen als bei Männern, und zwar im mittleren bis höheren Alter, vorkommen (1–2% aller Karzinome). Sie sollen bei Gallensteinträgern öfter als bei Menschen ohne Gallensteine auftreten.

In den Frühstadien ist die *Diagnose* schwierig. Unbestimmte abdominelle Beschwerden, veränderte Laboratoriumswerte wie leicht beschleunigte Blutsenkungsgeschwindigkeit, fragwürdige Werte der alkalischen Phosphatase, der Transaminasen oder der Amylase bzw. Lipase im Serum sowie leichte pathologische Veränderungen der Elektrophorese können erste Hinweise sein. Patienten, die im mittleren bis höheren Lebensalter wegen länger anhaltenden, bis dahin ungewohnten Bauchbeschwerden, Gewichtsabnahme und Beeinträchtigung des Allgemeinbefindens, evtl. auch Hautjucken, in die Sprechstunde kommen, sollten stationär zur Untersuchung eingewiesen werden. Die Früherkennung von Tumoren im Bereich des Gallensystems hat durch die Sonographie, die Computertomographie, die perkutane transhepatische Cholangiographie, die Duodenoskopie und die Möglichkeit der Papillensondierung erhebliche Fortschritte gemacht. In unklaren Fällen sind deshalb diese Untersuchungsmethoden heranzuziehen. Sie sind der Laparoskopie oft überlegen. Tritt Ikterus auf, ist der Prozeß bereits fortgeschritten. Bei der typischen Laboratoriumskonstellation – hohe AP, mäßig erhöhte SGPT und SGOT, erhöhte LDH und LAP im Serum – besteht immer Verdacht auf tumorösen Ver-

schluß des Gallengangs. Bleibt die angegebene Diagnostik unbefriedigend, hilft nur die Probelaparotomie weiter.
Wichtig. Keine Blindpunktion der Leber bei klinischem Verdacht auf Verschlußikterus, d. h. bei entsprechender Fermentkonstellation mit mäßig erhöhten Transaminasen und stärker erhöhter alkalischer Phosphatase. Gefahr der Anpunktion eines unter erhöhtem Druck stehenden und erweiterten Gallengangs, was eine gallige Peritonitis zur Folge haben kann. PTC nur in Operationsbereitschaft.

Die *Differentialdiagnose* hat hauptsächlich einen Verschlußikterus aus anderer Ursache wie Pankreaskopfkarzinom, in die Gallenblase eingebrochene Metastasen, Steine, Strikturen oder seltene benigne Tumoren wie Adenome, Papillome, Fibrome oder Polypen zu berücksichtigen. Sie kann gegenüber einer intrahepatischen Cholestase bei Hepatitis oder Drogenikterus Schwierigkeiten bereiten.

Die *Therapie* ist chirurgisch, sofern es der Zustand des Patienten erlaubt. Präoperativ oder als Dauertherapie hat sich die perkutane transhepatische Gallengangsdrainage (PTD) bewährt. An eine primär sklerosierende Cholangitis ist bei Oberbauchbeschwerden und stärker erhöhter AP und γ-GT bei gleichzeitig bestehender Colitis ulcerosa zu denken. Dabei kann die Colitis ulcerosa sehr diskret sein. Die ERC klärt meistens die Diagnose. Die Abgrenzung gegenüber einer chronisch destruierenden, nichteitrigen Cholangitis, deren hervorstechendste Merkmale Juckreiz, eine stark erhöhte alkalische Phosphatase und das Auftreten von Autoantikörpern sowie einer isolierten IgM-Vermehrung in der Immunelektrophorese sind, kann Schwierigkeiten bereiten.

Erwähnt sei noch die *Papillenstenose*. Sie ist am häufigsten durch das heute mit der Duodenoskopie gut nachzuweisende Papillenkarzinom bedingt. Sie kann aber auch durch narbige Strikturen nach Steinabgang mit Verletzung der Papille sowie durch Operationen am Gallensystem oder durch Papillensklerose hervorgerufen sein. Immer wieder beobachtet man eine intermittierende Cholestase durch Verlegung der Papille, die in ein Duodenaldivertikel (juxtapapilläres Divertikel) einbezogen ist und in dem es zu Stauung, Entzündung und Schwellung kommt. Die häufigste Folge ist die sekundäre Cholangitis, von der die klinischen Symptome vorwiegend bestimmt werden.

8.7 Beschwerden nach Cholezystektomie

Werden Patienten mit Cholelithiasis nach Cholezystektomie nicht beschwerdefrei, sind dafür meistens handfeste Ursachen verantwortlich. Entweder waren die Beschwerden auch vor der Operation nicht durch

Gallensteine bedingt oder bei der Operation wurden Steine im Ductus choledochus zurückgelassen. Auch operationsbedingte Stenosen oder Strikturen im Bereich der Papilla oder des Ductus choledochus können Ursache sein. Sog. Gallengangsdyskinesien sind in ihrer Existenz fragwürdig und dürfen nach Cholezystektomie nicht für weiter anhaltende Beschwerden verantwortlich gemacht werden. Organische Ursachen sind sorgfältig auszuschließen.

Weiterführende Literatur

Hofmann AF, Wolpers C, Ritter U, Markoff N, Hafter E, Knoblauch M, Holle G, Caroli J, Kern E, Schneider H, Sandblom Ph (1979) Pathogenese und Klinik der Erkrankungen der extrahepatischen Gallenwege. In: Kühn HA, Wernze H (Hrsg) Klinische Hepatologie. Thieme, Stuttgart, S. 7.3–7.96

Sherlock SH (1981) Diseases of the liver and biliary system, 6th edn. Blackwell, Oxford, pp 476–515

9 Pankreas

P. H. Clodi

9.1 Untersuchungsmethoden

Inspektion. Bei akuten Pankreatitiden gebähtes Abdomen, blasses, evtl. rotes Gesicht, in schweren Fällen nach einigen Stunden lividrote Marmorierung der Flanken. Schocksymptome. Bei chronischer Pankreatitis nur uncharakteristische Veränderungen, evtl. Abmagerung.

Palpation. Bei akuter Pankreatitis oft gebähtes, elastisch gespanntes Abdomen, manchmal Pankreas als druckschmerzhaftes, walzenförmiges Gebilde vom Nabel aufwärts gegen Milz hin tastbar. Vorsichtig palpieren. Oft große Druckschmerzhaftigkeit, oft aber nur sehr geringer lokaler Befund zu erheben. Bei chronischer Pankreatitis wenig palpabel, evtl. Griff nach Mallet-Guy (Rechtsseitenlage und Griff unter li. Rippenbogen), löst manchmal Schmerzen aus. Pseudozysten evtl. zu palpieren, manchmal sehr groß. Palpation des vergrößerten Pankreaskopfes. Das Pankreaskarzinom ist erst in sehr weit fortgeschrittenem Stadium zu palpieren. Nach Möglichkeit Palpationsbefund durch Sonographie kontrollieren.

Sonographie. Die Sonographie ist vielleicht weniger bei der akuten Form – wegen der starken Gasüberlagerung –, aber bei chronischer Pankreatitis und bei leichteren ödematösen Formen der akuten Pankreatitis sowie evtl. bei Pankreaskarzinom, in jedem Fall bei Pankreaszysten, von großer Bedeutung (s. S. 240).

Auskultation. Bei akuter Pankreatitis evtl. Ileus mit Stille im Abdomen. Evtl. Gefäßgeräusche bei Pankreasschwanzkarzinom durch Stenose der A. lienalis.

Laboruntersuchungen. α-Amylasebestimmung in Serum und Harn ist nach wie vor die wesentliche Bestimmung bei der Pankreatitis. Im Auge behalten muß man allerdings, daß eine Reihe von Oberbaucherkrankungen

Amylaseerhöhungen herbeiführt und andrerseits die Amylaseerhöhung nicht mit dem Schweregrad der Erkrankung parallel geht. Amylasebestimmung im Harn evtl. pro Zeiteinheit, evtl. in Relation zur Kreatininclearance.

Lipasebestimmung nur im Serum. Lipase bleibt bei akuter Pankreatitis nach verschiedenen Literaturangaben länger hoch als α-Amylase und wird im Harn nicht ausgeschieden.

Pankreasfunktionsprüfungen. Der Sekretin-Pankreozymin-Test ist eine wertvolle Untersuchung, aber sehr aufwendig, Lundh-Test, verschiedene indirekte Tests, PABA, Chymotrypsin im Stuhl.

Stuhluntersuchung. Bei chronischer Pankreasinsuffizienz findet man mikroskopisch vermehrte Ausscheidung von unverdauten Muskelfasern, Neutralfett, evtl. Fettseifen. Diese Untersuchung ist aber ungenau, in Grenzfällen unzureichend. Besser ist die quantitative chemische Stuhlfettbestimmung (Fettbilanz) nach Gabe bestimmter Fettmengen (70–120 g Neutralfett – Butter, Sahne, Margarine), wobei im Normalfall nicht mehr als 7 g Fett in 24 h ausgeschieden werden. Dieser Test ist ein allgemeiner Malabsorptions- und Maldigestionstest, er kann nicht bei der akuten Pankreatitis zur Anwendung kommen, sondern nur bei chronischen Pankreatitisformen!

Stickstoffausscheidung. Täglich unter 2,0 g (Stickstoffausscheidungserhöhung ist weniger empfindlich als Stuhlfettuntersuchung).

Röntgenuntersuchung. Die Röntgenuntersuchung bringt mit dem CT (Computertomogramm) evtl. einen wesentlichen Beitrag zur Erkennung der akuten Pankreatitis, der Verformung bei dieser Erkrankung, soweit diese Technik verfügbar ist. Bei Magen-Darm-Passagen verdrängt natürlich ein vergrößertes Pankreas Duodenum und Magen, es gibt einige typische röntgenologische Zeichen.

Die Angiographie des Pankreas ist zur Erkennung von Pankreaserkrankungen (Karzinom, Adenomen, Pankreatitis) nützlich.

Endoskopische Untersuchung. Die endoskopisch retrograde Pankreatikographie (ERP) ist eine kombinierte endoskopisch-röntgenologische Untersuchung, die zwar aufwendig ist, aber in der Hand des Geübten sehr gute Ergebnisse, vor allem bei chronischen Pankreatitiden, Karzinomen und Zysten gibt. Nicht bei akuter Pankreatitis. Auch Vorsicht bei Zysten, Infektionsgefahr.

Laparoskopie. Gelegentlich wurde die Laparoskopie empfohlen, die in der Hand des Geübten vielleicht gute Ergebnisse bringt, auch Punktionen zuläßt, aber nicht sehr oft angewendet wird.

9.2 Akute Pankreatitis

Ätiologie. Zu den häufigsten ätiologisch angeschuldigten Ursachen gehören:
1. Gallenwegserkrankungen, Gallensteine.
2. Alkohol (z.T. wird auch angenommen, daß Alkohol nur zu einem akuten Schub bei einer schon vielleicht auch durch Alkoholismus angelegten chronischen Pankreatitis führt).
3. Idiopathisch (wobei hier nur unbekannte Ursachen gemeint sind; in manchen Literaturangaben werden hier neben den unbekannten auch verschiedene andere seltenere Ursachen zusammengefaßt).

Weitere Ursachen:

4. Obstruktions-, Hypersekretionstheorie (z.B. Steine, entzündliche Stenosen, Sphinktersklerose, Askariden, Gangabklemmungen).
5. Duodenalprozesse (z.B. Duodenaldivertikel).
6. Toxisch (z.B. Alkohol, Arzneimittel, Toxine-Tarantelstich einer bestimmten Tarantelart auf Trinidad).
7. Infektionen, Viren (Mumps, Coxsackie, viele andere), Bakterien, Pilze.
8. Andere Ursachen (Hyperparathyreoidismus, Gravidität, evtl. Glukosteroide, Gefäßprozesse, Heredität, Hyperlipidämien, Traumen (vor allem im Kindesalter), früher bei Überfüllung evtl. die ERCP.

Eine Gallenwegsursache ist eher bei Frauen anzunehmen, während bei Männern – bis jetzt wenigstens – eher der Alkoholismus angeschuldigt wird.

Anamnese und Symptome (Tabelle 90). Grundsätzlich unterscheiden wir die leichte Form (serös-ödematöse Pankreatitis), die oft nur mit Druck und leichten Schmerzen im Oberbauch, Übelkeit etc. einhergeht und der schweren (hämorrhagisch nekrotisierenden) Form, die ein dramatisches

Tabelle 90. Symptome bei akuter Pankreatitis

▶ Schmerzen im mittleren Oberbauch, Ausstrahlung in den Rücken, nach links und gürtelförmig. Oft unerträglich heftig.
Meist rascher, manchmal langsamer Beginn, Übelkeit, Erbrechen (große Flüssigkeitsmengen). Bei schweren Fällen Schocksymptome, anfänglich allerdings manchmal erhöhter Blutdruck, gerötetes Gesicht.
▶ Abdomen meteoristisch, meist nicht bretthart, stark gebläht. Ileussymptome.
▶ Pankreas oft geschwollen zu tasten (nicht zu stark palpieren!).
▶ In der Anamnese oft Gallenblasenbeschwerden, leichte Oberbauchbeschwerden, die als Gastritis, Ulkus oder als Gallenbeschwerden gedeutet wurden.
▶ Häufig opulentes Mahl mit Alkohol als unmittelbare Auslösung.

Bild mit heftigen bis unerträglichen Dauerschmerzen im Oberbauch darstellt, gürtelförmig oft nach links, rückwärts und nach unten ausstrahlend. Meist rascher, seltener langsamer Beginn mit Schmerzen im mittleren Oberbauch. Konstanter Schmerz.

Leider lassen sich die ödematöse Form mit geringer Mortalität (5%) und die hämorrhagisch nekrotisierende Form (Mortalität bis zu 70%) vor allem anfangs, aber auch insgesamt nicht leicht und in manchen Fällen überhaupt nicht unterscheiden. Ein Hinweis auf eine schwere Form ist die zunehmende Verschlechterung trotz aller therapeutischer Maßnahmen in den ersten 1–2 Tagen.

Häufigste Beschwerden sind Schmerzen, Übelkeit, Erbrechen, Meteorismus.

Man findet in etwa der Hälfte der Fälle eine gummiartige elastische Bauchdeckenspannung, Subileus, seltener die sonst angegebenen Zeichen mit Gesichtsrötung etc. Schocksymptome – vor allem schwere – eher bei den schweren hämorrhagisch nekrotisierenden Formen. Häufig finden wir eine Diskrepanz zwischen dem geringen Lokalbefund und der außerordentlichen Heftigkeit der vom Patienten angegebenen Schmerzen.

Laborproben. Am wichtigsten ist wahrscheinlich die Amylase, obwohl sie verschiedentlich überbewertet wird. Ihr Anstieg geht nicht parallel der Schwere der Erkrankung, in manchen Fällen findet man auch keinen Anstieg. Besser ist vielleicht noch die Bestimmung im Harn, vor allem auf Ausscheidung pro Zeiteinheit (Amylasemengen pro Stunde) berechnet.

Lipase soll im Serum länger pathologisch erhöht sein als die Amylase, ist aber schwieriger zu bestimmen. Es gibt aber jetzt neue käufliche Testkombinationen.

Gelegentlich wird auch die Methämalbuminbestimmung als sehr charakteristisch im Serum, Pleurapunktat oder Aszites angegeben, weil sie fast nur bei der hämorrhagisch nekrotisierenden Pankreatitis pathologisch wird, aber nicht bei der serösen Form. Man findet sie aber auch bei anderen schweren Oberbaucherkrankungen erhöht.

Allgemein wird eine Leukozytose gefunden, mit Blutsenkungsbeschleunigung, Proteinurie und metabolischer Azidose.

Wichtig für die Prognose innerhalb von 48 h ist der Abfall des Kalziums auf unter 8 mg%, der Anstieg des BUN, Veränderungen der Elektrolyte. Ungünstig ist auch eine Erhöhung des Blutzuckers auf 250 mg% schon von Anfang an. Gerinnungsstörungen mit Thromboseneigung und Verbrauch sowie Veränderungen des Antithrombin III werden gefunden.

Verlaufskontrolle mit Sonographie. Sequesterbildung, Nekrosestraßen im Retroperitoneum und in der Mesenterialwurzel, Auftreten von Aszites.

Weitere Untersuchungsmethoden
Röntgen. Man findet häufig Plattenatelektasen an der Lunge oder evtl. links einen kleinen Erguß, im Abdomen evtl. eine geblähte Darmschlinge (die „sentinel loop" oder das Colon-cut-off-Zeichen bei Abdomenleeraufnahme).
Pankreascomputertomographie (CT). Meist sehr gute Darstellung, aber nicht überall anwendbar.
Pankreasszintigraphie. Nicht sehr spezifisch.
Pankreassonographie. Bei akuter Pankreatitis wegen des massiven Meteorismus meist nicht sehr gut brauchbar, evtl. Nachweis von Pankreaspseudozysten, ganz am Anfang Verdickung des Pankreas und Veränderungen der Struktur.
EKG-Veränderungen. Oft Arrhythmien, ST-Streckensenkungen und EKG z. T. wie bei einem diaphragmalen Infarkt.
Diagnostisch kann auch eine frühzeitige Probelaparotomie eingesetzt werden, und zwar immer dann, wenn die Diagnose nicht gesichert ist (z. B. wenn andere schwere Oberbaucherkrankungen in Frage kommen) und sich das Krankheitsbild innerhalb von 24–48 h unter entsprechender konservativer Therapie nicht bessert, sondern eher verschlechtert (Tabelle 91).

Therapie. Als wesentliche Erstmaßnahmen Schockbekämpfung – wenn ein Schock besteht, Gabe von Analgetika, z. B. Dolantin, Pentazocin (Fortral) u. a. – und Nahrungskarenz.
Der Volumenersatz mit Zufuhr großer Flüssigkeitsmengen (2½–3 l Flüssigkeit pro Tag als physiologische Kochsalzlösung mit 60–120 mval Kalium pro Tag) oder auch Glukose-Insulinlösungen als i. v. Infusion oder andere Infusionslösungen (evtl. mit Albumin, Blut) haben die Letalität deutlich gesenkt. Bei Verdacht auf Vorliegen einer akuten Pankreatitis

Tabelle 91. Diagnose einer akuten Pankreatitis

▶ Verdacht bei jedem „akuten Abdomen", soweit nicht andere Diagnose sicher.
▶ Klinische Symptomatik und Anamnese.
▶ Serum- und Harnamylase (Lipase).
▶ Röntgenzeichen (geblähte Darmschlinge einzeln, Gallensteine auf Leeraufnahme); Erguß links.
▶ Sonographie, CT.
● Leukozytose, Proteinurie, Hyperglykämie, Kalziumabfall im Serum nach mehreren Tagen.
● Evtl. Methämalbuminämie, Antithrombin-III-Erhöhung.

sollte eine Krankenhauseinweisung vorgenommen und der Patient möglichst in einer Intensivstation Aufnahme finden.

Neben den angeführten Maßnahmen werden üblicherweise noch eine Reihe von anderen durchgeführt, die sich aber nicht alle unwidersprochen bewährt haben, wie z. B. Antazida, Vagolytika sowie Dauerabsaugung des Magensaftes.

Über die Therapie mit einigen Hormonen liegen positive Berichte vor, die sich jedoch nicht immer ausreichend bestätigen ließen: Glucagon, Calcitonin, Somatostatin.

Seit Jahrzehnten diskutiert wird Aprotinin (Trasylol etc.), wobei die Akte darüber immer noch nicht geschlossen zu sein scheint.

Enzyminhibitoren wie ε-Aminocapronsäure (EACA) und Derivate (ANCA, PAMBA) wurden versucht. Die Peritonealdialyse scheint bei sehr schweren Verläufen günstige Ergebnisse zu zeigen, sie wird von manchen Autoren angeraten, von manchen Autoren auch niedermolekulare Dextrane. Neben der schon erwähnten Schmerzbekämpfung werden auch verschiedene Spasmolytika empfohlen, die auf den Sphincter Oddi wirken, darunter auch Nitroglyzerin, wobei hier jedoch wieder die Frage der Beeinflussung der Schocksymptome diskutiert wird. Starke Analgetika sind jedenfalls notwendig, wobei Morphin wegen seiner Wirkung auf den Sphincter Oddi praktisch von allen Autoren abgelehnt wird. Paravertebralblockade, Epiduralanästhesie etc. sind in besonderen Fällen vorgesehen.

Sehr wichtig ist die Überwachung des Patienten und die Bekämpfung jeder einzelnen Komplikation: z. B. der bei der Pankreatitis häufig auftretenden oligurischen Nierenfunktionsstörung, wobei dann Diuretika gegeben werden müssen, evtl. auch Digitalisierung. Die Wirksamkeit der Glukokortikoide ist umstritten, von einigen Autoren werden sie aber dringend empfohlen. Bekämpfung von Ateminsuffizienz!

Peritonealdialyse, Dialyse und maschinelle Beatmung bei schweren Fällen werden ebenfalls dringend empfohlen. Eine prophylaktische Antibiotikagabe wird abgelehnt. Notwendig ist jedoch die Bekämpfung von aufgetretenen Infektionen.

In letzter Zeit wird zunehmend eine frühzeitige chirurgische Therapie angeraten. Man versteht darunter nicht nur Drainage-Operationen, sondern auch kompliziertere Techniken.

Jedenfalls sollte man bei einer auch vielleicht zunächst leicht erscheinenden Pankreatitis, die sich in 1–2 Tagen nicht deutlich bessert, Kontakt mit einem entsprechend erfahrenen Chirurgen aufnehmen. Bei komplizierteren sich verschlechternden Formen muß unbedingt die Verbindung mit dem Chirurgen hergestellt werden.

Prognose. Wie schon abgehandelt, hängt die Prognose davon ab, ob es sich um eine ödematös-seröse oder um eine hämorrhagisch-nekrotisierende Form handelt.

9.2.1 Akute rezidivierende Pankreatitis

Die akute rezidivierende Pankreatitis als sog. Begleitpankreatitis, z.B. immer wieder ausgelöst durch die Passage von Gallensteinen (oder durch Alkoholexzesse), erscheint mit immer wiederauftretenden akuten Schüben ohne Funktionseinschränkung. Man findet solche Begleitpankreatitiden aber auch bei Virusinfekten, wie Mumps, Hepatitis und bakteriellen, wie Typhus oder bei der Divertikulitis des Duodenums. Man findet sie aber auch bei Kolitis und Ileitis – im Unterschied zur chronisch rezidivierenden und zur chronischen Pankreatitis mit Funktionsverlust.

9.3 Chronische Pankreatitis

Formen. Nach Art des Ablaufs unterscheiden wir die chronisch rezidivierende Pankreatitis mit Schmerzschüben und langsamem Funktionsverlust von der chronischen Pankreatitis, die ohne Beschwerden zu einem langsamen Funktionsverlust führt. Es gibt eine kalzifizierende Form, die häufig bei alkoholischer Genese gefunden wird. Der Nachweis der Funktionseinschränkung erfolgt durch die schon genannten Funktionsteste einschließlich einer zunehmenden Stuhlfettausscheidung.

Ätiologie (bei Therapie zu berücksichtigen). Alkoholismus (Gallenwegserkrankungen), selten Hyperparathyreoidismus, Hyperlipidämie, evtl. Medikamente und relativ oft kryptogenetisch.

Anamnese und Symptome. Relativ breites Beschwerdespektrum von vagen Oberbauchbeschwerden, die vor allem nach dem Essen auftreten (1–3 h), eher konstanten Charakter haben, bis zu akuten Attacken, wie bei einer akuten Pankreatitis. Häufig bestehen chronische, langdauernde Schmerzen, Übelkeit, Brechreiz, Erbrechen, Schmerzen meist im mittleren Oberbauch mit Ausstrahlung gegen den Rücken, Völlegefühl, Meteorismus, Obstipation und Durchfälle. Vornüberneigen hilft oft gegen Schmerzen und Flatulenz.

Unverträglichkeit gegenüber erhitzten Fetten; aber auch süße Speisen, Gewürze und Säurelocker werden oft schlecht vertragen.

Praktisch immer Gewichtsverlust, jedenfalls nach längerer Dauer, z. T. durch Appetitlosigkeit, z. T. aber auch durch die Angst der Patienten vor Beschwerden, die dann zu wenig essen. Erst im Endstadium spielt die Maldigestion eine Rolle, dann auch Durchfälle mit hohem Fett- und Stickstoffgehalt, evtl. Mangel an fettlöslichen Vitaminen A, D, E und K. Erst relativ spät kommt es zum Auftreten einer diabetischen Störung. (Pseudo)zystenbildung, Gefahr des Analgetikaabusus.

Untersuchung. Palpationsschmerz tief im Abdomen und in der Pankreasgegend, sonst oft wenig ergiebig. Im wesentlichen Untersuchung mit Sonographie, ERCP, Computertomographie und den verschiedenen Funktionsproben, soweit es sich um Erkrankungen mit Funktionsverlust handelt. Maldigestionsdiagnostik s. Kap. 13.

Diagnose (Tabelle 92). Sie scheint berechtigt, wenn die geschilderten Beschwerden bestehen, andere Erkrankungen ausgeschlossen wurden und z. B. die Harnamylase mehrfach im Zusammenhang mit den Beschwerden positiv gefunden wurde. Später werden die Funktionsproben und die Stuhlfettbilanz pathologisch. Nachweis von Veränderungen in Sonographie, ERCP und CT.

Differentialdiagnose. Alle Oberbaucherkrankungen vom peptischen Ulkus über Steinleiden, entzündliche Gallenwegserkrankungen, tumorartige Veränderungen, Pankreaskarzinom, Duodenalstenosen, andere Malabsorptions- und Maldigestionssyndrome.

Therapie (Tabelle 93). Die akuten Schübe werden wie die akute Pankreatitis behandelt. Hier spielt die Diät eine relativ große Rolle, striktes Alko-

---

Tabelle 92. Diagnose der chronischen Pankreatitis

▶ Oberbauchschmerzen (Intensität und Dauer variabel).
▶ Übelkeit, Erbrechen, Unverträglichkeit bestimmter Speisen, Blähungen, selten Durchfälle.
▶ Gewichtsverlust.
▶ Selten Druckschmerz.
▶ Gelegentlich tastbare Zysten.
  ■ Serum- und Urinamylase (vor allem im Schub).
  ■ Exokrine Pankreasfunktion:
    Sekretin-Pankreozymin-Test, PABA-Test
    Stuhlfettbestimmung.
▶ (Röntgen) endoskopische retrograde Cholangio-Pankreatikographie (ERCP), CT.
▶ Sonographie.

Tabelle 93. Therapie der Pankreatitis

Akute Pankreatitis		Chronische Pankreatitis
Nahrungskarenz		Im Schub
Schmerzbekämpfung	Procainhydrochlorid (2 g/24 h)	Wie akute
Schockbekämpfung (Plasmaexpander und viel Flüssigkeit, evtl. Blut)		
Elektrolytkontrolle		
Sekretionshemmung	Antazida	
Behandlung respiratorischer Insuffizienz!		
Magensaft absaugen?	Cimetidin, Pirenzepin, evtl. Calcitonin, Somatostatin?	
Antibiotika bei Infektion		
	Trasylol (Aprotinin) 500000 bis 1 Mio. (Wert umstritten)	Fermentsubstitution, Substitution fettlöslicher Vitamine, Operation?
	Chirurgisch: Trend zunehmend Revision ätiologischer Momente	

holverbot, evtl. Zusatz mittelkettiger Triglyzeride, viel Kohlenhydrate, Analgetika, auch mit Spasmolytika, Substitution durch Verdauungsenzyme (z. B. Fermento duodenal, Panzynorm, Pankreon, Kreon etc.). Da solche Verdauungspräparate vielfach gegeben werden und bei den Patienten zumindest subjektive Erleichterung erzeugen, kann aufgrund ihrer Wirksamkeit nicht der Schluß auf die Diagnose einer chronischen Pankreatitis gezogen werden.

Chirurgische Therapie. Abklärung, ob Gallenwege, Pankreasgang, Duodenum frei und ohne Kompression sind (Röntgen, ERCP), evtl. auch chirurgische Klärung bei Laparotomie.

Kontrolle der Therapie mit Stuhlfettbilanz, Gewicht, Stuhlverhalten. Der Verlauf dieser Erkrankung ist relativ verschieden. Es gibt Patienten, die nur gelegentlich Beschwerden haben und solche, die ständig heftigste Beschwerden haben und stark abmagern. – Häufig findet man bei diesem Erkrankungsbild Pankreaspseudozysten.

9.4 Pankreaskarzinom

Anamnese und Symptome. In der Regel handelt es sich um Adenokarzinome. Die Anamnese ist meist unergiebig, die Symptome treten spät auf. Am frühesten verursachen papillennahe Karzinome Beschwerden durch Ikterus, ansonsten kommt es zu Schmerzen im mittleren Oberbauch mit Ausstrahlung in den Rücken, oft nächtlich auftretend, Übelkeit, Appetitverlust, Blähungen, später Gewichtsverlust. Auftreten eines schmerzlosen Verschlußikterus, sozusagen über Nacht, gilt als typisches Zeichen. In der Regel ist ein Pankreaskarzinom das Beschwerden macht, nicht mehr operabel, oder jedenfalls nicht mehr gut operabel.

Frühdiagnose. Mit allen modernen Techniken (ERCP, Angiographie, Computertomographie, evtl. Ultraschall z. B. auch gezielte Feinnadelpunktion bei Ultraschalluntersuchung) gelingt eine Frühdiagnose in etwa 30%, bei Laparotomie in etwa 90% der Fälle. Insgesamt ist die Diagnose erst relativ spät möglich.

Laborproben. Nur im fortgeschrittenen Stadium möglich, höchstens zytologische Untersuchung bei durch ERCP gewonnenem Pankreassaft.

Therapie. Überlebensquote nach Operationen relativ gering, Umgehungsoperationen verlängern das Leben im Durchschnitt nur um 22 Monate, Operationsmortalität um 20%. Immerhin sind bei papillennahen Karzinomen Überlebensraten von bis zu 40% beschrieben, und es sind auch 5-Jahresheilungen bei schon vorhandenen Lymphmetastasen und den für das Pankreaskarzinom typischen perineuralen Metastasierungen beschrieben worden. Bei entsprechendem Verdacht ist ein intensives diagnostisches Vorgehen lohnend, z. B. auch gezielte Feinnadelpunktion bei Ultraschall.

9.5 Seltene Pankreaskrankheiten

9.5.1 Gastrinom (Zollinger-Ellison-Syndrom)

Gastrinsezernierende Tumoren führen zu einer Hypersekretion des Magens und zu rezidivierenden therapieresistenten multiplen Ulzera des Magens. In mehr als der Hälfte sitzen sie multipel im Pankreas, manchmal auch in der Duodenalwand, und sind zu mehr als der Hälfte maligne. Etwa ¼ der Fälle haben noch andere aktive Adenome (Wermer-Syndrom). Der Verdacht auf ein Zollinger-Ellison-Syndrom erhebt sich bei sehr hartnäckigen Ulkusrezidiven (Tabelle 94). Gelegentlich treten auch Durchfälle auf, wenn gleichzeitig VIP sezerniert wird, z.T. aber auch durch die großen Mengen der gebildeten Salzsäure. Ein ähnliches Krankheitsbild entsteht bei einer Hypergastrinämie, durch eine diffuse G-Zellhyperplasie im

Tabelle 94. Diagnostik des Zollinger-Ellison-Syndroms

▶ Anamnese:	Fulminante Ulkusdiathese
	Atypische Ulkuslokalisation, Durchfälle, gelegentlich Flusherscheinungen
● Sekretionsanalyse:	Maximale Säurekonzentrationen im Nüchternsekret.
	BAO: >20 mval/l/h
●	Serumgastrinbestimmung
▶ Saugbiopsie:	Histologisch glanduläre Hyperplasie
▶ Röntgenologisch:	Oft Faltenhyperplasie und Hypersekretion
▶ Angiographisch:	Lokales Pankreasadenom

oberen Gastrointestinaltrakt. Typisch ist, daß die BAO mehr als 60% der PAO ausmacht.

Zur *Diagnose* dient auch die Gastrinbestimmung im Serum, wobei die Nüchternwerte schon über 100 pg/ml betragen.

Bei Verdacht Überweisung an ein gastroenterologisches Zentrum.

Therapie. Wie bei Pankreasteilresektion und Magenresektion.

9.5.2 Verner-Morrison-Syndrom

Pankreatische Cholera, WDHA-Syndrom = wäßrige Diarrhö, Hypokaliämie, Achlorhydrie.

Therapie. Glukokortikoide, evtl. Streptozotocin, am besten Tumorexzision.

9.5.3 Insulinome

Insulinome des Pankreas führen zu spontanen Hypoglykämien [vgl. H.J. Bauer et al.: *Stoffwechsel – Ernährung – Endokrinium* (Taschenbücher Allgemeinmedizin). Springer, Heidelberg, 1975].

9.5.4 Zystische Pankreasfibrose (Mukoviszidose)

Relativ häufige Erbkrankheit mit Pankreasinsuffizienz (Zystenbildungen) und chronischer Bronchitis mit Bronchiektasen, mit fraglicher Prognose. Bei Verdacht Überweisung an Kinderfacharzt oder gastroenterologisches Zentrum.

Diagnose. Auch beim Erwachsenen mit dem Schweißtest (Pilocarpin-Iontophorese. Der stimulierte Hautschweiß enthält mehr als 60 mval Chloride/l).

9.5.5 Pankreas anulare

Gelegentlich findet man eine Verschmelzung des ventralen und dorsalen Drüsenanlagerestes zur Bildung eines Ringes um das Duodenum, das zu Stenoseerscheinungen führen kann. Diese Beschwerden werden oft sehr spät diagnostiziert, weil sie schwer zu fassen sind.
Diagnose evtl. mit Sonographie. *Therapie:* chirurgischer Eingriff.

9.5.6 Aberrierendes Pankreasgewebe

In allen Abschnitten von Magen und Dünndarm, auch im Meckel-Divertikel kann aberrierendes Pankreasgewebe vorkommen. Entzündungen dieser Gewebsinseln sowie Perforationen oder Blutungen sind in der Literatur beschrieben.

10 Peritoneum

P. H. Clodi

10.1 Peritonitis

10.1.1 Akute Peritonitis

(Siehe Kap. 1 sowie G. Heberer et al.: *Chirurgie.* Springer, Heidelberg, 4. Aufl. 1983.)

10.1.2 Lokale Peritonitis

(Siehe auch Heberer: *Chirurgie;* wie oben.) Ein Douglas-Abszeß kann Mastdarm- und Blasentenesmen verursachen und bei rektaler Untersuchung als schmerzhafter Befund getastet werden. Subphrenischer Abszeß evtl. nach Eingriffen mit Schmerzen, Fieber, oft Schüttelfrost im re. Oberbauch. Re. Zwerchfell hochgedrängt, Ultraschalluntersuchung, die das Auseinanderweichen von Leber und Lunge zeigt. Durch die heute übliche hochdosierte antibiotische Behandlung manchmal Fälle mit schleichendem Verlauf, hoher Blutsenkung, mäßiger Leukozytose, obigen Röntgenbefunden, aber nicht dem zu erwartenden schweren septischen Bild. – Lokale Peritonitis auch an anderen Stellen.
Therapie. Chirurgisch.

10.1.3 Tuberkulöse Peritonitis

Oft nur mäßige Beschwerden, wie bei einer chronischen Erkrankung (z. B. wie bei chronischer Appendizitis). Geringer Aszites. Bei schweren Formen stärkerer Aszites, stärkere Entzündungszeichen, Durchfälle oder Obstipation. Palpationsbefund, fixierte Tympaniezonen durch Darmschlingenverwachsung und Gekröseschrumpfung in der Aszitesdämpfung. Teigig-

weicher-schmerzhafter Bauch. Sehr selten, doch immer wieder vorkommend, oft leicht zu übersehen. Eher junge oder sehr alte Patienten.
Diagnose. Tbc-Nachweis (meist Typus bovinus), Laparoskopie.
Therapie. Tuberkulostatisch, bei Komplikationen evtl. Laparotomie (Passagestörungen).

10.2 Adhäsionen

Nach entzündlichen Erkrankungen oder operativen Eingriffen entstehend, nicht immer zu Beschwerden führend. Typisch sind unregelmäßige Beschwerden, unabhängig von Nahrung und Stuhlgang. Beschwerden durch Zug an Organen.
Therapie: Konservativ, evtl. Durchtrennung eines Stranges (evtl. sogar laparoskopisch).
Diagnostisch hilfreich: Anamnese und Pneumoperitoneum.

11 Sonographie der Oberbauchorgane

H. J. Steinmaurer

11.1 Einleitung

Durch die Einführung der Ultraschalluntersuchung wurde das diagnostische Instrumentarium zur Abklärung gastrointestinaler Erkrankungen wesentlich bereichert.

Die Sonographie ist heute neben der Labormedizin, der Endoskopie und der Röntgenologie ein unersetzliches diagnostisches Hilfsmittel. Sie bietet die in der Tabelle 95 angegebenen Vorteile.

Auf Grund dieser Vorteile hat sich die Sonographie zunehmend als ideale Screeningmethode zur Diagnose von Oberbaucherkrankungen entwickelt.

Man sollte grundsätzlich bei jedem Patienten mit unklaren Oberbauchbeschwerden eine sonographische Untersuchung des Oberbauches durchführen, bei der neben allen Organen des Oberbauches immer auch beide Nieren mitbeurteilt werden. Die Erstuntersuchung sollte immer den gesamten Oberbauch umfassen. Anschließende Kontrollen werden sich meist auf bestimmte Organe oder pathologische Befunde beschränken.

Tabelle 95. Vorteile der Sonographie

1. Keine Nebenwirkungen
2. Unbelastend
3. Unbegrenzt wiederholbar
4. Gleichzeitige Untersuchung mehrerer Organe
5. Kein Kontrastmittel notwendig
6. Möglichkeit der gezielten Feinnadelpunktion
7. Geringer finanzieller, personeller und materieller Aufwand

11.2 Vorbereitung (Tabelle 96)

Die Untersuchung ist grundsätzlich beim nüchternen Patienten durchzuführen. Liegt ein stärkerer Meteorismus vor, verabreichen wir noch entgasende Medikamente und ein leichtes Abführmittel am Abend vor der Untersuchung. Die Untersuchung wird in Rückenlage, seltener in halbsitzender Stellung oder in Rechts- oder Linksseitenlage durchgeführt.

11.3 Sonographie der Leber (Tabellen 97–100)

Als das größte Organ des Oberbauches ist die Leber der Ultraschalluntersuchung sehr gut zugänglich. Ein Großteil der Leber ist hinter den Rippen im rechten Hypochondrium gelegen. Bei ausgeprägtem Zwerchfellhochstand kann die gesamte Leber hinter dem Rippenbogen verschwinden, dann ist es oft nicht leicht, das ganze Organ gleichmäßig zu durchschallen. In diesem Falle hilft meistens die tiefe Inspiration, bei der die Leber 4–5 cm tiefertreten kann. Die Leber wird sowohl in sagittalen, horizontalen, wie auch subkostalen Schrägschnitten durchschallt, wobei insbesondere darauf zu achten ist, daß auch immer die Leberkuppe dargestellt wird.

Folgende Kriterien werden bei der Leber beurteilt:

Die Größe. In kraniokaudaler Ausdehnung in der mittleren Klavikularlinie soll der rechte Leberlappen 12 cm nicht überschreiten. Daneben kann auch die ventrodorsale Tiefe der Leber beurteilt werden, die jedoch sehr

Tabelle 96. Vorbereitung eines Patienten zur Sonographie

1. Nüchterner Zustand
2. Evtl. Gabe von entgasenden Medikamenten (Lefax, Pankreoflat etc.)
3. Magen mit Flüssigkeit füllen (Tee), zur besseren Darstellung des Pankreas

Tabelle 97. Darstellung folgender Organe

1. Leber (in 100%)
2. Intra- und extrahepatale Gallenwege (dilatiert in 97%)
3. Gallenblase (94–98%)
4. Pankreas (80%)
5. Oberbauchgefäße mit Aorta abdominalis
6. Milz (100%)
7. Evtl. Magen-Darm-Abschnitte (wenn pathologisch verändert, Magenwand auch normal als Kokarde darstellbar)

Tabelle 98. Kriterien der Leberbeurteilung

1. Größe: kraniokaudal in der MCL re. 10–12 cm
2. Rand: keilförmig maximal 70°
3. Oberfläche: glatt bis leicht konvex, eben
4. Echomuster: Größe des Einzelechos, Verteilung und Dichte
5. Gefäßstruktur der Lebergefäße: Pfortaderdurchmesser am Leberhilus 15 mm, Breite der Uferechos, Aufzweigung in der Leber.
Lebervenen in ihrem Verlauf. Darstellbarkeit, glattwandig, Aufzweigungswinkel
6. Verformbarkeit der Leberoberfläche bei der Palpation

Tabelle 99. Zeichen der portalen Hypertension

1. Pfortader am Leberhilus über 15 mm ⌀
2. Confluens aus V. lienalis und V. mesenterica superior über 20 mm ⌀
3. V. mesenterica superior und V. lienalis über 10 mm ⌀
4. Fehlende atemabhängige Kaliberschwankung der V. lienalis und V. mesenterica superior
5. Milzvergrößerung
6. Aszites
7. Wiedereröffnung der V. umbilicalis im Lig. teres hepatis

Tabelle 100. Diagnose diffuser Lebererkrankungen

▶ 1. Kardiale Stauungsleber: Dilatierte weite Lebervenen bei starrer, dilatierter V. cava inferior (90%).
▶ 2. Akute Hepatitis: Kein typisches sonographisches Bild, evtl. begleitende Gallenblasenveränderungen (klein oder fehlend, dicke Wand, Sludge-Phänomen).
▶ 3. Chronisch aktive Hepatitis: Feines bis mittelgrobes, verdichtetes, homogenes oder leicht fleckiges Echomuster. Lebervenen dünn, schlecht darstellbar, unregelmäßig gezackte Wand, stumpfe Aufzweigungswinkel. Verminderte Verformbarkeit (70%).
▶ 4. Toxisch-nutritive Leberschäden (Fettleber, -fibrose): Vergrößerte Leber, stumpfer Rand, grobes, stark verdichtetes, homogenes Echomuster, vermehrte Schallabsorption. Bei Fettleber Lebervenen gut darstellbar, bei Fibrose rarefiziert (90%).
▶ 5. Leberzirrhose: Anfänglich vergrößerte Leber, im Endstadium kleine Leber, abgerundeter, stumpfer Rand, konvexe, fein oder grobhöckrige, nichtverformbare Oberfläche. Unregelmäßiges, kleinfleckiges Echomuster, vermehrte Schallabsorption, Lebervenen nur über kurze Strecken oder gar nicht mehr darstellbar (80%). Bei ausgeprägter portaler Hypertension bis 100%ige Treffsicherheit.

---

großen individuellen Schwankungen unterlegen ist. Der linke Leberlappen ist immer wesentlich kleiner, und sein kaudaler Rand steht wesentlich höher als der des rechten Lappens.

Der Rand beider Leberlappen. Normalerweise ist der Rand spitzwinkelig und keilförmig. Es kann zu einer zunehmenden Abstumpfung des Winkels kommen und schließlich zu einer Abrundung des Leberrandes.

Die Leberoberfläche. Sie ist meistens glatt und eben. Gelegentlich findet sich in Höhe des Rippenbogens eine Einschnürung. Pathologisch kann sie zunehmend an Konvexität gewinnen sowie bei größeren Regeneratknoten oder Metastasen höckrig werden.

Das Echomuster. Dabei werden beurteilt
a) die Größe der Einzelechos: fein, mittelgrob oder grob;
b) die Dichte der Echos: normal dicht, mittelgradig verdichtet, stark verdichtet;
c) homogen, inhomogen;
d) die Schalleitungsfähigkeit der Leber: gleichmäßig, erhöht oder vermindert.

Die Gefäßstruktur der Leber. Es können sowohl die Lebervenen als auch die Pfortader mit ihren Ästen sonographisch differenziert werden. Die Lebervenen werden vor ihrer Einmündung in die V. cava in das Innere der Leber als schwarze echofreie uferlose Bänder dargestellt. Bei kardialer Stauung sind die Lebervenen deutlich verbreitert, bei Zirrhose oder Fibrose können sie Kaliberschwankungen aufweisen bzw. rarifiziert erscheinen.

Die Pfortader wird zunächst am Leberhilus ventral der V. cava liegend dargestellt; von hier zieht sie in die Leber und teilt sich in die beiden Hauptäste für den rechten und den linken Leberlappen auf. Intrahepatal weisen die Pfortaderäste immer eine echoreiche Wand auf. Aus der Dicke der Pfortader am Leberhilus können Rückschlüsse auf eine portale Hypertension gezogen werden.

Die Verformbarkeit der Leber bei der Einfingerpalpation.

11.3.1 Sonographische Diagnostik von Lebererkrankungen

11.3.1.1 Diffuse Lebererkrankungen

Kardiale Stauungsleber. Charakterisiert durch eine Erweiterung der Lebervenen bei erweiterter, gestauter, starrer, unterer Hohlvene. Die Leber ist im akuten Stadium eher echoarm, gut schalleitend; bei chronischer Leberstauung kann es zu zunehmender Echovermehrung kommen und zur Beuferung (echodichte Wand) der Lebervenen.

Virushepatitis. Sowohl die akute wie auch die chronische Virushepatitis zeigen keine sonographisch typischen Veränderungen und können auf diese Weise nicht diagnostiziert werden.

Toxisch-nutritive Leberschäden. Diese Gruppe umschließt die einfache Fettleber, die Fettleberhepatitis und die Fettleberfibrose. Eine Differentialdiagnose dieser drei Erkrankungen ist sonographisch nicht möglich. Bei allen dreien ist die Leber meistens vergrößert, der Rand mehr oder weniger stumpf, die Oberfläche der Leber ist glatt, eben bis leicht konvex; es kommt zu einer zunehmenden Vergröberung der Einzelechos und zu einer zunehmenden homogenen Verdichtung der Echos. Auf Grund der starken ventralen Schallreflexion kommt es ferner zu einer Abnahme der Schallintensität in der Tiefe der Leber, damit zu einer Abnahme der Schalleitungsfähigkeit und zu einer Abnahme der Echoreflexionen in den tieferen Leberabschnitten. Sekundär treten eine Rarifizierung bzw. Kaliberunregelmäßigkeiten der Lebervenen auf. Die Konsistenz der Leber ist meist erhöht, ihre Verformbarkeit daher vermindert.

Leberzirrhose. Typische Zeichen: vergrößerte Leber, im Spätstadium sehr kleine Leber, die meistens völlig hinter dem Rippenbogen gelegen ist, stumpfer abgerundeter Rand, konvexe gewölbte Oberfläche, die z. T. bei großen Regeneraten höckrig erscheinen kann. Die Echostruktur ist meistens mittelgradig bis stärker verdichtet, mittelgrobe und grobe Echos sind diffus gleichmäßig verteilt, wobei die Echodichte von ventral nach dorsal abnimmt. Es kommt zu einer Verminderung und z. T. völligen Aufhebung der Lebervenenzeichnung. Die Pfortader kann verbreitert sein, die Beuferung der Pfortader verdichtet und verbreitert. Die Gallenblase ist meistens groß, hydropisch gestaut. Sekundär können noch Aszites und Milztumor als Zeichen der vaskulären Dekompensation gefunden werden.

Mit Ausnahme der Virushepatitis zeigen die angeführten diffusen Lebererkrankungen gewisse typische sonographische Bilder. Eine eindeutige sichere Diagnose über Schwere, Ausmaß und Genese diffuser Lebererkrankungen kann jedoch nur durch die Leberhistologie gestellt werden. Die Sonographie ist nicht in der Lage, die Leberpunktion zu ersetzen. Sie kann jedoch bei entsprechender Erfahrung des Untersuchers, in Fällen bei denen eine Kontraindikation gegen eine Leberpunktion besteht, im Zusammenhang mit Klinik und Labor die Diagnose festigen helfen.

11.3.1.2 Herdförmige Lebererkrankungen (Tabelle 101)

Auf Grund des Unterschiedes in der Schalleitungsfähigkeit zwischen normaler Leber und den herdförmig veränderten Leberanteilen grenzen sich diese Bereiche relativ gut und scharf gegenüber der normalen Leberstruktur ab, wobei diese abgrenzbaren Herde entweder echoreicher, hell erscheinen können, echoärmer, dunkel oder überhaupt als echofreie Areale mit dahinterliegender sekundärer Schallverstärkung. Nicht selten kommt

Tabelle 101. Herdförmige Leberveränderung

Ab einer Größe von 1–1,5 cm sicher nachweisbar.
Differenzierung zwischen solid und liquid in 95% möglich.
- 1. Zysten ab einer Größe von 5 mm
    a) angeboren, einzeln oder multipel
    b) erworbene Echonokokkuszysten: dickwandig mit Septen (E. hydatidosus), Konvolute aus kleinen Zysten bis solid wuchernde Gebilde (E. alveolaris).
- 2. Abszesse: Anfänglich schwer gegen solide Herde abgrenzbar. Mit zunehmender Einschmelzung mehr zystisches Aussehen mit echodichten Nekrosen in der Flüssigkeit.
- 3. Metastasen: Echoreicher, echoärmer oder scheibenförmig bzw. kokardenartig gegen das normale Lebergewebe abgrenzbar. Solitär, multipel gegeneinander noch abgrenzbar oder diffus infiltrierend keine Einzelherde mehr erkennbar.
- 4. Hepatom: Fast immer in einer Zirrhose, nicht selten schwierig gegen Regeneratknoten abzugrenzen.
- 5. Adenome: Solid gut abgrenzbar glatte Oberfläche, meist echodichter als die normale Leber.
- 6. Hämangiom: Sowohl echodicht als auch echoarm kann es erscheinen, solitär oder multipel.
- 7. Hämatome: Echoarme, unregelmäßig begrenzte Areale mit allmählicher Umwandlung.
- 8. Leberverkalkungen: Ganz dichte Echostrukturen verschiedenster Formen mit dorsaler Schallschattenbildung.

es auch zu Kokardenbildungen, wobei ein echoreiches Zentrum von einem echoarmen Ring umgeben sein kann oder umgekehrt. Aus dem sonographischen Bild eines Leberherdes läßt sich nicht immer auf die Genese rückschließen.

Leberzysten

a) Angeborene Zysten. Meist im Rahmen eines polyzystischen Syndroms verbunden mit Nierenzysten, Pankreaszysten. Die einzelnen Zysten können 1–15 cm groß sein, erscheinen als echoleere sonolucente Areale mit relativer dorsaler Schallverstärkung auf Grund der guten, gleichmäßigen Schalleitung der Zystenflüssigkeit.

b) Erworbene Zysten: Meistens Echinokokkuszysten. Es handelt sich dabei meist um gekammerte Zysten mit einer relativ echodichten und dicken Wand. Im Inneren können feine Echos, sog. Hydatidensand, nachgewiesen werden.

Leberabszesse. Meist echoarme, unregelmäßig begrenzte, unscharf abgrenzbare Areale, die eine echodichtere Wand besitzen können. Das Echomuster ist meist unregelmäßig. Es können sich echofreie und etwas echodichtere Areale in ein und demselben Abszeß finden.

Hämangiome. Sie können vom echoleeren bis zum echodichten Herd alle Möglichkeiten umschließen. Bei Verdacht wird die Diagnose durch die Angiographie eindeutig gestellt. Keine Leberpunktion!

Primäres Hepatom. Da das primäre Hepatom meistens in einer Leberzirrhose und fast immer multizentrisch entsteht, kann seine Diagnose oft große Schwierigkeiten machen. Größere Herde lassen sich als unregelmäßig begrenzte Areale mit unregelmäßigem Echomuster, das sowohl echoreiche als auch echoarme Areale umfassen kann, abgrenzen. Meist handelt es sich um größere konfluierende Herde. Kleine, beginnende Hepatome können oft nicht von Regeneratknoten in einer zirrhotisch veränderten Leber unterschieden werden. Entsteht ein Hepatom in einer gesunden Leber, so kann es prinzipiell von einer Lebermetastase nicht differenziert werden.

Lebermetastasen. Sie lassen sich ab einer Größe von ca. 1 cm darstellen. Sie können echoreich, kokardenförmig, echoarm erscheinen. Sie können als Zeichen von Regressivveränderungen dichte Echos mit angedeuteten Schlagschatten (Verkalkungen) oder völlig echofreie Areale (Einschmelzungen) beinhalten. Aus ihrer Struktur läßt sich nicht auf den Primärtumor rückschließen.

Ist die Leber von Metastasen durchsetzt und nur noch wenig normales gesundes Lebergewebe erhalten, so kann die Abgrenzung einzelner Herde oft große Schwierigkeiten bereiten, und die Leber zeigt lediglich ein unregelmäßiges Echomuster, in dem jedoch keine eindeutigen Herde mehr nachweisbar sind.

Zusammenfassung. Die herdförmigen Leberveränderungen sind der sonographischen Diagnostik wesentlich besser zugänglich als die diffusen. Mittels Ultraschall läßt sich oft die Differentialdiagnose herdförmige oder diffuse Lebererkrankung stellen. Die Genese von herdförmigen Erkrankungen kann in Einzelfällen bestimmt werden, oft gelingt es jedoch nicht, den Einzelherd sicher zu identifizieren. Dann kann die gezielte Feinnadelpunktion mit zytologischer Auswertung des gewonnenen Materials die endgültige Diagnose sichern helfen.

11.4 Gallenblase und Gallenwege

Die normale Gallenblase liegt an der Unterfläche des rechten Leberlappens, ist oval bis birnenförmig und grenzt sich als echofreies Areal scharf von der Umgebung ab. Auf Grund ihres Flüssigkeitsgehaltes kommt es hinter ihr zu einer relativen Schallverstärkung gegenüber der Umgebung. Die normale Gallenblase läßt sich in 96-98% der Fälle sonographisch darstellen. Ihr größter Längsdurchmesser beträgt maximal 8 cm, ihr größter Querschnitt 4 cm. Meist ist die Wand der Gallenblase nicht oder nur als zartes Echo darstellbar.

11.4.1 Gallenblasensteine (Tabelle 102)

Auf Grund der starken Schalleitungsunterschiede zwischen der Gallenflüssigkeit und dem Stein tritt ein helles, dichtes Echo auf. Hinter dem Echo entsteht ein Schallschatten. Die Mindestgröße einzelner nachweisbarer Steine liegt bei 2-3 mm, wobei bei dieser Größe der Schallschatten fehlen kann. Gallensteine lassen sich sonographisch in 90 bis 94% der Fälle nachweisen. Falsch negative Fälle können durch Gas im Bereich des Duodenums vorgetäuscht werden. Größere Schwierigkeiten bei der Diagnose kann eine mit Steinen gefüllte Gallenblase bereiten, wenn keine oder nur noch geringe Mengen Gallenflüssigkeit vorhanden sind. Es läßt sich dann keine Gallenblase mehr am Unterrand der Leber nachweisen. Im Bereich des Leberbettes findet sich ein dichtes Echoband mit einem scharf begrenzten dorsalen Schlagschatten. Bei diesem Befund, insbeson-

Tabelle 102. Gallenblasenerkrankungen

▶ 1. Gallensteine ab einer Größe von 2-3 mm nachweisbar. Sichere Steindiagnose in 97% (besser als Röntgen).
▶ 2. Schrumpfgallenblase: oft keine Gallenflüssigkeit mehr nachweisbar, nur noch ein Echoband mit typischem Schallauslöschungsphänomen dahinter (Verwechslung mit Darmgas möglich).
▶ 3. Chronische Cholezystitis: stark verdickte Wand, keine scharfe Abgrenzung gegen die Umgebung, mit oder ohne Steine.
▶ 4. Empyem der Gallenblase: Neben typischen Steinechos ist die Gallenblase mit feinen dichten Echos völlig erfüllt oder dieser Schlamm setzt sich als Sludge-Phänomen mit einem geraden Spiegel gegen die Gallenflüssigkeit ab; bei Bewegung läßt sich der Schlamm aufwühlen.
▶ 5. Hydrops: Gallenblase mit Steinen und über 10 cm lang und 5 cm Querdurchmesser bei fehlender Kontraktion.
▶ 6. Gallenblasenkarzinom: immer in einer steintragenden Gallenblase.
    a) Verdickte unregelmäßig gegen das Lumen wachsende Wand.
    b) in die Leber infiltrierend von der Gallenblasenwand ausgehend,
    c) zusätzlich Lebermetastasen.
▶ 7. Adenomyomatose: umschriebene Wandverdickungen.
▶ 8. Polypen: scharf abgrenzbare echodichte im Lumen liegende Strukturen ohne Schallschatten.

dere wenn er bei wiederholter Untersuchung gefunden wird, kann die Diagnose einer Steingallenblase eindeutig gestellt werden.

Bei mehreren kleinen unter 5 mm großen Steinen besteht meist eine Verdickung der Dorsalwand der Gallenblase mit einem daran anschließenden Schlagschatten. Kleine unter 3 mm große Steine im Zystikus entgehen gelegentlich der sonographischen Diagnose, wenn in diesem Bereich eine Überlagerung durch Duodenalluft vorliegt.

Bezüglich der Diagnostik von Gallensteinen ist die Sonographie der Röntgenologie gleichwertig bzw. zum Teil überlegen; während bei einem gewissen Prozentsatz der Röntgenaufnahmen lediglich ein negatives Cholezystogramm vorliegt, ist man mittels der Sonographie immer in der Lage – auch bei Zystikusverschluß – die Gallenblase darzustellen.

Wir selber konnten bei 628 Gallenblasenuntersuchungen in 96,2% eine sichere Diagnose stellen. Bei Gegenüberstellung mit dem Gallenröntgen fand sich in 19% ein negatives Cholezystogramm, wobei bei diesen 19% durch die Sonographie eine 100%ige Diagnosestellung möglich war.

Die Gallensteindiagnose ist heute eine sonographische Diagnose.

11.4.2 Cholezystitis

Die Gallenblase wird gegenüber der Umgebung schlecht abgrenzbar, und es kommt zu einer Verdickung der Gallenblasenwand. Beide Zeichen sind nicht spezifisch und können auch bei anderen Erkrankungen auftreten. Ein typisches sonographisches Bild gibt es nicht. Kommt es zur Schrumpfung der Gallenblase, so kann sie unter 3 cm groß sein. Gelegentlich kann das Auffinden einer Schrumpfgallenblase große Schwierigkeiten bereiten. Bei zusätzlicher Verkalkung im Sinne einer Porzellangallenblase ist die Differentialdiagnose gegenüber einer steingefüllten Gallenblase oft nicht möglich.

11.4.3 Hydrops der Gallenblase

Beträgt der Längsdurchmesser der Gallenblase über 9 cm und der Querdurchmesser über 5 cm, so spricht man von einem Hydrops. Als Ursache kommen in Frage Zystikusverschluß, Verschluß der distalen Gallenwege mit Dilatation der Gallenwege und Erweiterung der Gallenblase und schließlich häufig bei der Leberzirrhose, wobei man hier besser von funktionell erschlaffter Gallenblase spricht.

11.4.4 Gallenblasenempyem

Meist findet sich eine Gallenblase, die sich schlecht von der Umgebung abgrenzen läßt; sie ist nicht echoleer, sondern es finden sich zahlreiche feine und mittelgrobe, verschieden dichte Echostrukturen ohne Schallschatten. Zeigen sich zusätzlich Steine, so erscheint neben den typischen Steineechos ein dichtes feines Echomuster. Gelegentlich kann die Gallenblase bei Empyem ein der Leber sehr ähnliches Muster aufweisen, so daß sie von der Leber nicht abgrenzbar ist. Die Einfingerpalpation der Gallenblase ist meist mit deutlicher Druckschmerzhaftigkeit verbunden.

11.4.5 Gallenblasentumoren

Gutartige Neubildungen. Dabei handelt es sich meistens um Polypen. Sie erscheinen als echodichte Strukturen, die meist von der Gallenblasenwand in das Lumen vorragen, sich scharf abgrenzen und deren Größe 1½–2 cm meist nicht überschreitet. Im Gegensatz zu Steinen fehlt der Schallschatten. Umschriebene Wandverdickungen im Sinne der Adenomyomatose der Gallenblasenwand erscheinen als umschriebene echodichte Wandverdickungen.

Gallenblasenkarzinom. Meist findet es sich vergesellschaftet mit Gallenblasensteinen und kann in diesem Rahmen im Frühstadium der Diagnose entgehen, wenn die Gallenblase mit vielen Steinechos erfüllt ist. Es lassen sich drei Stadien abgrenzen. Im Stadium I ist der Tumor auf die Gallenblase beschränkt; er erscheint als echodichte unregelmäßige, von der Wand ausgehende Echostruktur, wobei die Grenze gegen die Umgebung im Bereich der Gallenblasenwand verwaschen ist. Im Stadium II kommt es zu einer deutlichen Infiltration des Tumors in das Leberbett, so daß neben den ins Lumen vorwachsenden Echostrukturen ähnliche Veränderungen von der Gallenblasenwand in die Leber einwuchern und auch hier vom Lebergewebe abgrenzbar sind. Im Stadium III findet sich neben ausgedehnten Infiltrationen aus der Gallenblase in die Leber zusätzlich eine diffuse Metastasierung in die Leber.

Zusammenfassung. Die Gallenblase ist der Sonographie sehr gut zugänglich, die diagnostischen Möglichkeiten sind daher ausgezeichnet. Sowohl die Steindiagnose als auch die entzündliche bzw. Tumordiagnostik ist der Röntgendiagnostik gleichwertig, z.T. sogar überlegen. Da die Sonographie völlig gefahr- und komplikationslos ist, steht sie an erster Stelle in der Diagnostik von Gallenblasenerkrankungen.

11.4.6 Gallenwege

Mit modernen Ultraschallgeräten gelingt es etwa in 60–80% der Fälle, den normalen Choledochus im Bereich des Leberhilus und distal davon darzustellen. Er erscheint als ein echofreies, schmal beufertes Band ventral der Pfortader und weist beim gesunden, nichtcholezystektomierten Patienten eine maximale Weite bis 6 mm auf. Die distalen Anteile sind meistens durch Duodenalluft überlagert, so daß er hier der Untersuchung häufig nicht zugänglich ist. Intrahepatal sind die normalen Gallengänge nicht darstellbar.

Der erweiterte Choledochus läßt sich ab einer Weite von 1 cm immer im proximalen Anteil im Bereich des Leberhilus darstellen. Kommt es zusätzlich bei Gallestauung zu einer Erweiterung der intrahepatalen Gallenäste, so kommen auch diese als beuferte, kurze, echofreie Bänder in der Leber zur Ansicht, wobei das typische Bild eines knorrigen Astes entsteht, da nur immer kurze Anteile der Gallengänge dargestellt werden können. Nicht selten gelingt es bei Verschlußikterus mit Stauung des Choledochus die Ursache dieser Stauung bei der Sonographie zu klären. Choledochussteine erscheinen wiederum als helle Echos intraluminär gelegen, mit dahinterliegendem Schallschatten. Pankreastumoren und Pankreaszysten im Bereich des Pankreaskopfes können bei ein und derselben Untersuchung diagnostiziert werden, ebenso Veränderungen der chronischen Pankreatitis, die nicht selten zur Kompression des Choledochus mit Cholestase führt.

Die wesentlichste Hilfe der Sonographie bei der Diagnose von Gallenwegserkrankungen liegt in der Möglichkeit der Differentialdiagnose eines intra- oder extrahepatischen Ikterus. Liegt eine Erweiterung des Choledochus und der intrahepatalen Gallengänge vor, so handelt es sich um einen extrahepatischen mechanischen Verschlußikterus (Tabelle 103). Gelingt es

Tabelle 103. Verschlußikterus

▶ Differentialdiagnose intrahepatale Cholestase oder mechanischer extrahepataler Verschluß in 85–90% möglich.
Sowohl erweiterte intrahepatale als auch der erweiterte Choledochus in fast 100% darstellbar.

▶ Differenzierung zwischen proximalem oder distalem extrahepatalem Verschluß gut möglich (90%).
Ursache des Verschlusses in 70% nachweisbar: Choledochussteine (schwierig im distalen Choledochusabschnitt) Pankreastumor, chronische Pankreatitis, Pankreaspseudozysten.

nicht, durch die Sonographie die Ursache des mechanischen Hindernisses zu finden, so müssen weitere Untersuchungen (PTC und ERCP) zur endgültigen Diagnose beitragen. Liegt keine Stauung des Choledochus und der intrahepatalen Gallenwege vor, so handelt es sich um eine intrahepatale Cholestase verschiedenster Genese, wobei nicht selten Lebermetastasen als Ursache für solche Ikterusformen gefunden werden.

Es muß jedoch betont werden, daß in einem normal weiten Choledochus ohne weiteres Gallensteine liegen können, die der sonographischen Diagnose entgehen können.

Zusammenfassung. Die Sonographie eignet sich sehr gut zur Differentialdiagnose intrahepatischer oder extrahepatischer Ikterus bzw. mechanischer Verschlußikterus oder intrahepatale Cholestase. In etwa 60-70% der Fälle kann mittels Ultraschalluntersuchung die Ursache eines mechanischen Ikterus gefunden werden. Gallensteine in einem normal weiten Choledochus entgehen häufig der sonographischen Diagnostik.

11.5 Pankreas (Tabelle 104)

Die Sonographie ist neben der Computertomographie die einzige Technik mit der es gelingt, das Pankreas in seiner ganzen Organgröße darzustellen. Sonographisch gelingt es etwa in 70% der Fälle das gesunde Pankreas darzustellen. Das Organ liegt vor den großen Bauchgefäßen, vor der V. mesenterica und etwa parallel zur V. lienalis. Der Pankreaskopf liegt ventral der rechten Niere und dorsal des rechten Leberlappens. Der Pankreaskörper ist meistens hinter dem Magen gelegen, der Pankreasschwanz zieht zum Milzhilus bzw. zum oberen Pol der linken Niere. Die Untersuchung des Pankreas kann erschwert werden durch Gasüberlagerung aus dem Magen und dem Duodenum bzw. dem Colon transversum. Es ist daher von Vorteil, entgasende und leicht laxierende Mittel zur Vorbereitung zu geben. Da Magen und Darm im Sitzen nach unten sinken, gelingt es

Tabelle 104. Sonographie bei Pankreaserkrankungen

1. Pankreaspseudozysten: ab 5 mm nachweisbar, heute beste Methode (dem CT überlegen) außer im Schwanzbereich.
2. Pankreastumoren ab 1,5 cm nachweisbar.
▶ 3. Chronische Pankreatitis! Bei schweren Formen mit Verdickung des Organs, Verkalkungen und Zystenbildungen sowie Gangerweiterung hohe Treffsicherheit. Leichte Formen geringe Ausbeute (10-15%).

manchmal in dieser Körperhaltung besser, das Pankreas darzustellen. Füllt man den Magen mit Flüssigkeit, so kann man wie durch ein Fenster (Magenfenster) auf die hinter dem Magen gelegenen Pankreasteile blikken. Das normale Pankreas ist im Kopfbereich maximal 2 cm dick, läßt sich scharf gegen die Umgebung abgrenzen und zeigt eine etwas dichtere, gleichmäßige, mosaikförmige Echostruktur. Nicht selten läßt sich der Pankreasgang als ein schmales bilineares Echo von 1–2 mm Dicke insbesondere im Korpusbereich abbilden.

11.5.1 Akute Pankreatitis

Bei der akuten Pankreatitis kommt es zu einer Vergrößerung und Verdikkung des Organs, die Organgrenzen verwaschen gegen die Umgebung, die Echostruktur nimmt zunächst ab. Bei schweren Verlaufsformen kann das Pankreas 4–5 cm dick werden. Bei leichten, serösen Pankreatitiden ist jedoch nicht selten ein normaler sonographischer Befund nachweisbar. Schwere nekrotisierende Pankreatitiden zeigen bei Verlaufskontrollen schließlich Einschmelzungen in Form von echoleeren, kleinen, flüssigkeitshaltigen Arealen, in denen Sequester von Nekrosen als helle Echos aufleuchten können. Neben umschriebenen Nekrosen im Organ lassen sich die großen Nekrosestraßen entlang des Colon descendens gegen die Milz hin und gegen das Duodenum bzw. Colon ascendens hin gut nachweisen. Die Sonographie ist ein gutes Mittel zur Verlaufskontrolle bei schweren nekrotisierenden Pankreatitiden, um die rechtzeitige Diagnose für eine etwaige operative Intervention stellen zu können. Allerdings wird die Sonographie oft durch Meteorismus gestört.

11.5.2 Chronische Pankreatitis

Dabei kommt es ebenfalls meist zu einer Verdickung des Organs, zu einer unregelmäßigen Begrenzung und meist zu einer sehr wechselhaften, schwankenden Echostruktur; neben echoreichen Arealen (nicht selten Verkalkungen) finden sich kleinere, echofreie Areale (Zystchen) oder es läßt sich der in seinem Kaliber sehr schwankende Ductus pankreaticus mit kleinen zystischen Erweiterungen deutlich nachweisen. Die Differentialdiagnose zum Pankreaskarzinom kann oft äußerst schwierig sein. Bei sehr weit fortgeschrittenen chronischen Pankreatitiden läßt sich oft nur noch ein ganz dünner, schmaler, echodichter Streifen vor der V. lienalis darstellen.

11.5.3 Pankreaszysten

Die Sonographie ist die beste Methode zum Nachweis von Pankreaspseudozysten. Ab einer Größe von 1½–2 cm ist die Diagnose eindeutig möglich. Die Zysten erscheinen als echoleere Räume mit dorsaler relativer Schallverstärkung. Der Zysteninhalt kann völlig echofrei sein, es können jedoch Nekrosereste in Form von hellen, kleinen bis großen Echos, ja Echoverbänden vorliegen.

Mit der Feinnadelpunktion ist es möglich solche Zysten zu punktieren, um Material für die laborchemische oder zytologische Untersuchung zu gewinnen. Zusätzlich kann eine therapeutische Punktion zur Verklebung der Zystenwände führen. Bei schweren Schmerzzuständen führt die Punktion solcher Zysten oft zu einer wesentlichen Linderung der Beschwerden. Diese Techniken sind aber erfahrenen Zentren vorbehalten.

11.5.4 Pankreastumoren

Solide Pankreastumoren lassen sich ab einer Größe von 2 cm abgrenzen und diagnostizieren. Die Diagnose des Pankreaskarzinoms ist nicht selten jedoch auch bei dieser Größe schon infaust, und es liegt ein inoperabler Befund vor. Dennoch scheint die Sonographie neben der Computertomographie derzeit die einzige Methode zu sein, mit der Pankreaskarzinome dieser Größe diagnostiziert werden können, insbesondere da häufig bei diesen kleinen Tumoren noch keine Veränderungen am Pankreasgangsystem und auch keine angiographisch nachweisbaren Veränderungen vorhanden sein müssen. Pankreastumore lassen sich meist als echoärmere oder echoreichere Areale vom normalen Pankreas abgrenzen, zeigen meist eine unregelmäßige Oberfläche und nicht selten pseudopodienartige Fortsätze. Am besten lassen sie sich im Pankreaskopf und -körper nachweisen, wo am häufigsten das primäre Pankreaskarzinom zu finden ist.

Die Diagnose des Pankreasschwanzkarzinoms gelingt meistens erst bei größeren Tumoren. Eine eindeutige Zuordnung, ob es sich um einen gutartigen oder bösartigen Pankreastumor handelt, gelingt aus dem sonographischen Bild alleine nicht. Dabei hilft jedoch die ultraschallgezielte Feinnadelpunktion (Tabelle 107) und die zytologische Auswertung des Materials. Ein negativer zytologischer Befund bedeutet jedoch bei einem eindeutigen raumfordernden Prozeß nie, daß es sich um kein Pankreaskarzinom handelt.

Zusammenfassung. Die Sonographie eignet sich ideal zur Verlaufskontrolle nekrotisierender schwerer Pankreatitiden, ist die ideale diagnostische

Methode zur Diagnose von Pankreaspseudozysten und ist heute neben der Computertomographie die einzige Methode, mit der man Pankreastumore ab einer Größe von ca. 1½–2 cm nachweisen kann. Die ultraschallgezielte Feinnadelpunktion bringt eine wesentliche Bereicherung der Pankreaskarzinomdiagnostik.

Neben den besprochenen Organen können im Rahmen der sonographischen Untersuchung Veränderungen an der Bauchaorta, pathologische stenosierende Magen- und Darmwandveränderungen sowie vergrößerte paravertebrale und mesenteriale Lymphknoten, wie in Tabelle 105 zusammengefaßt, gefunden werden.

Tabelle 105. Diagnose verschiedener abdomineller Tumoren

- ▶ 1. Aortenaneurysmen: bei ausreichender Vorbereitung immer nachweisbar
- ▶ 2. Darmwandtumoren: konstante Kokardenphänomene mit Wandverdickung über 1 cm ohne Verformung
- ▶ 3. Entzündliche Prozesse
- ▶ 4. Lymphome paraaortal und im Mesenterium

Tabelle 106. Relative Verteilung der sonographisch gestellten Diagnosen an einer allgemeinen internen Abteilung mit gastroenterologischem Schwerpunkt (Diagnosen bei 2330 eigenen Oberbauchsonographien des Jahres 1981) (Öff. Krkhs. Barmh. Brüder, Linz, Int. Abt.)

Diffuse Lebererkrankungen: 570 (25%)
Toxisch-nutritive Leberschäden (Fettleber, -fibrose, -hepatitis): 331 (14%)
Kardiale Leberstauung: 90 (4%)
Leberzirrhosen: 149 (7%)

Herdförmige Lebererkrankungen: 57 (2,5%)
Gesicherte Metastasen: 29 (1,2%)
Zystische Leberherde: 20 (0,9%)
Unklare solide Herde: 7
Hämangiom: 1

Gallenblasen und Gallenwegserkrankungen: 264 (11%)

Gallenblasensteine, Schrumpfgallenblasen: 222 (10%)
Extrahepataler Verschluß: 40 (1,7%)
Gallenblasenkarzinom: 2

Pankreaserkrankungen: 56 (2,4%)
Chronische Pankreatitis: 43 (1,8%)
Pankreaskarzinome: 13 (0,6%)

Aortenaneurysmen: 6

Gesamte pathologische Befunde: 953 (41%)

Tabelle 107. Möglichkeiten der ultraschallgezielten FNP

1. Differentialdiagnose solid oder flüssig
2. Gewinnung von Material zur Zytologie, für bakterielle Kulturbestimmung andere laborchemische Parameter (Amylase, Fette, LDH)
3. Instillation von Kontrastmittel und Röntgendarstellung von liquiden Raumforderungen
4. Möglichkeit zur Drainage und Spülung

Tabelle 106 gibt einen Überblick der Häufigkeit sonographischer Befunde, die bei 2330 Untersuchungen erhoben wurden.

Abschließend sei in Tabelle 107 noch auf die Möglichkeiten hingewiesen, die die ultraschallgezielte Feinnadelpunktion bietet. Sie soll aber nur von darin erfahrenen Untersuchern durchgeführt werden.

Literatur

Lutz H (1978) Ultraschalldiagnostik (B-scan) in der Inneren Medizin. Springer, Berlin Heidelberg New York

Weill FS (1982) Ultraschalldiagnostik in der Gastroenterologie. Springer, Berlin Heidelberg New York

12 Diättabellen

P. H. Clodi und B. Schweitzer

Diätvorschriften sind großenteils nicht mehr modern, an ihrer heilenden Wirkung wird gezweifelt. Von Spezialfällen wie z. B. Glutenenteropathie und Allergie etc. abgesehen, wobei sie absolut indiziert sind, ist aber eine vernünftige, individuell abgestimmte Diät empirisch günstig. Nachfolgende Ausführungen sind ein Extrakt aus allgemeinen und eigenen Erfahrungen; die Zusammenstellung sollte als allgemeiner Vorschlag angesehen werden.

Allgemeine Schonkost (erlaubt ist, was meist vertragen wird)

Erlaubt:
Mischbrot, Weißbrot (altbacken), Zwieback, Toast, Grahambrot.
Hafer-, Gries-, Kartoffel-, Reis-, Gemüsesuppen (nichts geröstet). Alles selbst gekocht.
Blumenkohl, Karotten, Kohlrabi, Spargel, Schwarzwurzeln, geschälte Tomaten ohne Kerne, Artischockenböden, Spinat, rote Rüben.
Kartoffeln als Brei, gekocht, als Auflauf.
Eier weich, pochiert, im Glas, in Speisen verkocht.
Fleisch als Kalbfleisch, Huhn, Hirn, Bries, magerer Schinken, Rind (evtl. püriert).
Süßwasserfische, Topfen, mageren Käse.
Kalte Butter, Olivenöl.
Reis, Gries, Haferflocken, Teigwaren.
Cremes von Orangen, Vanille, Bananen, Aprikosen, Puddings, Gelee.
Apfelkompott, andere Kompotte, weichgekochte Obstsorten ohne Schale.
Keks, Biskuit mit wenig Fett.
Milch (wird manchmal nicht vertragen), Rahm, Joghurt.
Coffeinfreier oder röstproduktfreier Kaffee.
Pfefferminz-, Kamillen-, Hagebutten-, Käsepappeltee, verdünnte Fruchtsäfte.
Gewürze: etwas Salz, Maggi, Knorrwürze etc., Petersilie, Muskatnuß, Küchenkräuter.

Kleine Portionen, gut verteilt, abwechslungsreich mit Rücksicht auf Vitamine, Mineralsalze, Spurenelemente, Ballaststoffe.
Langsam essen, gut kauen und einspeicheln.

Verboten: (ist, was meist *nicht* vertragen wird)
erhitztes Fett, saure Getränke, sehr kalte und sehr heiße Speisen und Getränke, Kaffee, Alkohol (evtl. ⅛ l säurearmen Rotwein, nicht zu kaltes Bier), scharfe Gewürze, faserreiche Gemüse (Kraut, Zwiebelgemüse, Kohl, Bohnen, Linsen), rohes und unreifes Obst (Birnen, Steinobst, Hartschalenobst, Nüsse), fettes Fleisch (Hammel, Schwein, Rind), Wurstwaren (evtl. Diätwürste), geräucherte, gepökelte, stark gesalzene Fleischwaren, Speck, fette Fische (Aal, Hering, Lachs), marinierte oder in Öl konservierte Fische, Mayonnaisen, Spiegeleier, harte Eier, Essig, Alkohol, Konditorwaren, Schokolade, Nikotin.

Akute Gastritis:
Anfänglich Teefasten (alle 2 h etwa 100 ml ungesüßter Pfefferminztee, Kamillentee, Wasserkakao), dann Aufbau über Schleimsuppen (mit Reis, Hafermark, Gries oder fettarme Gemüsebouillon), später Toast, Zwieback, verdünnte Milch, Reis, Teigwaren, Kartoffelbrei, altbackenes Weißbrot, weiche Eier, pochierte Eier, Gemüse püriert wie Karotten, Schwarzwurzeln, Spinat, rote Rüben (rote Beete), weiterer Aufbau wie Schonkost mit magerem Schinken, Hühnerfleisch, gedünstetem Kalbfleisch, weiter s. Schonkost.

Chronische Gastritis:
Wie Schonkost, unter Vermeidung sehr großer Portionen, sehr kalter und heißer Speisen, evtl. auch von Milch und Sahne, fettem Fleisch und Rohkost. Auch bei hyp- und anaziden Formen werden „Säurelocker" oft schlecht vertragen. Rücksicht auf individuelle Unverträglichkeiten (s. Schonkost).

Ulcus duodeni und ventriculi:
Wie Schonkost, kleine, häufig gereichte Mahlzeiten. Magen soll nie ganz voll und nie ganz leer werden. Vor allem bei mageren Patienten auf ausreichende Kalorienzufuhr achten. Auf individuelle Unverträglichkeiten (meist alle „Säurelocker") achten.

Diät nach Magenoperationen *(Dumping-Syndrom):*
Eher feste Speisen reichen, weniger Kohlenhydrate, Kalorienträger sind Fett und Eiweiß, kein Zucker, Milch, Bouillon. Flüssigkeit soll zwischen den Mahlzeiten genommen werden, Verwendung künstlicher Süßstoffe.

Hiatushernie und Ösophagitis:
Patienten sollen sich nicht mit vollem Magen hinlegen, abends letzte Mahlzeit 3–4 h vor dem Schlafengehen einnehmen. Vermeiden von Säurelockern (Kaffee, Bouillon, Röstprodukte, Süßigkeiten, saurer Wein, Fleischextrakt, scharfe Gewürze etc.) und Speisen, die lange im Magen liegen (Fett). Gewichtsabnahme bei Adipösen, Obstipationsbekämpfung.
Keine Getränke und Speisen mit pH-Wert unter 3,0, wie z. B. saure Fruchtsäfte, Essigzubereitungen an Salaten, kenntlich an Beschwerden, die sie auslösen.

Akute Durchfälle (s. auch S. 112):
Man beginnt mit *Teefasten:*
Schwarztee, den man 20 min lang ziehen läßt, Brombeer- oder Erdbeerblättertee, Pfefferminze, Kamille, Heidelbeertee (1 geh. Eßl. Heidelbeeren mit ½ l kochendem Wasser übergießen und 12 h ziehen lassen).
Am 2. Tag kann evtl. schon Traubenzucker und Zwieback zugesetzt werden.
Wichtig ist, daß alle Mahlzeiten und Getränke nur in ganz kleinen Portionen eingenommen werden, dafür aber öfters.
Bei Kindern mit Durchfall, Erbrechen und Azidose wirken Colagetränke (Kohlensäure abrauchen lassen, nicht zu kalt geben!) und trockenes Salzgebäck oft günstig.

Oder Rohapfeldiät
fünf Mahlzeiten pro Tag zu je 200–300 g Äpfeln, mit der Schale, aber ohne Kerne und Kerngehäuse gerieben, evtl. mit Zitronensaft beträufeln.

Oder Bananen:
Man nimmt über den Tag verteilt 10 Bananen, zerdrückt, mit dem Schneebesen geschlagen und ebenfalls mit Zitronensaft beträufelt. Diese Diät ist etwas kalorienreicher.

Oder Karottensuppe:
½ kg gewürfelte Karotten werden in 1 l Wasser gekocht, passiert, mit kochendem Wasser wieder auf 1 l aufgefüllt und mit etwas Salz abgeschmeckt.

Oder Johannisbrotmehl:
Als Arobon im Handel, man verrührt davon 30–40 g in 1 l Wasser und gibt dies tagsüber in kleinen Portionen.

Oder getrocknete Heidelbeeren:
Man nimmt 300 g über den Tag verteilt.

Der *weitere Kostaufbau* beginnt mit: Schleimsuppen von Reis, Hafer, Gerste oder Weizen, auch Grießsuppen, fettarme Gemüse- oder Kalbsknochensuppen; auch Wassersuppen mit Maizena können gegeben werden. Langsam beginnt man dann mit *Zulagen* von: Zwieback, altem oder getoastetem Weißbrot oder Toast. Darüber hinaus verdünnte Milch, Reis, Teigwaren, Püree von Kartoffeln, Karotten, Schwarzwurzeln, Spinat oder roten Rüben.
Eier: Weichgekocht oder pochiert.
Fleisch: Zuerst magere Sorten, wie Kalb- oder Geflügelfleisch, welches man dünstet oder kocht, und mageren Schinken.
Je nach Schwere der Krankheit geht man mehr oder weniger schnell auf eine *gelockerte Darmschonkost* über, und dann bald auf *Vollkost*. Bei schweren Erkrankungen muß noch längere Zeit eine Schonkost eingehalten werden, die leicht aufschließbare Nahrungsbestandteile enthält, unter Berücksichtigung eines ausreichenden Gehaltes an Vitaminen, Mineralstoffen und Spurenelementen.

Chronische Enteritis (Ursache abklären):
Wie Schonkost unter Berücksichtigung individueller Unverträglichkeiten. Bei Gärung eiweißreiche, kohlenhydratarme Kost (Eier, Quark, Huhn, Kalbfleisch), später Haferschleim, dann Reis, Gries. Schwerverdauliche und zellulosereichere Kohlenhydrate erst später oder überhaupt vermeiden. Bei vorwiegend Fäulnisstühlen Teefasten, kohlenhydratreiche Kost (Schleimsuppen, Reis), Eiweißzufuhr beginnt mit Quark, Joghurt, dann Huhn.

Sprue (Glutenenteropathie, Zöliakie):
Glutenfreie Kost mit Verbot aller Produkte aus Weizen, Roggen, Hafer, Gerste (oft auch in konservierten Nahrungsmitteln enthalten, auch in Bier, löslichem Kaffee). Erlaubt sind Zubereitungen aus Reis, Mais, Sago, Sojamehl, Tapioka; auch reine Weizenstärke und Maisstärke (Mondamin, Maizena) werden vertragen. Fettarme Kost mit mittelkettigen Triglyzeriden (s. Welsch (1975) Krankenernährung, Thieme, Stuttgart und Shmerling D, Schmiedinger M (1973) Die glutenfreie Ernährung bei Zöliakie. Schwabe, Basel Stuttgart).

Laktoseintoleranz:
Vermeidung aller milchzuckerhaltigen Getränke (Milch) und Speisen. Beachtung, daß in manchen, auch vergorenen Milchprodukten nachträglich Milchzucker aus Geschmacksgründen zugesetzt wird und dieser auch in anderen Lebensmittelzubereitungen enthalten sein kann.

Enteriitis regionalis Crohn:
Hochkalorische Kost mit leichtverdaulichem Eiweiß und wenig Ballaststoffen (vor allem bei beginnender Stenosierung). Rückstofffreie Kost (Astronautenkost), mittelkettige Triglyzeride (Margarine Ceres). Im frühen Stadium vitaminreich, auch reichlich Faserstoffe angeblich günstig.

Colitis ulcerosa:
Im *akuten Stadium* empfiehlt sich folgende Kostzusammenstellung: Evtl. anfangs Teefasten (1–2 Tage mit Schwarztee, Brombeerblättern, Fenchel, Hagebutten, Pfefferminze, Wermut), anschließend Reisschleim. Dann geht man schnell über auf eine hochkalorische, im akuten Stadium noch schlackenarme, vitaminreiche Kost, die leicht verdauliche, nicht erhitzte Fette, sowie hochwertiges Eiweiß und leicht aufschließbare Kohlenhydrate enthält.
Es ist wichtig, daß die *Dauerdiät* geschmackvoll und abwechslungsreich gestaltet wird.
Um die für die Darmregelung notwendigen Faserstoffe zuzuführen, wird Weizenkleie empfohlen.
Bei sehr schweren Fällen evtl. parenterale hochkalorische Ernährung oder „Astronautenkost" in verschiedener Form.

Fette:
Butter, Diätmargarine, kaltgeschlagene Öle (Maiskeim-, Baumwollsamen-, Distel- oder Sonnenblumenöl), Fette sollen nie erhitzt werden, man kann sie evtl. den fertig gegarten Speisen zusetzen, so daß sie nur mehr leicht erwärmt werden.

Eiweiß:
Mageres Fleisch vom Kalb, Geflügel, Fisch, später auch vom Rind, Bries, Hirn, Kalbsleber, Lachsschinken, mageren gekochten Schinken, wenig fettarme Wurst und junges Wild; Glidine, Quark, Joghurt, Sauermilch, Eier, Magermilchpulver, Vollmilch erst dann, wenn eine Milchunverträglichkeit ausgeschlossen wurde.

Kohlenhydrate:
Stärke von Mais, Weizen und Reis, sowie Speisen, die aus feinen Mehlen zubereitet sind, Teigwaren, Reis, Grieß, Tapioka, Sago, Haferflocken, Biskuit, Zwieback, Weißbrot, Honig, Marmelade (Gelee).

Gemüse und Obst:
Anfangs verwendet man Rohsäfte von Karotten, Tomaten, Erd- und Heidelbeeren, Orangen, Zitronen, schwarzen Johannisbeeren. Roh: geschla-

gene Banane, geriebene Äpfel, passierte Gemüse von Karotten, Spinat, Sellerie, Spargelspitzen und grünem Salat; auch Kartoffeln werden vorerst püriert, dann als Salzkartoffeln oder im Rohr gebackene mehlige Kartoffeln verabreicht.
Folgende Speisen werden von Patienten mit Colitis ulcerosa oft *nicht gut vertragen:* Schwarzbrot, Vollkornbrot, zellulosereiche Gemüse- und Obstsorten, ganze oder nur grob gemahlene Nüsse oder Mandeln, scharfe Gewürze, Kaffee und kohlensäurereiche Getränke, Milch und Milchprodukte, sowie evtl. erhitzte Fette, wie in Fett gebackene oder gebratene Speisen (Bratkartoffeln, Pommes frites und Chips, fettes Fleisch).

Colica mucosa und irritables Kolon:
Beim Auftreten von *Koliken* wird folgendes empfohlen:
Alle schwer verdaulichen, blähenden und die Darmperistaltik anregenden Speisen sollen gemieden werden: zellulosereiche Obst- und Gemüsesorten (Hülsenfrüchte, Kraut, Gurken, Zwiebel, Knoblauch, Porree, Rettich, Radieschen, Nüsse, Rhabarber, Johannisbeeren, (Ribisel), Stachelbeeren, unreifes Obst); grobes Brot, Vollkornbrot, Schwarzbrot, frisches Brot, rohe Getreidezubereitungen, Hefeteiggebäck; Speisen, die mit reichlich Fett durchzogen sind, extrem kalte oder heiße Speisen; Bohnenkaffee, kohlensäurehaltige Getränke, sowie alle Nahrungsmittel, die individuell nicht vertragen werden.
Im *Intervall* braucht keine besondere Diät eingehalten zu werden es soll im Gegenteil auf individuell verträgliche, faserreiche Kost geachtet werden.

Divertikulose:
Bei *akuten Schüben* empfiehlt sich eine flüssige Suppen- und Sondenkost. Ansonsten sind stark blähende Speisen zu meiden, eine verhältnismäßig zellulosereiche Ernährung kann jedoch anstelle der bisher üblichen schlackenarmen Kost gewählt werden. Lebenslang faserreiche (schlackenreiche) Kost kann vielleicht Entstehung von Divertikeln verhindern oder verzögern.

Hämorrhoiden und Fissura ani:
Hier muß die Bildung von hartem Stuhl verhindert werden durch: reichlich feine Schlackenstoffe, wie Gemüse (evtl. passiert), sowie feine Weizenkleie oder Leinsamen (mindestens 50 g), welche man unter Gemüse, Püree, Suppen, Haferflocken, Weizenschrotbrei, Quarkspeisen oder Kompott mischen kann.

Auch Fett wirkt im Darm als Gleitmittel und kann in Form von Butter, Diätmargarine oder kaltgeschlagenem Öl (Sonnenblumen-, Maiskeim- oder Baumwollsamenöl) zugeführt werden.

Akute Hepatitis (evtl. Wunschkost):
Im appetitlosen Stadium Fruchtsäfte, Kompotte (selbst eingemachte), Schleimsuppen. Altbackenes Weißbrot, Lävulose, Honig. Später Schonkost. Eiweißreiche und fettarme Kost haben keinen nachweisbaren Einfluß auf die Heilungsgeschwindigkeit. Alkohol ist streng verboten. Eine schmackhafte, kalorienreiche, leicht verdauliche Kost im Rahmen der allgemeinen Schonkost wird gut vertragen.

Chronische Hepatitis:
Leichtverdauliche, hochkalorische (mindest 2500 kcal) abwechslungsreiche Schonkost mit ausreichend Eiweiß, 1,0–1,5 g/kg KG. Vitamingaben, strengstes Alkoholverbot, evtl. laktovegetabile Kost. Viele Patienten hungern aus Angst vor Diätfehlern, die ihnen schaden könnten.

Zirrhose, kompensiert:
Schonkost wie bei chronischer Hepatitis, strengstes Alkoholverbot.

Zirrhose mit Flüssigkeitsretention:
Natriumarme Kost (auch an Kochsalzgehalt von Milch, Mineralwässern, Backpulvern, Käse, Wurstwaren und Brot denken). Es ist sehr schwierig, eine (schmackhafte) kochsalzarme Kost herzustellen und einzuhalten (vgl. S. 256).

Zirrhose mit hepatischer Enzephalopathie:
Streng eiweißarme Kost, evtl. mit 20, 30 oder 40 g Eiweiß.

Akute Erkrankungen der Gallenblase und der Gallenwege:

Verboten:
Eigelb, Fette, Röstprodukte, Bohnenkaffee, eisgekühlte oder heiße Speisen und Getränke, Alkohol.
An ein Stadium der *Nahrungskarenz* schließt man die über den Tag verteilte, schluckweise Gabe von ungesüßtem Tee an, evtl. können auch verdünnte Säfte von Zitrusfrüchten gegeben werden. Flüssigkeitsbilanz!
Nach 1–2 Tagen reicht man zu jeder Mahlzeit 1 Stück Zwieback oder geröstetes Weißbrot.

Nach 1 weiteren Tag gibt man Schleimsuppen aus Haferflocken, Reis, Maizena, Gerste oder geschrotetem Weizen. Man kocht sie vorerst mit Wasser, dann mit Mager- oder verdünnter Vollmilch, bzw. fettfreier Gemüsesuppe. Nach dem Passieren wird mit Salz oder Traubenzucker abgeschmeckt.

Anschließend erweitern Breie aus Maizena, Grieß, Haferflocken, Reis oder Zwieback die Kost, bei vorhandener Verstopfung kann Leinsamenschleim daruntergemischt werden (1 Eßl. Leinsamen in 300 ml Wasser 5 min kochen lassen, passieren, und eine Hälfte unter den Brei mischen, die andere z. B. mit Fruchtsaft)! Man gibt auch Teigwaren und gekochten Reis, abgelagertes Weißbrot, frischen Karotten- und Tomatensaft, sowie püriertes Gemüse von Karotten, Spargelspitzen und Kartoffeln.

Nach 1 Woche kann man langsam mit der Gabe von Eiweiß beginnen: z. B. mit 100 ml Buttermilch oder Joghurt, oder 50 g Magerquark. Zum gezuckerten Brei reicht man jetzt schon Mus von Äpfeln, Mirabellen oder Pfirsichen.

Sind die Beschwerden nur leichter Art, so kann bereits nach 1–2 Tagen auf folgende Schonkost übergegangen werden:

Brot und Backwaren:
Grahambrot, abgelagertes Weiß- oder Toastbrot, Mischbrot, Knäckebrot, Biskuit, fettarme Kekse und Kuchen.

Nährmittel:
Reis, Grieß, Haferflocken, Maizena, Puddingpulver, Weizenflocken, Teigwaren.

Kartoffeln:
Püree, Kartoffelschnee, mehlige Kartoffeln.

Gemüse:
Frisch gepreßte Säfte von Karotten, Tomaten und roten Rüben – evtl. mit Zitronensaft vermischt. Salate mit Zitronensaft, Öl oder Joghurt – von Chicoree, Kresse, geschälten Tomaten, Spargelspitzen, geriebenen Karotten und Sellerie, sowie Kopf- und Feldsalat. Gemüse von Karotten, Spinat, Blumenkohl, Fenchel, Spargelspitzen, geschälten Tomaten, jungen Kohlrabi, Erbsen und grüne Bohnen, Schwarzwurzeln und Champignons erster Wahl.

Fett:
Butter, Diätmargarine, Keim- und Kernöle – täglich bis ca. 50 g.

Eier:
Eiweiß als Schnee, Biskuitomlett.

Käse:
Magerquark, magere Streich- und Schnittkäse.

Fleisch:
Mageres Fleisch von Kalb, Rind, Lamm, Reh, Geflügel, Fisch – jeweils ohne Fett zubereitet (dünsten, grillen, in Folie, beschichteter Pfanne, Kelomat oder Tontopf garen), magerer gekochter Schinken, Schinkenwurst.

Obst:
Säfte von Äpfeln, Orangen, Erd- und Himbeeren, Kirschen, Weintrauben, verdünnter Johannisbeeren-, Grapefruit- und Zitronensaft, evtl. mit Traubenzucker gesüßt. Kompott von Äpfeln, Aprikosen, Birnen, Erdbeeren, Pfirsichen, Kirschen. Roh: Geriebene Äpfel, geschlagene Banane, Erdbeeren, Himbeeren, reife Birnen und Pfirsiche.

Gallenschonkost:

Speisen, die bei Gallenkrankheiten Beschwerden auslösen können (aber nicht müssen – daher testen!)

Milchprodukte:
Sahne, Schlagsahne, Vollmilch, Kondensmilch, fette, gereifte Käse, Edelpilzkäse, Eis.

Fleisch:
Fettes Fleisch jeder Art, scharf gebratenes Fleisch, Konserven, Pökelfleisch, fettes Geflügel, fette Bouillon, geräuchertes Fleisch, mariniertes Wild.

Fleischwaren:
Geräucherte und gekochte fette Wurstwaren, fetter roher und gekochter Schinken, Schinkenspeck, Fleisch- und Geflügelsalate mit Majonnaise

Fisch:
Fette Sorten wie Aal, Hering, Karpfen, Lachs, marinierte Fische (Bratfisch, Salz-, Bismarckhering, Matjes, Fischkonserven, Ölsardinen, Fischsalate mit Majonnaise.

Eier:
Spiegelei, Palatschinken (Pfannkuchen), Soufflé, Omelett, harte Eier, pikante Eierspeisen, Majonnaise, rohes Eigelb.

Fett:
Tierische Fette, außer frischer Butter.

Brot und Backwaren:
Frische oder ungenügend ausgebackene Brotsorten, frische Hefespeisen,

Brandteig, Blätterteig, fette Teigfüllungen, Makronen, Schlagsahnegebäck, frische Obstkuchen, Fettgebackenes. Süßigkeiten wie Schokolade, Pralinen, Marzipan, Bonbons, Nougat; stark gesüßte Mehlspeisen.

Kartoffeln:
Alle gebratenen und in Fett schwimmend ausgebackenen Kartoffelgerichte, Kartoffelknödel, heurige Kartoffeln, Kartoffelsalat mit Majonnaise.

Gemüse:
Schwer verdauliche und blähende Gemüsesorten (Kraut- und Kohlsorten, grobe Pilze, Hülsenfrüchte, Gurkensalat, Zwiebel, Knoblauch, Gemüsesalate mit Majonnaise).

Obst:
Unreifes, saures Obst, rohes Stein- und Kernobst, Nüsse, Trockenobst, Mandeln.

Getränke:
Alkohol in jeder Form; CO_2-haltige Mineralwasser und Limonaden, eisgekühlte Getränke, Bohnenkaffee, mit Vollmilch zubereiteter Kakao.

Gewürze:
Scharfe Gewürze: Peperoni, Pfeffer, Meerrettich, Paprika, Curry, Gewürzmischungen, Knoblauch- und Zwiebelpulver, Räuchersalz, reichlich Kochsalz, Essig, scharfe Suppenwürzen.

Außerdem:
Nicht rauchen. Alles, was erfahrungsgemäß nicht vertragen wird, nicht essen.

Meteorismus:

Verboten: Grobe Gemüse (Kohl, Kraut, Hülsenfrüchte, Gurken, rote Rüben, Zwiebelgemüse, Rettich, Salat), unreifes Obst, Birnen, Steinobst, Nüsse, grobes Brot, kohlensäurehaltige Getränke.

Pankreaserkrankungen

Akute Pankreatitis: Nach einer *totalen Nahrungskarenz* geht man erst dann wieder auf eine orale Ernährung über, wenn keine akuten Entzündungserscheinungen mehr vorhanden sind.
Man beginnt mit *ungezuckertem Schwarz-* oder *Kräutertee.* Dann prüft man die Verträglichkeit von *Zucker* durch Beigabe von 5–10 g Trauben- oder Fruchtzucker.

Es kann dann auch mit Wasser verdünnter *Saft von Zitrusfrüchten* gegeben werden.
Nach einigen Tagen bereitet man aus Reis oder Maizena und Wasser *Schleimsuppen,* die mit Salz oder Fruchtzucker abgeschmeckt werden.
Werden diese gut vertragen, geht man auf eine *breiige Kost* über: Reis, Maizena, Haferflocken, Grieß oder Zwieback werden mit Wasser zu einem Brei gekocht; nach einigen Tagen kann man fettfreie Gemüsesuppen verwenden, auch mit Einlagen aus Teigwaren oder Grieß.
Man erweitert die Kost dann mit abgelagertem Weißbrot, Reis und Teigwaren, sowie mit Rohsäften von Tomaten oder Karotten.
Püriertes Gemüse von Karotten, Spargelspitzen und Kartoffeln kann versucht werden, ebenso Mus von Äpfeln, Pfirsichen und Aprikosen.
Eiweiß wird vorerst als Quark, Buttermilch oder Joghurt zugesetzt.
Wird diese *Kost gut vertragen, lockert* man sie folgendermaßen *auf:*

Brot- und Backwaren:
Abgelagertes Weißbrot oder Mischbrot, Graham- und Knäckebrot, Zwieback, Biskuit, fettarme Kuchen und Kekse.

Nährmittel:
Teigwaren, Grieß, Reis, Maizena, Haferflocken, Weizenflocken, Kartoffeln.

Milch:
Magermilch, Butter- und Sauermilch, Joghurt, Kefir.

Milchprodukte:
Magerquark, fettarme Käsesorten.

Eier:
Diätetisches Rührei, zum Legieren oder weichgekocht.

Fleisch:
Nur gegrillt, gedünstet oder sonstwie fettfrei zubereitet, Kalb, Rind, Lamm, Schweinelende, Wild, mageres Geflügel und Fisch, magerer Schinken, Bündner Fleisch, magere Zunge, kalter magerer Braten, Corned beef, Frankfurter Würstchen, fettfreie Kalbs-, Rind- oder Geflügelsuppe.

Fett:
Hochwertige Fette und Öle (z. B. Maiskeim-, Sonnenblumen- oder Färberdistelöl), sowie daraus hergestellte Margarinen und Butter. Fette nach Möglichkeit nicht erhitzen!

Gemüse:
roh: Endivien-, Chicoree-, Kopf- und Feldsalat, Kresse, etwas fein geriebenen Meerrettich (Kren) oder Sellerie, Tomaten ohne Haut;

gekocht: Karotten, Spargel, Spinat, Blumenkohl, Schwarzwurzeln, junge Kohlrabi, Broccoli, Fenchel, junge Erbsen und grüne Bohnen (Fisolen), Tomaten (enthäutet), wenig Champignons.

Obst:
roh: Apfel, Banane, Erdbeeren, Himbeeren, Orangen, Zuckermelonen, reife Pfirsiche ohne Haut, Aprikosen (Marillen), ohne Haut;
gekocht: Äpfel, Birnen, Erd- und Himbeeren, Pfirsiche, Aprikosen (Marillen), Heidelbeeren;
als Saft: Erd-, Johannis- und Himbeeren, Weichseln, Orangen, Grapefruit, Pfirsiche, Weintrauben.

Süßwaren:
Honig, Fruchtzucker, Sorbit, Traubenzucker, Marmelade.
Bei schlechter Verträglichkeit von Fett können MCT gegeben werden.
Die Ernährung bei **chronischer Pankreatitis** richtet sich nach dem Verlauf der Erkrankung.
Während eines *akuten Schubes* ernährt man sich wie bei der akuten Pankreatitis. Ist dieser abgeklungen, kann man auf eine *Schonkost* übergehen, die der bei Gallenerkrankungen entspricht, wobei jedoch besonders auf die Verträglichkeit von Fett geachtet werden muß. Man beschränkt die Tagesmenge an Fett auf ca. 50 g und verwendet vor allem hochwertige Fette, wie Butter, Diätmargarine oder kaltgeschlagene Öle, bzw. Fette aus mittelkettigen Triglyzeriden.

Obstipation:
Schlackenreiche Kost, reichlich Flüssigkeit (reichlich körperliche Bewegung!), wenn nicht vertragen (vor allem bei spastischen Formen) eher fettreich, flüssigkeitsreich und mildere Quellmittel wie feingemahlene Kleie (Weizenkleie), Leinsamen (Linusit, 100 g = mehr als 500 kcal).

Nahrungsmittelallergie, Suchkost:
Aufbaukost, jeweils für 1–2 Tage immer nur ein bis zwei Nahrungsmittel zulegen. Beginn mit Tee mit Traubenzucker, Haferbrei mit Wasser, Salz oder Traubenzucker, Butter, Tomaten, Reis, Weizenmehl und Teigwaren, Grahambrot, Kartoffeln, Kuhmilch, Buttermilch, Sauermilch, Joghurt, Quark, verschiedene Getreideprodukte, Kakao, Fleisch (Kalb, Huhn), Ei, Erbsen, Linsen, Gemüse, Obst, Fisch.

Kochsalzbeschränkung [aus Wirths W (1981) Aktuel Ernährungsmed 6: 118]
1. Streng Na-arme Lebensmittel (weniger als 20 mg Na pro 100 g):
   Butter, Reis, Haferflocken, Grieß, Mehl (T.550), Kartoffeln, Bohnen,

Linsen, Erbsen, Gurken, Kopfsalat, Lauch, Kohl, Spargel, Tomaten, Zwiebel, Nüsse, Äpfel, Birnen, Kirschen, Pfirsiche, Erdbeeren.
2. Na-Gehalt 20–50 mg/100 g:
Rindfleisch, Truthahn, Forelle, Quark, Karotten, Endivien.
3. Na-Gehalt 250–500 mg/100 g:
Speck (fett), Aal geräuchert, Thunfisch in Öl, Doppelrahmfrischkäse, Brot, Semmeln, Sauerkraut, Bohnen, Spargel und Champignons in Dosen.
4. Na-Gehalt 500–1 000 mg/100 g:
Kasseler, Blutwurst, Fleischwurst, marinierte Heringe, Ölsardinen, Käse vollfett, Edamer Käse, Camembert, Cornflakes.
5. Na-Gehalt über 1 000 mg/100 g:
Geräucherter Schinken, Salami, Knackwurst, Lachs in Öl, Weichkäse, Tilsiter, Schmelzkäse, Tomatenketchup, Salzstangen, Oliven.

Würzen bei salzloser Kost (nach Schweitzer und Strondl)

Backwaren:
Anis, Fenchel, Nelken, Ingwer, Koriander, Kümmel, Muskat, Piment, Safran, Schnittlauch, Vanille, Zimt, Zwiebel, Zucker.

Belegte Brötchen:
Brunnenkresse, Curry, Kerbelkraut, Liebstöckl, Paprika, Petersilie, Rosmarin, Schnittlauch, Zwiebel.

Brotaufstriche:
Borretsch, Cayennepfeffer, Curry, Dillkraut, Estragon, Fenchel, Kerbel, Kümmel, Schnittlauch, Zwiebel.

Brot:
Anis, Fenchel, Koriander, Kümmel, Paprika, Petersilie, Pfeffer, Pfefferminze, Schnittlauch, Speck, Pilze, Zitronensaft.

Eierspeisen:
Borretsch, Brunnenkresse, Dillkraut, Estragon, Kerbel, Lorbeer, Petersilie, Schnittlauch, Essig, Speck, Pilze, Zitronensaft.

Fisch:
Beifuß, Bohnenkraut, Borretsch, Curry, Dillkraut, Estragon, Nelken, Kapern, Liebstöckl, Lorbeerblatt, Majoran, Paprika, Kümmel, Pfefferkörner, Rosmarin, Senfkörner, Thymian, Wacholder, Zwiebel, Essig, Zitronensaft, Petersilie, Piment, Salbei, Knoblauch, Pilze, Muskat, Wein, Basilikum.

Fischmarinaden:
Cayennepfeffer, Estragon, Majoran, Muskat, Paprika, Safran, Senfkörner, Wacholder, Zwiebel, Speck.

Hackfleisch, Faschiertes:
Bohnenkraut, Knoblauch, Koriander, Meerrettich, Liebstöckl, Lorbeerblatt, Majoran, Muskat, Piment, Oregano, Paprika, Petersilie, Pfeffer, Pfefferkörner, Pfefferminze, Rosmarin, Senfkörner, Thymian, Zwiebel, saurer Rahm, Speck, Pilze.

Fleischspeisen:
Basilikum, Beifuß, Bohnenkraut, Cayennepfeffer, Curry, Estragon, Nelken, Kapern, Kerbel, Knoblauch, Koriander, Kümmel, Liebstöckl, Lorbeerblatt, Majoran, Paprika, Petersilie, Pfeffer, Senf, Rosmarin, Wacholder, saurer Rahm, Pilze, Schnittlauch, Wein, Speck, Zwiebel, Zitrone.

Bratenfülle:
Borretsch, Estragon, Kapern, Kerbel, Oregano, Rosmarin, Pilze, Muskat, Petersilie, Pfeffer, Zwiebel.

Geflügel:
Basilikum, Beifuß, Curry, Estragon, Majoran, Muskat, Piment, Paprika, Rosmarin, Thymian, Wacholder, Zwiebel, saurer Rahm, Speck, Pilze, Wein, Zitronensaft, Zucker.

Gemüse:
Anis, Basilikum, Bohnenkraut, Borretsch, Dillkraut, Estragon, Fenchel, Gewürznelken, Ingwer, Koriander, Kümmel, Liebstöckl, Lorbeerblatt, Muskat, Oregano, Paprika, Petersilie, Pfeffer, Rosmarin, Thymian, Wacholder, Zwiebel, Essig, saurer Rahm, Zitronensaft, Zucker.

Gulasch:
Basilikum, Koriander, Majoran, Pfeffer, Paprika, Thymian, Wacholder, Zwiebel, saurer Rahm, Speck, Wermut.

Soßen:
Anis, Basilikum, Bohnenkraut, Curry, Dill, Estragon, Ingwer, Kapern, Kerbel, Knoblauch, Meerrettich, Liebstöckl, Majoran, Muskat, Paprika, Petersilie, Pfeffer, Rosmarin, Safran, Schnittlauch, Senf, Thymian, Vanille, Wacholder, Zwiebel.

Innereien:
Bohnenkraut, Majoran, Muskat, Petersilie, Thymian, Lorbeer.

Kartoffelspeisen:
Bohnenkraut, Majoran, Borretsch, Dillkraut, Kerbel, Knoblauch, Kümmel, Muskat, Lorbeer, Petersilie, Pfefferminze, Schnittlauch, Zwiebel, Paprika.

Kräuterbutter:
Basilikum, Bohnenkraut, Dillkraut, Estragon, Kerbel, Thymian, Liebstöckl, Petersilie, Schnittlauch, Senfkörner, Zitronensaft.

Kräutersoßen:
Borretsch, Brunnenkresse, Dillkraut, Estragon, Kerbel, Liebstöckl.

13 Laboruntersuchungen bei gastrointestinalen Erkrankungen

M. Haltmayer

13.1 Magen

13.1.1 Magensekretionsanalyse

Zur Durchführung dieser Untersuchung muß der Patient nüchtern sein. Außerdem sind zeitgerecht alle Medikamente, die die Sekretion beeinflussen, abzusetzen.

Es wird nun mittels einer Sonde, deren Lage röntgenologisch kontrolliert werden sollte, Magensaft in 15-min-Perioden kontinuierlich abgesaugt.

Aus der Sekretionsleistung der beiden ersten Zeiteinheiten (15-min-Perioden) wird die Basalsekretion bestimmt.

Anschließend werden die Belegzellen maximal mit Pentagastrin stimuliert und weitere vier 15-min-Perioden gesammelt.

Aus den zwei Perioden, die die höchste titrierbare Azidität aufweisen, wird die Gipfelsekretion berechnet.

Folgende Begriffe werden zur Beurteilung verwendet:

BAO (basal acid output) basale Säuresekretion: = jene Säuremenge (in mval), die ohne Stimulation in 1 h gebildet wird.

PAO (peak acid output) Gipfelsekretion: = jene Salzsäuremenge (in mval), die in den beiden 15-min-Perioden mit der höchsten H-Ionenkonzentration nach Stimulation ausgeschieden wird.

MAO (maximal acid output) maximaler Säureausstoß: definiert als höchste titrierbare Azidität einer Portion in mval/1000 ml (entspricht etwa der durch eine Mahlzeit ausgelösten Säuresekretion).

13.1.2 Insulintest nach Hollander

Dieser Test ist vor allem geeignet, die Effizienz einer Vagotomie zu beurteilen. Vorsicht wegen Hypoglykämie, hochkonzentrierte Glukoselösungen zur i.v. Gabe bereitstellen (20%, 33%). Nach i.v. Gabe von Insulin

BAO (Basalsekretion)	mval/h mmol/h	PAO (Stimulation mit Pentagastrin)
Normochlorhydrie 1,5–3,5		15–26
Achlorhydrie		kleiner als 0,25
Hypochlorhydrie		kleiner als 10
Hyperchlorhydrie		über 30

(etwa 0,1 E/kg KG), kommt es zur Hypoglykämie (Vorsicht mit Dosen über 10 E!) und dadurch über Vagusreiz zur Stimulation der Salzsäureproduktion. Nach Vagotomie ist dieser Mechanismus unterbrochen.

Der Blutzucker, der alle 15 min kontrolliert werden muß, sollte nicht unter 50 mg% sinken.
Cave: schwere Hypoglykämie!
Bewertung: PAO kleiner als 5 mval/h spricht für ausreichende Vagotomie.

13.1.3 Serumgastrinbestimmung

Der Serumgastrinspiegel wird mittels Radioimmunoassay bestimmt und zeigt ein umgekehrt proportionales Verhalten zur Salzsäuresekretion des Magens. Je saurer der Magensaft, desto geringer der Serumgastrinspiegel. Normalbereich: Die Durchschnittswerte liegen um 120 pg/ml. Erhöhte Werte finden sich bei anaziden Patienten, bei Perniziosa (bis zu 5000 pg), bei Zollinger-Ellison-Syndrom (bis zu 20000 pg, hier allerdings höchste Salzsäurewerte), ebenfalls erhöht ist der Serumgastrinspiegel beim Ulcus pepticum (hier vermehrte vagusunabhängige Gastrinfreisetzung oder Wegfall der Hemmechanismen im Duodenum).

13.1.4 Intragastrale pH-Messung (kaum mehr verwendet)

Diese ist direkt möglich, mit einem an einer Sonde angebrachten pH-Meter.
Normalwerte: Nüchtern sollte der Wert über 3,0 sein. Nach Reiz mit Pentagastrin sollte der pH-Wert unter 2,0 fallen. Bleibt der Wert über 6,0, spricht das für eine Anazidität.

13.1.5 Beurteilung der Magensaftuntersuchung

Heute hat die Magensaftuntersuchung nur noch eine geringe Bedeutung, da für die Diagnostik wesentlich bessere Mittel zur Verfügung stehen: z.B. Endoskopie, Histologie und Zytologie. Der Insulintest hat nach Vagotomie fragliche Aussagekraft. Serumgastrinbestimmungen werden nur in wenigen Laboratorien bei ganz bestimmten Fragestellungen (z.B. Zollinger-Ellison-Syndrom) durchgeführt.

13.2 Pankreas

13.2.1 Verdacht auf akute Pankreatitis

- Amylase in Serum und Harn
- Lipase im Serum
- Leukozyten und Hkt
- Elektrolyte und Kreatinin
- Thromboplastinzeit
- Blutzucker
- Kalzium
- Blutgasanalyse
- Methämalbumin (evtl.)

Die Amylaseaktivität steigt innerhalb von Stunden im Serum an, wird aber wegen ihres niederen Molekulargewichtes relativ rasch bei intakter Nierenfunktion über den Harn ausgeschieden. Deshalb ist die Bestimmung der Harnamylase aussagekräftiger. Aber auch im Harn ist die erhöhte Aktivität oft flüchtig. Die Höhe der Werte korreliert keineswegs mit der Schwere der Erkrankung.

Die Lipase wird nicht renal, sondern über den Darm ausgeschieden. Sie ist der Amylase durch höhere Organspezifität überlegen. Die Lipaseaktivität steigt langsamer (auch innerhalb von Stunden) an und normalisiert sich erst nach Tagen.

Prognostisch ungünstig sind ausgeprägte Leukozytose, Elektrolytentgleisung, Gerinnungsstörung, BUN- und Kreatininanstieg, Hämatokritabfall und Nachweis von Methämalbumin (hämorrhagische Form), Kalziumabfall unter 3 mval/l und Blutzuckeranstieg über 200 mg%.

13.2.2 Verdacht auf chronische Pankreatitis

Direkte Funktionsproben:
- Sekretinpankreozymintest
- Lundh-Test.

Indirekte Funktionsproben:
- Amylase in Serum und Harn
- Lipase
- Chymotrypsin im Stuhl.
- Trypsin im Serum
- Pankreasisoamylase im Serum
- NBT-PABA-Test
- Pancreolauryltest (Fluorescein-Dilaurattest)
- Zeichen der Maldigestion (s. dort)

Bei den direkten Funktionsproben werden vor und nach Stimulation mit den gastrointestinalen Hormonen Sekretin (regt Saftsekretion und Bikarbonatkonzentration an) und Pankreozymin (regt Enzymsekretion an) im Duodenalsaft Bikarbonatkonzentration, Lipase-, Amylase-, Trypsin- und Chymotrypsinaktivität und die der Carboxypeptidasen A und B gemessen. Dabei wird eine doppelläufige Lagerlöf-Sonde in das Duodenum vorgeschoben. Diese Sonde ermöglicht es, Magen- und Pankreassaft getrennt zu gewinnen, wobei evtl. eine Kontrolle durch zusätzliches Einbringen einer Markierungssubstanz bezüglich der quantitativen Gewinnung günstig ist.

Diese Untersuchung ist derzeit der sicherste Test zur Erfassung einer exokrinen Pankreasinsuffizienz. Sie ist aber auch sehr aufwendig und kostspielig. Man ist daher meist gezwungen, mittels der indirekten Funktionsprüfungen zu einer Diagnose zu kommen. Erhöhte Lipase- und Amylaseaktivitäten findet man nur bei der chronisch rezidivierenden Pankreatitis im Schub, ansonsten haben diese Enzyme im Falle der chronischen Pankreatitis kaum eine Aussagekraft.

Die Chymotrypsinaktivität im Stuhl liegt zwischen 18 und 200 U/g. Bei schwerer exokriner Pankreasinsuffizienz liegen die Werte unter 18 U/g Stuhl. Bei leichter Insuffizienz kann man auch normale Werte erhalten.

Die radioimmunologische Trypsinbestimmung im Serum ist wegen zu geringer Trefferquote (60–70%) – ähnlich der Bestimmung der Pankreas-Isoamylase durch elektrophoretische Auftrennung – der Chymotrypsinbestimmung im Stuhl deutlich unterlegen.

Über Lactoferrinbestimmung und γ-GT-Bestimmung im reinen Pankreassaft gibt es hinsichtlich der Aussagekraft noch keine ausreichenden Studien.

Relativ einfach und aussagekräftig sind die oralen Pankreasfunktionstests (PABA und Pancreolauryltest). Sie beruhen darauf, daß der Patient zusammen mit einer Testmahlzeit (zur Pankreasstimulation) eine Substanz erhält, die im Duodenum durch Chymotrypsin gespalten wird. Ein abgespaltener Teil wird resorbiert, in der Leber metabolisiert und über die Nieren ausgeschieden. Die ausgeschiedene Menge dient damit indirekt als Maß für die vorhandene Chymotrypsinmenge.

Zuverlässige Resultate setzen eine adäquate gastrointestinale Resorption sowie eine normale Leber- und Nierenfunktion voraus.

13.3 Leber

13.3.1 Klinisch-chemische Parameter

Die klinisch-chemischen Parameter der Lebererkrankungen kann man in fünf Gruppen zusammenfassen.
1. Schädigung der Leberzellen
   Austritt von
   a) membrangebundenen Enzymen: γ-GT
   b) zytoplasmatischen Enzymen und Substanzen: SGPT, SGOT, γ-GT, LDH, Eisen
   c) mitochondrialen Enzymen: GLDH, SGOT.
2. Exkretionsleistung
   a) endogen: γ-GT, LAP, AP, Cholesterin, Gallensäuren, Kupfer
   b) exogen: Bromthaleintest.
3. Syntheseleistung:
   Cholinesterase, Albumin, Coeruloplasmin, Haptoglobin, Gerinnungsfaktoren (I, II, V, VII, IX, X, XIII), Galaktosebelastungstest.
4. Immunglobuline
   Elektrophorese, quantitative Bestimmung von IgG, IgM, IgA.
5. Immunologische Untersuchungen
   a) Hepatitismarker (HB_sAg, Anti-HB_s, HB_eAg, Anti-HB_e, Anti-HB_c, HVA-IgM usw.)
   b) Antikörper gegen Kernmaterial (ANA), gegen glatte Muskulatur (SMA), gegen Mitochondrien (AMA), gegen Leberzellmembran (LMA), Nachweis eines antileberspezifischen Proteins (anti-LSP).

13.3.2 Labordiagnostische Strategie bei Verdacht auf eine Lebererkrankung

„Screening" SGPT, γ-GT, ChE
Serumelektrophorese
Prothrombinzeit
Blutbild.

13.3.3 Diagnostisches Vorgehen bei pathologischen Befunden

Bei pathologischen Befunden empfiehlt sich ein weiteres diagnostisches Vorgehen.
1. Klinisch-chemisch
   a) Nekroseenzyme: SGOT, SGPT, GLDH, LDH
   b) Cholestaseparameter: AP, GGT, LAP, Bilirubin
   c) Syntheseparameter: ChE, GEW/Globulin/Albumin, Cholesterin, TPZ, Fibrinogen, Haptoglobine
   d) AFP.
2. Hepatitisvirusserologie
   a) Hepatitis-A-Virus (HAV, Anti-HAV-IgM)
   b) Hepatitis-B-Virus (s. unten)
   c) Non-A-non-B – kein Routinetest möglich
   d) Ebstein-Barr-Virus
   e) Zytomegalievirus
3. Immunologische Diagnostik
   a) Autoimmunphänomene
      antinukleäre Antikörper (ANA)
      antimitochondriale Antikörper (AMA)
      antiglattmuskuläre Antikörper (SMA)
      AK gegen leberspezifisches Protein (Anti-LSP)
      Lebermembranautoantikörper (LMA)
   b) Serumimmunglobuline quantitativ.

13.3.4 Hepatitisserologie

Das folgende Schema stellt die Kriterien der Hepatitisserologie dar:

Bezeichnungen	Abkürzung	Bedeutung
Hepatitis B		
Hepatitis-B-Surface-Antigen	HB_sAg	Virushüllenprotein (Infektion)
Surface-Antikörper	Anti-HB_s	Immunität nach Infektion
Hepatitis-Core-Antigen	HB_cAg	Kern des Hepatitis-B-Virus (nur in der Leber)
e-Antigen	HB_eAg	im Kern eingeschlossen
Core-Antikörper	Anti-HB_c	Zeichen für stattgehabte Infektionen, kein Hinweis für Immunität
e-Antikörper	Anti-HB_e	Blut wahrscheinlich nicht infektiös
Dane-Partikel	–	komplettes Virus
Hepatitis A		
Hepatitis-A-Virus	HAV	Erreger der Hepatitis A (NW im Stuhl)
Hepatitis-A-Antikörper	Anti-HAV-IgM	Antikörper der akuten Phase
Hepatitis-A-Antikörper	Anti-HAV-IgG	Immunität, Zeichen der stattgehabten Infektion
Non-A-non-B		noch kein Routinetest

13.3.5 Hepatitismarker

Wenn Anamnese und Symptome auf eine akute Virushepatitis hinweisen, sollten vorerst folgende Marker bestimmt werden:

Anti-HAV-IgM	HB_sAg	Anti-HB_c	
+	–	–	frische akute Hepatitis A
–	+	–	Frühstadium einer akuten Hepatitis B
–	+	+	akute Hepatitis-B-Infektion oder chronischer Träger, dessen Symptome nicht mit dem Typ B in Beziehung stehen
–	–	+	frische Hepatitis B (Fensterphase), unbedingt Bestimmung weiterer Marker (auch Konstellation für weiter zurückliegende Hepatitis), daher möglicherweise Non-A-non-B-Hepatitis, evtl. Nachweis mit Anti-HB_c-IgM, oder Titerbestimmung.
–	–	–	Non-A-Non-B-Hepatitis, andere Virusinfektion oder Lebertoxikose möglich

Hepatitis B normaler Verlauf	HB$_s$AG	HB$_e$Ag	Anti-HB$_c$	Anti-HB$_e$	Anti-HB$_s$
Inkubationszeit	−(+)	−	−	−	−
akute Infektionsphase (2–12 Wochen)	+	+	+	−	−
postakute Infektionsphase (2–16 Wochen)	−	−	+	+	−(+)
Postinfektionsphase (Jahre)	−	−	+	+	+
frühere Infektion (Immunität)	−	−	+	−	+
Infektion vor längerer Zeit wahrscheinlich (keine Immunität)	−	−	+ niedriger Titer	−(+?)	−
Hepatitis B chronischer Verlauf					
akute Infektion (Monate)	+	+	+	−	−
chronische Infektion (Jahre) keine Serokonversion	+	+	+	−	−
chronische Infektion (Jahre) Serokonversion	−	−	+	+(−)	+

Wenn HB$_s$Ag und HB$_e$Ag positiv sind, findet noch eine Virusvermehrung statt, die Körperflüssigkeiten des Patienten sind hoch infektiös.

Wenn HB$_s$Ag und Anti-HB$_e$ positiv sind, ist die Virusvermehrung beendet. Anschließend sind so lange monatliche Tests erforderlich, bis das HB$_s$Ag verschwindet und das Auftreten von Anti-HB$_s$ die klinische Rekonvaleszenz und die Immunität bestätigt (Serokonversion).

Persistieren HB$_s$Ag und HB$_e$Ag länger als 10 Wochen, so entwickelt sich wahrscheinlich ein chronischer Trägerstatus oder eine chronische Hepatitis. Das Vorhandensein von HB$_e$Ag bedeutet Infektiosität, das von Anti-HB$_s$ Immunität.

Bei Patienten mit späterer Serokonversion ist keine chronische Lebererkrankung zu erwarten.

Als sicherste Nachweismethode für eine HBV-Virusreplikation gelten heute die DNS-Polymerase und die HBV-DNS, wobei die Nachweismethoden noch nicht allgemein zur Verfügung stehen. Es können gelegentlich sowohl HB$_s$Ag und Anti-HB$_s$ gleichzeitig vorkommen, wahrscheinlich als Hinweis auf Infektion mit zwei Subtypen (ay, ad, wy) oder ganz frühe Phase des Auftretens des Antikörpers gegen HB$_s$ und Rest des HB$_s$Ag! Die Subtypen haben bisher vor allem epidemiologische Bedeutung. Wich-

tig bei allen diesen Bestimmungen ist auch noch die Titerhöhe und die Empfindlichkeit der verwendeten Methoden!
Für die Diagnose wichtig wurde vor allem in letzter Zeit die Unterscheidung zwischen Anti-HB$_c$ der IgM und der IgG Klasse.
Anti-HB$_c$-IgM steigen während der akuten Phase der Hepatitis sehr schnell an und bleiben nur für wenige Monate nachweisbar; sie verschwinden bei vollständiger Ausheilung spätestens innerhalb von 12 bis 18 Monaten. Bei Ausbilden eines Trägerstatus oder einer chronischen Hepatitis bleiben sie in niedriger bis mittlerer Titerhöhe im Serum nachweisbar. Während Anti-HB$_c$-IgG auch bei normalem Verlauf in höheren Titerstufen jahrelang oder sogar lebenslänglich nachweisbar bleibt.

13.3.6 Weitere spezielle Untersuchungen für die Leberdiagnostik

Bestimmung des freien Ammoniaks im Blut. Normbereich: 60–100 µg/100 ml. Erhöhung im Blut in Abhängigkeit vom Shuntvolumen zwischen Pfortader und V. cava inferior bei portaler Hypertension (der NH_3-Spiegel in der Pfortader ist ca. 10mal so hoch wie im übrigen Kreislauf), neben vermehrter Produktion und Resorption von Ammoniak durch bakteriellen Nahrungsproteinabbau (Leberkoma).

Bromthaleintest (kaum mehr verwendet).

Galaktosetest. In der normalen Leber wird Galaktose in Glukose-1-Phosphat umgewandelt. Bei schwerer Schädigung der Leberzellen ist das nicht mehr der Fall, und die Patienten scheiden Galaktose aus. Man gibt Galaktose p. o. und mißt die Harnausscheidung – sie soll unter 2,5 g/12 h liegen.
Galaktose kann auch im Serum bestimmt werden.
Normwerte: nüchtern   0–10 mg/100 ml
           nach Belastung 0–25 mg/100 ml.
Der Test ist aber heute mehr oder weniger obsolet.

AFP. Bei Normalpersonen werden im Serum Werte bis 10 ng/ml gefunden. Primäre Leberzellkarzinome zeigen in 90% der Fälle Erhöhungen zwischen 10 und 10 000 000 ng/ml, wobei zum Zeitpunkt der Diagnose der α_1-Fetoproteinspiegel meist über 2000 ng/ml liegt. Transitorische Erhöhungen findet man bei benignen Lebererkrankungen.

Maldigestion – Malabsorption (s. auch Tabellen 39–41)

Verdauungsstörung (= Maldigestion) im wesentlichen bei Pankreasinsuffizienz (Enzymmangel, auch vermindertes Bikarbonat), Leberinsuffizienz (auch Verschlußikterus), ausgedehnte Magenresektion.
Resorptionsstörung (= Malabsorption) bei Dünndarmerkrankungen isoliert auch bei speziellen Transportstörungen (z.B. Hartnup, B_{12}-Malabsorption).
Globale Proben: Erfassen Maldigestion und Malabsorption global. Vor allem Stuhlfettbilanz (Bestimmung nach van de Kamer), mikroskopische Stuhlauswertung (nur in eindeutigen Fällen brauchbar) weniger Stickstoffbilanz, Serum-Karotin.
Maldigestionsproben: Trijodoleintest, Gelatinetoleranztest, Stärketoleranztest, neuerdings PABA-Test für Pankreasinsuffizienz, Chymotrypsin im Stuhl.
Malabsorptionsproben: D-Xysloseprobe, andere Monosaccharidbelastungen (z.B. Glukose, Galaktose), Disaccharidbelastungen, Fe-Resorption, B_{12}-Resorption, z.B. auch Schilling-Test, H_2-Exhalationstest.

13.4 Darmtrakt

13.4.1 Allgemeine Untersuchungen

Nachweis von Blut im Stuhl. Der Nachweis erfolgt heute mit kommerziell erhältlichen Präparaten und basiert auf der Oxidation von Indikatorsubstanzen durch die Peroxidasewirkung des Hämoglobins in Gegenwart von Wasserstoffperoxid.
Empfindlichkeit: z.B. Benzidin 5–10 ml/Tag.
Stuhlgewicht soll unter 200 g/Tag sein (bei normaler gemischter Kost)

13.4.2 Funktionsuntersuchungen: (Fette)

Fettresorptionsstörungen
Belastung mit ^{14}C-Ölsäure. *Cave:* Kindesalter. Normalerweise sind 4–6 h nach Zufuhr über 10% der Gesamtaktivität im Blut nachweisbar. Im 24-h-Stuhl dürfen nicht mehr als 4% der Gesamtaktivität gemessen werden (kaum mehr gebraucht).

Fettdigestionsstörungen
^{131}**Trijodoleintest.** Oral zugeführtes markiertes Trijodolein wird von der Pankreaslipase gespalten. Die markierten Fettsäuren werden resorbiert.
Man mißt die resorbierte Aktivität im Blut und die ausgeschiedene, nichtresorbierte im Stuhl.

Die höchste im Blut erreichte Aktivität beträgt normalerweise 9% der applizierten Dosis. Die Aktivität im Stuhl soll unter 5% der Gesamtdosis in 72 h betragen (kaum mehr gebraucht).

Globale Tests

Gesamtfettbestimmung im Stuhl. Der Stuhl wird bei bekannter Fettzufuhr (70–100 g Neutralfette) mindestens 3 Tage lang gesammelt. Am Beginn und am Ende der Fettdiät wird evtl. mit einer Karminrot-Oblate markiert. Normbereich: Fettausscheidung von $4 \pm 1,6$ g/Tag. Pathologisch bei Absorptions- und Digestionsstörungen. Als pathologische Obergrenze werden 6–7 g/Tag angenommen.
Mikroskopische Stuhluntersuchung. Das ist eine relativ ungenaue Methode mit der nur sehr schwere Störungen erfaßt werden.
Bestimmung von Neutralfetten und Cholesterin im Serum.

13.4.3 Funktionsuntersuchungen: Eiweiß

Eiweißresorptionsstörungen

Aminosäurebelastungstest. Diese bringen keine genauen Ergebnisse, da jodmarkierte Proteine im Darm schnell gespalten werden und Jod resorbiert wird. Dadurch ist keine exakte Beurteilung möglich. Methoden mit C-14 markierten Eiweißen bringen zwar bessere Ergebnisse, haben aber entsprechende Nebenwirkungen und werden deshalb nur ausnahmsweise verwendet.
Bestimmung der Dipeptidaseaktivität im Biopsiematerial bringt kaum brauchbare Ergebnisse.

Eiweißdigestionsstörungen

Gelatinetoleranztest. Nach Gabe von Gelatine oral wird nach 30–90 min der Anstieg des Glycins (oder des α-Aminostickstoffes) im Blut gemessen.

Globale Tests

Stuhlstickstoffbestimmung
Sammeln des Stuhles mehrere Tage lang.
Normwerte: Erwachsene unter 2,5 g/24 h
     Kinder   unter 1,5 g/24 h.
Gesamteiweißbestimmung im Serum.
Bestimmung des Serumalbumins, des Präalbumins, des Transferrins und der Immunglobuline.

13.4.4 Funktionsuntersuchungen: Kohlenhydrate

Kohlenhydratresorptionsstörungen
D-Xyloseprobe. D-Xylose wird nach oraler Gabe (25 g gelöst in 400 ml Tee) in den oberen Darmabschnitten resorbiert und praktisch nicht metabolisiert im Harn ausgeschieden. Die Harnmenge wird von Beginn des Tests an 5 h lang gesammelt. Innerhalb dieser Zeit werden 22–40% der gegebenen Menge ausgeschieden. Bei der Sprue z. B. weniger als 10%.

Orale Glukosebelastung und Tagesprofile. Disaccharidbelastung und Disaccharidaktivitätsbestimmung im Biopsiematerial. Dabei verwendet man Disaccharide wie Milchzucker (Laktose = Glukose-Galaktose) oder Rohrzukker (Saccharose = Glukose-Fruktose), die Glukose enthalten.

Man führt das Disaccharid in Form einer Lösung oral zu (50 g/m² Körperoberfläche). Anschließend wird viertelstündlich der Blutglukosespiegel bestimmt.

Der BZ-Spiegel sollte innerhalb 1 h um 20–60 mg% steigen. Bei der Laktoseinsuffizienz liegt der Anstieg unter 20 mg%. Disaccharidaseaktivität kann auch im Biopsiematerial bestimmt werden (Biopsie aus dem oberen Jejunum).
Spezialuntersuchung: H_2-Atemtest, für Patienten wenig belästigend.

Globale Tests
Stärketoleranztest. Nach peroraler Zufuhr von 100 g Glukose sollte vom Nüchternwert ausgehend der Blutzuckerwert nicht mehr als doppelt so hoch ansteigen wie nach Zufuhr von 100 g ungekochter Stärke.

13.4.5 Allgemeine Funktionsuntersuchungen

Vitamin-B_{12}-Belastungstest (Schilling-Test). Nach oraler Gabe von 1 µg markiertem Vitamin B_{12} erhält der Patient eine i. m. Injektion von 1 mg Vitamin B_{12}. Dieser Überschuß bewirkt die Ausschwemmung des radioaktiven Vitamins. Im 24-h-Harn mißt man die Aktivität, die bei Resorptionsstörung entsprechend niedrig ist. Normalwert: ca. 20% der Gesamtdosis.
Gerinnungsuntersuchungen. Die Thromboplastinzeit (Quick-Wert), die abhängig ist von den Faktoren, die bei Vitamin-K-Mangel vermindert sind (II, VII, IX, X).
Kalzium- und Phosphatbestimmung im Serum als Ausdruck eines Vitamin-D-Mangels.

Eisenresorptionstest. Radioaktives Eisen wird dem nüchternen Patienten mit einer definierten Menge Trägereisen oral verabreicht. Man mißt die im Stuhl ausgeschiedene Aktivität.

Serumkarotinbestimmung. Der Serumkarotinspiegel ist bei Malabsorption vermindert.

14 Phytotherapie

P. H. Clodi

Wie im Abschn. 5.3 ausgeführt, gibt es immer wieder Patienten, bei denen keine sichere Diagnose gestellt werden kann, obwohl verschiedenste gastrointestinale Beschwerden angegeben werden. Hier können – und sei es als Plazebotherapie – die verschiedenen Abkochungen pflanzlicher Drogen gegeben werden, denen allerdings wahrscheinlich über ein Plazebo hinaus eigene pharmakologische Wirkungen zukommen, die offenbar sehr gering, jedenfalls aber schwer statistisch zu belegen sind. Viele praktizierende Ärzte verschreiben sie jedoch mit gutem Erfolg bei diesen Patienten, z. B. Kamillentee, Melissentee, Pfefferminztee u. v. a. Manchmal werden noch zusätzliche Ratschläge erteilt, wie z. B. den Käsepappeltee abends zu kochen, über Nacht in einer Thermosflasche stehen zu lassen und ihn morgens vor dem Aufstehen nüchtern zu trinken.

Man sollte diese einfachen, nebenwirkungsarmen Möglichkeiten nicht ganz vergessen und einerseits bei gastroenterologischen Beschwerden ohne sichere Diagnose (s. S. 82) auf längere Sicht nichts versäumen, den Patienten aber andererseits nicht ohne unterstützende Behandlung lassen.

Hinzuweisen wäre auch darauf, daß bei chronischer Obstipation die Zufuhr schlackenreicher Präparationen (pflanzenfaserreich), z. B. Weizenkleie, Agar-Agar oder Leinsamen, günstige Wirkung haben und man meist damit allein bei der Behandlung der habituellen Obstipation auskommt.

Der Pflanzenfasergehalt unserer Nahrung ist derzeit eher gering. Eine Erhöhung auf etwa 10–15 g/Tag soll nach Meinung mehrerer Autoren sowohl die Entstehung der Kolon(Sigma-)Divertikel als auch evtl. das Auftreten des Dickdarmkarzinoms verhindern und vielleicht auch cholesterinsenkend wirken.

„Phytotherapeutika" sind natürlich auch Atropin, Digitalis, Ephedrin, Chinin, Silymarin, Cyanidanol und Derivate, aber natürlich auch die pflanzlichen Abführmittel, wie Sennesblätter, Aloe u. v. a., die bei langdauerndem Gebrauch schwere Nebenwirkungen haben. Auch Kamillentee kann zu allergischen Reaktionen führen. Zu warnen ist ebenso vor Beimengungen aktiver pharmakologischer Substanzen zu „pflanzlichen" Substanzen (Kimbel KH (1982) Z Phytotherap 3: 462).

15 Psychosomatische Erkrankungen

P. H. Clodi

In diesem Buch sind die einschlägigen Erkrankungen unter dem Kapitel funktionelle Erkrankungen abgehandelt. Der Herausgeber erlaubt sich, noch zusätzlich darauf hinzuweisen, daß natürlich eine ganze Reihe von Beschwerden, von „Befindlichkeitsstörungen" im Ober- und Unterbauch aufgrund stärkerer psychischer Belastung bei den Patienten auftreten. Man sollte bei allen Patienten, wenn die psychosomatische Genese oder eine psychosomatische Verstärkung der Erkrankung oder des Leidens naheliegt, versuchen, eine entsprechende Anamnese zu erheben und den Patienten im Rahmen seiner Praxis entsprechend zu beraten oder entsprechenden Fachleuten zuzuweisen. Immer Ausschluß gravierender organischer Erkrankungen; auch bei längerem Verlauf Kontrollen!

16 Sachverzeichnis

Abdomen, akutes 7, 12
–, Epigastrium 16
–, Oberbauch, linker 17
–, –, rechter 15
–, Unterbauch 19, 20
Achalasie 37
Adenomyomatose der Gallenblase 24
Adhäsionen 228
Adnexitis 18
Alkohol und Leber 171
Amöbenruhr 100
Antazida 57
Aortenaneurysma 16
Appendicitis acuta 14, 18, 19, 102
– chronica 103
arteriosmesenteriale Duodenalkompression 97
Askaris 99

Bandwürmer 98
Blut, okkultes 125
– im Stuhl 55, 124
Botulismus 81
Budd-Chiari-Syndrom 186

Campylobacter 82
Carbenoxolon 58
Cholangitis 196
Choledocholithiasis 199, 205
Cholelithiasis 14
Cholera 78
Cholesterose 211
Cholezystitis 14, 204
Cholezystolithiasis 200
Colitis granulomatosa Crohn 130

Colitis ulcerosa 126
Colon, s. Kolon
Coma hepaticum 157

D-Agens 152
Darm, irritabler 27
Darmtuberkulose 101
„défense musculaire" 68
Diarrhö 110
–, chronische 113
–, funktionelle 29
–, Therapie 112, 115
Diättabellen 245
Disaccharidbelastung 70
Divertikel, Dickdarm 133
– Dünndarm 92
Divertikulitis Dickdarm 134
Drugikterus 193
Dumpingsyndrom 61
Dünndarmbiopsie 71
Dünndarmdivertikel 92, 94
Dünndarmperistaltik 68
Dünndarmresektion 91
Dünndarmsonde, Röntgen 69
Dünndarmtumoren 93
Duodenaldivertikel 66
Duodenalstenose 66
Duodenitis 50
Durchfallerkrankungen 72, 73
Dysbakterie 84
Dyschezie 29
Dyspepsie 82, 84

Early cancer 64
Echinococcus alveolaris 188

Echinococcus casticus 188
Endoskopie
–, Enteroskopie 72
–, Gastroskopie 44
–, Koloskopie 107
–, Ösophagoskopie 30
–, Rektoskopie 106
–, Sigmoidoskopie 107
Enteritis, postantibiotisch 80
– regionalis 85
Enterokolitis, pseudomembranöse 80
Enteroskopie 72
Erosionen 51
–, inkomplette 52
–, komplette 52
exsudative Enteropathie 7, 100

Fettleber 169
Fettleberhepatitis 171
Frühkarzinom des Magens 64
Fruktoseintoleranz 186
funktionelle Beschwerden 22
– –, Darm, irritabler 27, 114
– –, Differentialdiagnose 23
– –, Obstipation, habituelle 28, 119
– –, Reizmagen 27
– Ösophaguskrankheiten 37

Galaktosämie 186
Gallensteine 200
–, Diagnose 203
–, Therapie 209
Gastrinom 224
Gastritis 47
–, akute 48
–, chronische 48
–, –, atrophische 49
–, –, granulomatöse 50
–, –, Oberflächen- 49
–, –, Riesenfalten- 50
–, histologisch definiert 48
–, klinisch definiert 48
Glutenenteropathie 89

H_2-Blocker 57
Hämatemesis 46
Hämobilie 212

Hämochromatose 183
HB_sAg-Träger 168
hepatische Enzephalopathie 180
Hepatitismarker 266
Hepatitis A 149, 152
– B 151, 152
– Non-A-non-B 152
– Δ-Agens 152
–, akute 149
–, alkoholische 171
–, andere Hepatitiden 152, 154, 161
–, anikterische 159
–, cholestatische 159
–, chronische 161
–, –, aktiv 161, 168
–, –, autoimmun 166
–, –, lobulär 161
–, fulminante 160
–, granulomatosa 169
–, subakut nekrotisierende 160
–, unspezifische 160
–, virale 149
Herzinfarkt 16, 17
Hiatushernie 30
–, axiale 30
–, paraösophageale 30

Ileitis terminalis 85
Ileus 13, 101
–, mechanischer 101
–, paralytischer 102
Insulinom 225

Kalzibilie 211
Karzinoid 93
Karzinome (s. entsprechende Organe bzw. Regionen)
Knollenblätterpilzvergiftung 195
Kolienteritis 71
Kolitis (s. auch Colitis)
–, Therapie 128
–, –, chirurgische 129
Koller-Test 144
Kolontumoren 134
–, Adenome 135
–, maligne 136
Koloskopie 107
Koma s. Coma

Laboruntersuchungen 260
Laktasemangel 93
Lambliasis 100
Lebensmittelvergiftung 81
Leberabszeß 197
Leberbiopsie 148
Leberschädigung durch Arzneimittel und Chemikalien 193
Leberzirrhose 172
–, alkoholische 172
–, biliäre 181
–, Komplikationen 177
–, posthepatitische 175
–, Stoffwechselkrankheiten 183
Leberzysten 188
Lymphom des Magens 66

Magenpolypen 63
Magenresektion 60
Magentumoren 63
–, benigne 63
–, maligne 64
Malabsorption 87
Maldigestion 87
Mallory-Weiss-Syndrom 31, 41
Manometrie 30
Meckel-Divertikel 96
Melaena 46, 126
Mesenterialinfarkt 12, 96
Metastasenleber 188
Meteorismus 97, 83
Milzinfarkt 17
Morbus Crohn 85, 130
– Ménétrier 50
– Whipple 91
– Wilson 184
Mukoviszidose 225
Mykosen des Darmes 80

Nachtbrenner 34
Nahrungsmittelallergie 97
Nahrungsmittelvergiftung 111
Non ulcer dyspepsia 82

Obstipation 117
–, habituelle 28, 119
–, –, Therapie 121

Ösophagitis 35, 37
Ösophagoskopie 30
Ösophagusperforation 42
Ösophagusspasmus, diffuser 38
Ösophagussphinkter, unterer 33
Ösophagusruptur 42
Ösophagustumoren 39
–, benigne 39
–, maligne 39
Ösophagusvarizen 41
Ösophagusvarizenblutung 41
Ösophagusverätzungen 42
Ovulationshemmer und Leber 191
Oxyuren 99

Pancreas anulare 226
Pankreasgewebe, aberrierend 226
Pankreaskarzinom 223
Pankreatitis 16
–, akute 217
–, chronische 221
Parasiten 97
Paratyphus 77
Peitschenwurm 99
Perforation (Ulkus) 13
Peritonitis 12, 227
Phytotherapie 273
Pirenzepin 58
Plummer-Vinson-Syndrom 41
Pneumatosis cystoides 101
Polypen 63
–, Kolon 135
–, Magen 63
Porphyria cutanea tarda 185
portale Hypertension 177
Porzellangallenblase 211
Postcholezystektomiesyndrom 213
Proktalgia fugax 29
psychosomatische Erkrankungen 274

Refluxkrankheit 32
Reizdarm 27, 114, 122
Reizmagen 27
Rektoskopie 106
Resorptionsproben 70
Ruhramöben 100
Ruhr, bakterielle 79
Rundwürmer 99

277

Salmonellengastroenteritis 77
Salmonelleninfektion 75
Schlinge, afferente (Syndrom) 61
–, blinde (Syndrom) 62
Schluckstörungen 30
Schmerz, abdomineller 9
Schwangerschaft und Kolitis 132
– und Fettleber 171
– und Ikterus 189
– und M. Crohn 132
Schwangerschaftsikterus, rezidivierender 190
Sodbrennen 30
Sonographie des oberen Abdomens 240
Sprue, einheimische 89
–, tropische 91
Streßulkus 56
Stuhl auf Blut 108
– auf Wurmeier 99, 109
Stuhlfettbilanz 70
Stuhlkultur 108
Stuhluntersuchung 69, 106
Stumpfgastritis 60
Sucralfat 58

Tagrülpser 34
Teerstühle 56
toxische Leberschädigung 193
Trichuriasis 99
Tuberkulose, Darm 101
–, Peritoneum 227
Tumore, Dickdarm 134
–, Dünndarm 93
–, Gallenwege 212, 238
–, Leber 187, 232
–, Magen 63
–, Ösophagus 39
–, Pankreas 223, 242
Typhus abdominalis 75

Ulcus pepticum 52
Ulkus, Komplikationen 55
–, Penetration 57
–, Perforation 56
–, Therapie 57, 58
–, –, operative 59
–, postoperative Beschwerden 60, 62
–, sekundäres 56
–, Streß 56
Ultraschalluntersuchung 229
unspezifische Oberbauchsyndrome 82

Vagotomie 60
Veno-occlusive disease 186
Verner-Morrison-Syndrom 225
Verschlußikterus 197
–, inkompletter 199
Virushepatitis s. Hepatitis
Virusinfektion des Darmes 80
Volvulus des Darmes 46
–, Magens 46

Xyloseprove 70

Yersinien 79

Zieve-Syndrom 170
Zirrhose der Leber s. Leberzirrhose
Zöliakie 89
Zollinger-Ellison-Syndrom 224
Zweifel 187
Zweifel-Zeichen 187
Zwerchfellhernie 16
zystische Pankreasfibrose 225

M. Berger, V. Jörgens
Praxis der Insulintherapie
Unter Mitarbeit von E.-A. Chantelau, H.-J. Cüppers,
F.-W. Kemmer, I. Mühlhausen, G. E. Sonnenberg
1983. 42 Abbildungen, 7 Tabellen. VIII, 187 Seiten
(Kliniktaschenbücher). DM 18,-. ISBN 3-540-12495-0

U. R. Fölsch, U. Junge
Medikamentöse Therapie in der Gastroenterologie
Unter Mitarbeit von E. Fölsch, B. Kohlschütter
1982. XX, 287 Seiten. (Kliniktaschenbücher)
DM 29,80. ISBN 3-540-11389-4

Der chronisch Kranke in der Gastroenterologie
Herausgeber: **H. Goebell, J. Hotz, E. H. Farthmann**
Redaktion: J. Hotz
Unter Mitarbeit zahlreicher Fachwissenschaftler
1984. 91 Abbildungen. XX, 627 Seiten
(Interdisziplinäre Gastroenterologie)
Gebunden DM 88,-. ISBN 3-540-12551-5

Entzündliche Erkrankungen des Dickdarms
Herausgeber: **R. Ottenjann, H. Fahrländer**
Unter Mitarbeit zahlreicher Fachwissenschaftler
1983. 165 Abbildungen, davon 49 farbig.
XIX, 330 Seiten. (Interdisziplinäre Gastroenterologie)
Gebunden DM 98,-. ISBN 3-540-12375-X

Gastroenterologische Labordiagnostik
Von **H. Kaess, O. Kuntzen, M. Liersch**
Mit einem Beitrag von H. Lieske
1984. 48 Abbildungen, 18 Tabellen. Etwa 260 Seiten
(Kliniktaschenbücher). ISBN 3-540-10527-1

W. E. Hansen
Gastrointestinale Symptome
Pathophysiologie - Klinik - Diagnostik
1984. 33 Abbildungen, 12 Tabellen. XII, 189 Seiten
(Kliniktaschenbücher). DM 29,80. ISBN 3-540-13102-7

H. Sauer
Diabetestherapie
Mit einem Beitrag von G. Kurow
1984. 25 Abbildungen, 89 Tabellen. X, 426 Seiten
(Kliniktaschenbücher). DM 36,-. ISBN 3-540-10537-9

H. Thaler
Leberkrankheiten
Histologie, Pathophysiologie, Klinik
1982. 331 zum Teil farbige Abbildungen.
XVII, 456 Seiten. Gebunden DM 168,-. ISBN 3-540-11127-1

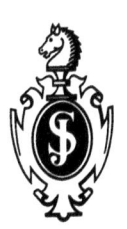

Springer-Verlag
Berlin
Heidelberg
New York
Tokyo

Taschenbücher
Allgemeinmedizin

Herausgeber: N. Zöllner,
S. Häußler, P. Brandlmeier,
I. Korfmacher

Geriatrie. Psychiatrie
Von H. Franke, H. Hippius
Unter Mitarbeit von W. Chowanetz, A. Schramm
1979. 21 Abbildungen, 5 Tabellen. VIII, 146 Seiten
DM 28,-. ISBN 3-540-09476-8

S. Häußler, R. Liebold, H. Narr
Die kassenärztliche Tätigkeit
3., überarbeitete Auflage. 1984. 30 Abbildungen, 23 Tabellen.
XIII, 349 Seiten
DM 38,-. ISBN 3-540-12990-1

Hals-Nasen-Ohrenheilkunde für den Allgemeinarzt
Von H.-G. Boenninghaus
2., überarbeitete Auflage. 1980. 28 Abbildungen. XII, 103 Seiten
DM 28,-. ISBN 3-540-09786-4

Infektions- und Tropenkrankheiten, Schutzimpfungen
Von H. Blaha, W. D. Germer, H. C. Huber, H. Stickl, G. T. Werner
Bandherausgeber: **W. D. Germer, H. Stickl**
2., völlig überarbeitete und erweiterte Auflage. 1982.
35 Abbildungen, 15 Tabellen, 40 Nachschlagtafeln.
XVI, 264 Seiten
DM 34,-. ISBN 3-540-11371-1

Kardiologie. Hypertonie
Von F. Anschütz et al.
2. neubearbeitete Auflage. 1979. 42 Abbildungen, 11 Tabellen.
XXV, 297 Seiten
DM 29,50. ISBN 3-540-09236-6

F. Lampert
Pädiatrie
1982. 10 Abbildungen. XII, 99 Seiten
DM 22,-. ISBN 3-540-11095-X

S. Marghescu
Dermatologie und Venerologie
1981. 36 farbige Abbildungen. XIV, 184 Seiten
DM 47,-. ISBN 3-540-10493-3

M. Marshall
Angiologie
Mit einem Beitrag von G. Baumann
1983. 50 Abbildungen, 14 Tabellen. XI, 158 Seiten
DM 36,-. ISBN 3-540-11875-6

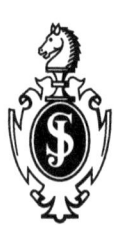

Springer-Verlag
Berlin
Heidelberg
New York
Tokyo

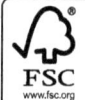

MIX
Papier aus verantwortungsvollen Quellen
Paper from responsible sources
FSC® C105338

If you have any concerns about our products,
you can contact us on
ProductSafety@springernature.com

In case Publisher is established outside the EU,
the EU authorized representative is:
**Springer Nature Customer Service Center GmbH
Europaplatz 3, 69115 Heidelberg, Germany**

Printed by Libri Plureos GmbH
in Hamburg, Germany